Sous la direction de
Docteur MICHÈLE-H. SALAMAGNE
et PATRICK THOMINET

ACCOMPAGNER

TRENTE ANS DE SOINS PALLIATIFS EN FRANCE

Avec la collaboration de
MARC HORWITZ

Préface de
MICHEL VOVELLE

Demopolis

Cet ouvrage est publié avec le soutien du Centre de recherche et de formation sur l'accompagnement de la fin de la vie (CREFAV – association 1901).

Merci à Olivier Coulange qui nous offre la possibilité d'illustrer cet ouvrage grâce aux photographies qu'il a prises à l'unité de soins palliatifs de l'hôpital Paul-Brousse (Villejuif). Pendant plus d'un an, il a partagé notre vie d'équipe et a accompagné, à sa manière, les patients : ses images en témoignent.

Choix typographiques

Selon un usage reçu, nous avons distingué les sigles (qui se prononcent en énumérant les lettres qui les composent) que nous présentons en grandes capitales (par exemple, les ARS) et les acronymes (qui se prononcent comme des mots), que nous présentons avec une grande capitale initiale suivie de petites capitales (par exemple, le CREFAV). Il arrive par ailleurs que les choix typographiques d'autoprésentation de diverses associations et institutions divergent des usages reçus en typographie française. Sans que cela puisse être d'une absolue rigueur, nous avons fait la part entre ces graphies usitées et les prescriptions de présentation éditoriale conforme à l'art !

Au docteur **Thérèse Vanier** (1923-2014),
capitaine, croix de guerre.

En reconnaissance des liens qu'elle a créés dès les années 1970 entre les hospices anglais et les soignants francophones, pour sa contribution à la diffusion de la culture palliative à travers l'Europe continentale. Accompagner les grands malades et les personnes handicapées mentales a été son quotidien.

Les auteurs

Pierre ABALLÉA, médecin, inspecteur général des affaires sociales (IGAS).

Régis AUBRY, professeur associé de médecine palliative, responsable du département « douleur soins palliatifs », centre hospitalo-universitaire, Besançon, ancien président de la Société française d'accompagnement et de soins palliatifs (SFAP), président de l'Observatoire national de la fin de vie et membre du Comité consultatif national d'éthique (CCNE).

Patrick BAUDRY, professeur de sociologie, université de Bordeaux-Montaigne.

Isabelle BASZANGER, directeur de recherche émérite, CNRS-CERMES.

Benoît BURUCOA, praticien hospitalier, professeur associé de médecine palliative, chef du service « accompagnement et soins palliatifs », centre hospitalo-universitaire, Bordeaux.

Chantal CATAN, infirmière, ancien cadre de santé, bénévole pour Jusqu'à la mort accompagner la vie (JALMALV), Paris-Ile-de-France.

Francis CHARHON, directeur général de la Fondation de France.

Jacques CHRÉTIEN, médecin de soins palliatifs, président du comité de pilotage Assurance maladie – Société française d'accompagnement et de soins palliatifs (CNAMTS-SFAP).

Henri DELBECQUE, ancien chef de service de médecine interne, centre hospitalier, Dunkerque, conseiller technique au cabinet du ministre de la Santé Claude Évin, ancien chargé de mission sur les soins palliatifs.

Bernard DEVALOIS, médecin de soins palliatifs, responsable du service de médecine palliative, centre hospitalier René-Dubos, Pontoise, ancien président de la Société française d'accompagnement et de soins palliatifs (2005-2007).

Marie-Jeanne DIEN, infirmière, cadre supérieur de santé, ancien membre du Comité consultatif national d'éthique.

Annick ERNOULT, fondatrice de l'association Apprivoiser l'absence.

Jean-Marie GOMAS, ancien médecin généraliste, praticien hospitalier, responsable d'unité de soins palliatifs, Assistance publique-Hôpitaux de Paris (AP-HP).

Lucie HACPILLE, médecin de soins palliatifs et philosophe.

Marc HORWITZ, journaliste de santé publique, co-auteur et coréalisateur de la série documentaire « Voyage au bout de la vie », TF1, 1986.

Avril JACKSON, chargée de la formation et de l'information au St Christopher's Hospice, Londres, Royaume-Uni (jusqu'en 2010).

Terence LANDRIN, médecin généraliste, titulaire d'un diplôme d'études spécialisées complémentaires (DESC) de médecine de la douleur et médecine palliative.

Jean-Marc LA PIANA, médecin de soins palliatifs, directeur et fondateur de La Maison, Gardanne.

Isabelle MARIN, médecin de soins palliatifs, Saint-Denis.

Hervé MIGNOT, médecin de soins palliatifs, président de l'association Élisabeth Kübler-Ross France.

Sœur NATHANAELLE, diaconesse de la communauté de Reuilly, cadre de santé en gériatrie et en unité de soins palliatifs.

Martine NECTOUX, infirmière clinicienne spécialisée, membre de l'Observatoire national de la fin de vie.

David OLIVIERE, responsable de la formation au St Christopher's Hospice, Londres, Royaume-Uni (2001-2013).

Marylène PIERROT, infirmière, bénévole, Société française d'accompagnement et de soins palliatifs (SFAP).

Sylvain POURCHET, médecin de soins palliatifs, responsable d'unité de soins palliatifs, centre hospitalo-universitaire Paul-Brousse, Assistance publique-Hôpitaux de Paris (AP-HP), Villejuif.

Luc PLASSAIS, médecin de soins palliatifs, chef de service de l'unité de soins palliatifs (1993-2013), hôpital Cognacq-Jay, Paris.

Anne RICHARD, médecin anesthésiste-réanimateur, responsable du Centre stéphanois de la douleur de l'hôpital-Nord de 1985 à 2000, puis chef du service de soins palliatifs au centre hospitalo-universitaire de Saint-Étienne (1999-2010), présidente de la Société française d'accompagnement et de soins palliatifs (SFAP) (2009-2012).

Marie-Sylvie RICHARD, médecin de soins palliatifs, chef de service à la maison médicale Jeanne Garnier, chargée de cours au Centre Sèvres (Paris).

Martine RUSZNIEWSKI, psychologue clinicienne, psychanalyste, Institut Curie, Paris.

Michèle-H. SALAMAGNE, médecin anesthésiste, responsable de la première unité de soins palliatifs de l'Assistance publique-Hôpitaux de Paris (AP-HP), centre hospitalo-universitaire Paul-Brousse, Villejuif, présidente honoraire de la Société française d'accompagnement et de soins palliatifs (SFAP) et membre du comité de pilotage de l'Observatoire national de la fin de vie (ONFV).

René SCHAERER, professeur honoraire de cancérologie à l'université Joseph-Fourier, Grenoble, ancien président de l'association Jusqu'à la mort accompagner la vie (JALMALV), membre fondateur de l'*European Association for Palliative Care* (EAPC).

Patrick THOMINET, infirmier, cadre de santé, diplômé en histoire.

Patrick VESPIEREN, aumônier, puis directeur du Centre Laennec (1967-1982), fondateur, et responsable (1985-2011), du département d'éthique biomédicale du Centre Sèvres – facultés jésuites de Paris. Ses premiers articles sur l'accompagnement en fin de vie datent du milieu des années 1970 et, depuis lors, il a pris au Centre Laennec puis au Centre Sèvres un très grand nombre d'initiatives qui a donné aux soins palliatifs une certaine visibilité.. C'est encore à lui que revient, en grande partie, le mérite d'avoir fait découvrir en France les travaux du docteur Elisabeth Kübler-Ross, d'une part, le mouvement des hospices anglais et les travaux de Cicely Saunders, d'autre part. La plupart de ceux qui, dans les années 1980-1990, sont devenus des acteurs du développement des soins palliatifs en France ont suivi ses séminaires et conférences et approfondi leur réflexion à ses côtés.

Marcel Louis VIALLARD, médecin anesthésiste, professeur de médecine palliative, responsable de l'équipe mobile de soins palliatifs en pédiatrie, hôpital Necker-Enfants malades, Assistance publique-Hôpitaux de Paris (AP-HP).

Michel VOVELLE, professeur émérite, historien des mentalités.

Bernard WARY, médecin responsable d'équipe mobile de soins palliatifs et douleur, Thionville.

Robert ZITTOUN, professeur émérite, ancien chef de service à l'Hôtel-Dieu, Assistance publique-Hôpitaux de Paris (AP-HP)

Jean-Michel ZUCKER, pédiatre et cancérologue, chef de département honoraire, institut Curie, Paris.

PRÉFACE

Regards sur la fin de vie, histoire des soins palliatifs et des mentalités

Michel Vovelle

Chacun de nous a ses motivations. Je n'ai pas de raisons de cacher les miennes. J'avais gardé un grand devoir de reconnaissance au service de soins palliatifs de l'hôpital Paul-Brousse, où ma première épouse, Gaby, a été suivie durant les dernières étapes de la lutte contre un cancer du sein généralisé, que nous menions depuis trois ans. Je ne m'étendrai pas sur le courage de mon épouse, ni sur le dévouement des soignants dans cette fin de vie d'une jeune mère de trente-cinq ans. Réfrénant toute émotion indiscrète, je me contente de dire que j'ai agi en souvenir, pour le salut de mon âme dont on sait que, pour un vieux rationaliste matérialiste comme moi, c'est un point très important.

C'est pourquoi, lorsque j'ai été sollicité voici plus de trente ans par le docteur Michèle-H. Salamagne d'apporter ma contribution au cycle de cours qui s'organisaient à l'hôpital Paul-Brousse (AP-HP, Villejuif), accompagnant la mise en place de ce qui fut la première unité de soins palliatifs ouverte par l'Assistance publique de Paris, je n'ai pas hésité. Ou plutôt si – pour un problème proprement pédagogique – car préposé à ouvrir, ou presque, la série des conférences, en présentant une mise en contexte historique générale des hommes devant la mort adaptée aux attentes d'un public très particulier de soignants, je ne savais pas trop comment l'aborder. Ce n'est point que les connaissances me fissent défaut ; ami et rival de Philippe Ariès, j'avais déjà publié ma « somme » ambitieuse *La mort et l'Occident : de 1300 à nos jours*[1] et nombre d'études sur les représentations collectives face au dernier passage. Mais faire passer au moins un aperçu de la problématique immense de la mort auprès d'un public d'étudiants que leur formation ne portait pas vers l'histoire, impliquait non seulement de les intéresser, mais de les faire réfléchir, pour contribuer à faire mûrir leur vocation, à partir non point des leçons, mais des interrogations de l'histoire. Devant un public captif mais spontanément assidu, le danger était grand de ne pas être entendu, faute de culture historique des auditeurs, confrontés à un discours qui pourrait ne pas leur sembler d'entrée utilisable dans la carrière dans laquelle ils s'engageaient, et le risque n'était pas mince de heurter des sensibilités. J'avais, en conférencier d'un certain âge, l'habitude de m'adresser à un public mixte, non seulement au sens littéral, il y avait une majorité de femmes, mais un spectre d'âges très ouvert, des jeunes débutants à des adultes, voire des seniors. Les compétences acquises étaient contrastées : quelques internes, des infirmiers et infirmières, des aides-soignantes, des étudiants, des bénévoles, quelques religieux au début. D'entrée, le niveau d'attention a été élevé, mais comme il était prévisible, les questions furent lentes à fuser, par intimidation, laissant d'abord aux plus gradés le soin d'ouvrir le débat. Très vite des femmes surtout, se jetèrent à l'eau, posant des questions pertinentes, évoquant des expériences de terrain, ou de famille, une culture acquise. Mes auditeurs avaient à demander.

Dans la pratique de terrain à laquelle on commençait à les initier, ils étaient confrontés à des patients dont le profil a évolué, m'a-t-on dit, durant les décennies de nos rencontres, au début des patients atteints de cancer, puis du sida, ensuite une diversification plus grande. Les soins palliatifs ont changé, le profil global des étudiants aussi durant vingt ans et plus, mais moi aussi à leur contact, même si l'on m'a demandé de reprendre fidèlement un exposé mis au point dans les premières années,

1. M. Vovelle, *La mort et l'Occident : de 1300 à nos jours*, Bibliothèque illustrée des histoires, Gallimard, Paris, 2000 (dernière édition).

et que j'aurais parfois par la suite souhaité modifier. Mais c'est celui-ci qui était attendu.

Ce n'était pas évident d'opérer cette plongée dans la longue, voire très longue, durée, en focalisant l'attention sur le regard des hommes sur les êtres au stade terminal, sans se limiter aux agonisants. Rareté des sources et des témoignages surtout pour les périodes anciennes, mais encore dans les plus récentes, longtemps vergogne, voire crainte. Et d'entrée je mc lance, imprudemment peut-être. « Toute mort est à douleur » : je m'inscris, en forçant le trait, contre l'idée de mon compère Philippe Ariès d'une mort originelle apprivoisée, comme naturelle au sein de communautés solidaires des origines, du Moyen Âge ou d'avant. Mort immémoriale, vécue comme naturelle qui se retrouvera jusqu'au moujik qui, chez Tolstoï, se tourne vers le mur pour mourir quand le temps est venu. Mort adoucie par la foi religieuse, celle des preux, de Roland, des gisants satisfaits des églises. Soit, mais en face, nous trouvons le temps de la vie brève, de l'espérance de vie si longuement très basse, avec l'hécatombe des enfants, des mères en couches, des épidémies, des massacres, de l'exclusion que ce soit celle des lépreux, de l'hérétique, de l'impur. La scène au lit de mort dont les folkloristes ont transmis le scénario aux anthropologues, avec la famille réunie au chevet du mourant, la communauté proche, les gestes rituels pour faciliter le départ de l'âme, la danse parfois autour du corps, garde une part de légendaire propre parfois à masquer des réalités plus triviales. Je me suis toujours demandé, en évoquant des paysans bretons qui allaient bien loin chercher le boulet de saint Yves pour faciliter le départ de l'agonisant, s'ils le posaient sur ou sous la tête ?

Sans m'attarder ni mépriser les variations sur l'ancienneté du respect mêlé de crainte dû avant le décès à celui qui va mourir, à travers le temps et le monde, tant qu'a duré le cycle de la mort (mal) apprivoisée, j'en venais avec mes auditeurs désormais captivés au modèle, non point immobile mais de très longue durée dans nos sociétés majoritairement rurales, hiérarchisées entre les humbles et les puissants – princes, nobles, religieux – où l'héritage de la religion populaire magique était combattu par l'emprise d'une christianisation offrant dans la crainte durable de la fin des temps, le choix terrifiant entre enfer et paradis.

Le malade en phase terminale – dirions-nous avec anachronisme – quelle tête a-t-il ? Quand il a réussi à surmonter les obstacles de la violence et de l'épidémie, il est au lit. Les testaments que j'ai dépouillés par milliers dans ma jeunesse le confirment : « gisant au lit malade » (mais aussi en santé parfois), il se prépare au dernier passage, en réglant ses comptes avec les siens et avec le ciel. Jouir de la bonne mort, c'est échapper au danger le plus terrible de la mort brutale : *de morte repentina libera nos Domine* (« Libère-nous, Seigneur, de la mort imprévue »), celle où l'on est surpris. La mise en forme la plus élaborée est la mort des saints – saint François, l'exception vénérée est la dormition de la Vierge.

Ne cherchons point des anticipations aventurées : sur les centaines d'enluminures médiévales que je connaisse, je ne vois presque jamais le médecin au chevet du malade, une fois peut-être, il tient une fiole d'urine pour l'examiner. Disons-le, jusqu'à une date avancée, les soins palliatifs – si l'on peut risquer le terme – sont prodigués à l'âme pour assurer le salut. Le cérémonial mortuaire des princes et des grands comme les pratiques modestes des humbles en famille s'opèrent sous la conduite des religieux. Une illustration emblématique peut nous être donnée par le succès pluriséculaire de l'*Ars moriendi*, cet art de bien mourir que Vérard[2] le premier a diffusé au XVe siècle grâce à l'imprimerie. La scène au lit d'agonie qu'il nous détaille est celle de la bataille des anges et des démons (surtout ces derniers !) au chevet d'un mourant qui, jusqu'au dernier souffle, peut tout perdre ou tout gagner dans l'Au-delà. Cette théâtralisation ne va s'apaiser que partiellement à l'âge classique, quand la pastorale de la contre-réforme fait de la préparation quotidienne de la mort dans la vie un des thèmes majeurs d'une pédagogie où l'impie meurt dans les souffrances, mais où le modèle en vogue de la bonne mort est celui de la mort de saint Joseph que l'on imagine visité par son fils, le Christ, accompagné de

2. Antoine Vérard (fl. 1485-1512) est un éditeur et libraire parisien.

sa mère. Dans sa version prosaïque ou laïcisée – quoiqu'en vers – nous avons tous récité : « Un riche laboureur sentant sa mort prochaine… » Ne simplifions pas à l'extrême : on soignait depuis le Moyen Âge, dans les hôpitaux, et depuis Ambroise Paré au moins, jusqu'à Molière et au-delà, le médecin avait non seulement fait son entrée, mais trouvé une place encore parfois brocardée.

Quand cela a-t-il changé ? Au XVIIIe siècle bien sûr, on dirait en raccourci avec les Lumières, mais aussi (et ce qu'il me fallait expliquer aux étudiants) quand l'espacement des crises de subsistance, le recul des grandes épidémies, en attendant la vaccination jennérienne ont initié leur première révolution démographique, en commençant par le recul de la mortalité juvénile : le massacre des innocents. Pourtant à part la vaccine, malgré le progrès des sciences, les outils thérapeutiques (en médecine comme en chirurgie) avaient peu changé : les médecins des Lumières, rationalistes hygiénistes, deviennent certes des personnages comme Tronchin qu'on rencontre dans un rôle ambigu au chevet des malades célèbres comme Voltaire, mais leur pouvoir reste limité. La scène au lit de mort se laïcise en prenant un caractère dramatique chez Voltaire (*l'Ingénu*) ou Rousseau (Julie dans la *Nouvelle Héloïse*), mais du cérémonial monarchique au drame bourgeois, elle garde son caractère familial.

C'est dans la seconde moitié du XIXe siècle que tout commence à changer. Les vraies révolutions, celle de Pasteur et de Lister et celles de la chirurgie qui, pour la première fois, banalise l'atteinte au corps, n'auront leur plein effet que dans les dernières décennies. Toutefois sur les ex-voto qui sont une de nos sources précieuses, on a déjà vu se produire le contraire d'un miracle : si la Vierge reste maîtresse du jeu, assise au chevet du malade à la place du prêtre, s'assied un personnage reconnaissable, qui a posé son chapeau haut-de-forme : le médecin. Qu'on lui donne des traits dérisoires avec son compère le pharmacien dans *Madame Bovary*, ou qu'on en fasse déjà un grand patron, dans une lignée célèbre, il inaugure une nouvelle ère, celle des grandes révolutions, de la médecine, de la santé, de la famille et des mentalités profanes et religieuses.

Et c'est ici que dans ma conférence, près d'une heure déjà écoulée, je sursaute : je me suis encore laissé prendre. Ils écoutent si bien. Et hier, et aujourd'hui ? Et d'hier à aujourd'hui ? C'est cela l'important, c'est là où l'on m'attend, et où ma compétence (si tant est) peut être à l'épreuve. Il faut délivrer des conclusions. Il n'y en a pas. Un message ? Surtout pas. Mais amorcer la discussion qui va suivre, qui doit suivre.

Quelle mort préférez-vous ?

Trois temporalités s'entrechoquent : celle de mon récit d'aujourd'hui, déjà trop long, celle du cours que je revis par la mémoire, celle de mes vingt années d'enseignement dans ce lieu. Parce qu'entre-temps le paragraphe « La mort aujourd'hui » a changé. En un quart de siècle, ce que l'on avait pu considérer comme un invariant a connu des changements profonds et décisifs, au sein desquels le problème des modalités de la fin de vie des femmes et des hommes en est venu à prendre une importance singulière. Je ne saurais évidemment entrer dans le détail, et le biais que je prendrai pour faire court, sera de me référer en toute vanité à ma perception personnelle, telle que j'ai eu l'opportunité de l'exposer dans le dernier chapitre de mon encombrante somme *La mort et l'Occident : de 1300 à nos jours*, celui qui s'intitule « La mort aujourd'hui » et que j'ai eu le devoir d'écrire et de réécrire en deux versions en 1980 et en 2000, à vingt ans de distance.

Mes premiers auditeurs de Villejuif ont encore eu droit à la première qui restait empreinte de l'optimisme des Lumières, dans un cadre où une humanité en expansion savourait la victoire, considérée comme définitive sur les maladies infectieuses, laissant il est vrai face-à-face, sous nos climats, deux ennemis majeurs : le cancer et l'attaque cardiaque. Quelle mort préférez-vous ? interrogeaient déjà les sondeurs. La seconde à coup sûr. Soit la définition moderne de la bonne mort, chacun la souhaitant rapide et si possible sans séquelles. On était loin du gisant au lit malade, de l'ancien temps. Les traités américains que je lisais reléguaient l'homme de Dieu au rang des auxiliaires occasionnels. Le problème d'alors lié aux grandes victoires sur la mort – greffe d'organes, imagerie médicale – était celui de l'acharnement thérapeutique qui dressait face aux familles et au patient l'image menaçante du médecin maître de la mort et de la vie. Son emprise accompagnait le processus d'hospitalisation de la mort, venu des États-Unis et déjà bien avancé dans les villes d'Europe, nécessité par ces nouvelles pratiques. Mais on dénonçait alors la dépossession des familles, le recul de la mort à domicile entourée des siens, comme au lit de souffrances, les prouesses qui paraissaient gratuites et cruelles. « On me frustre de ma mort », criait au confrère qui le visitait un savant jésuite, le père Dainville, en arrachant son appareillage. Déjà cependant, dans ce climat tendu, avait commencé à se manifester ce que j'ai, comme Philippe Ariès, présenté comme une « redécouverte de la mort », dans l'écrit (la littérature scientifique et profane) comme dans le mouvement de valorisation du malade en phase terminale dans sa dignité d'être souffrant, au fil de son dernier trajet. En contrepoint d'une certaine mort à l'américaine : *Don't worry it's nothing* (« Ne vous inquiétez pas, ce n'est rien »), ce furent les essais qui firent date du docteur Elisabeth Kübler-Ross à partir de 1965 et d'autres qui ont attiré l'attention, suscité les premières initiatives que l'on décrivait (le St Christopher's hospice de Londres)[3]. C'est bien elle, Elisabeth Kübler-Ross, qui dans le cadre d'une systématisation plus tard discutée, a fixé les étapes du parcours du combattant pour le malade en phase terminale de la révolte à la résignation en même temps que s'élaboraient les méthodes de *nursing* suivant différentes formes au fil de sa diffusion dans le monde occidental. Les soins palliatifs actuels prennent naissance. Je n'en dis pas plus et sans vergogne, tirant la couverture à moi, je passe à la seconde préface de mon livre, celle de 2000 quand Pierre Nora a réédité *La mort et l'Occident*. C'est par la fin qu'il péchait. En vingt ans, le tableau final était tout à refaire, sous des couleurs plus sombres. Il y avait eu l'expérience traumatisante du sida, un recul démographique dans certains pays, la conscience que le progrès n'était pas un long fleuve

3. Voir p. 238.

tranquille, même si la querelle de l'acharnement thérapeutique semblait dépassée, fût-ce devant l'importance spectaculaire des progrès de la médecine. Le conflit se transférait au niveau de l'éthique médicale, et des positions devant la vie, les manipulations génétiques – ce qui n'est pas sans nous intéresser.

Apporter les soins et l'humanité à nos semblables

Le problème du vieillissement, s'il n'est pas nouveau, est devenu essentiel. Longtemps choyés comme une clientèle potentielle dans notre société consumériste, les « seniors » dont la part s'accroît sont devenus une présence que certains jugent écrasante. Les problèmes de fin de vie se multiplient dans les familles qui peinent à assumer la présence des vieux et chez ceux-ci la perte de l'autonomie devient une angoisse lancinante; dans la cité s'installe la peur des vieux devant les jeunes; dans les consciences, comme dans les medias, s'inscrit le reflet des nouvelles façons de vieillir. Au fond du problème, un des aspects majeurs du nouveau système de la mort est la place des maladies dégénératives dans l'éventail des affections actuelles, en particulier la maladie d'Alzheimer. Ce spectre a relayé la peur du sida, considéré comme marginalisé, mais il ne faut pas se laisser prendre à la rusticité des statistiques de l'INSEE en 2007, lorsqu'en même temps qu'elles annoncent une poussée du nombre des morts dans notre société vieillissante, elles en déclinent les pourcentages: cancer (29,6 %), maladies cardiovasculaires (27,5 %), accidents (4,6 %). La maladie d'Alzheimer avec 3,2 % seulement semble encore marginale, mais la statistique me semble fallacieuse. Dans quel état arrivent les 25 ou 30 % des patients cancéreux ou victimes d'accidents vasculaires ? L'amer revers de la progression de l'espérance de vie est l'arrivée en cours ou prévisible d'une masse de seniors, comme on dit, lourdement handicapés, incapables de gérer leur dernière étape et c'est, je ne l'ignore pas, un des paramètres que les statisticiens comme les responsables de tout ordre commencent à prendre en compte.

C'est alors que le débat éclate aujourd'hui, sur les fins de vie devenues un problème majeur. Nos services de soins palliatifs dont l'existence et l'importance ont enfin été reconnues, restent en nombre très insuffisant, et pourraient-ils jamais répondre à l'ensemble des besoins massifs de demain ? Et ce n'est encore qu'un aspect non négligeable d'un problème global d'une tout autre ampleur, celui du droit de mourir.

En livrant ma seconde préface, j'en avais, par provocation, annoncé une troisième où je livrerais mon secret. Elle ne viendra pas, de même que j'ai cessé de donner à l'hôpital Paul-Brousse ma conférence annuelle en 2008, après la mort de ma seconde épouse et après aussi l'accumulation des misères physiques dont je dispense mes amis de l'évocation. Devoir de décence ou d'élégance, comme il y a un devoir de réserve de ma part, redescendu de mon podium magistral pour entrer dans le lot de ceux qui vont bientôt partir.

Si j'avais aujourd'hui à finir mon cours devant cet auditoire virtuel, dont j'entrevois les physionomies et attends les questions, dirais-je mes conclusions, mes choix personnels dans un débat dont je perçois la plupart, sinon toutes les modalités et les arrière-pensées, et en tout cas le sens profond, qui est grave, et où personne n'a le droit de se défausser, ni le pouvoir, ni la famille, ni le médecin, ni l'être humain tant qu'il reste maître de sa personne ? Comme l'écrivait un confesseur du XVIIe siècle : « Il y a bien de l'indiscrétion à cela. »

En octobre 2003, j'avais été, lors des travaux préparatoires à la loi Leonetti[4], l'un des premiers à être interrogé par la commission parlementaire. On n'a pas souhaité me contacter aujourd'hui et je n'en tire aucune amertume. J'ai mon idée, qu'on me pardonne de ne pas dire comment j'envisage ma fin. J'ai fait de mon mieux pour éclairer les consciences dans le respect de la dignité de chacun.

---

4. Loi du 22 avril 2005 relative aux droits des malades et à la fin de vie. Elle a été préparée par les travaux d'une « mission [parlementaire] d'information sur l'accompagnement de la fin de vie » présidée par le docteur Jean Leonetti, député des Alpes-Maritimes.

Je tiens à dire toute ma confiance et mon admiration à celles et à ceux qui s'engagent dans cette noble carrière des soins palliatifs. Ma reconnaissance à celles et à ceux qui m'ont permis durant des années d'apporter ma modeste contribution, si marginale qu'elle puisse paraître, à cette méditation sur la fin de vie pour vaincre la solitude et l'abandon, pour apporter les soins et l'humanité à nos semblables.

AVANT-PROPOS

Pourquoi cette histoire et pourquoi maintenant ?

Michèle-H. Salamagne

Quand le mouvement des soins palliatifs en France démarre-t-il ? Difficile de donner une date. De tout temps, le principe de « prendre soin » a été inhérent à la fonction soignante et cela quelles que soient les circonstances dans lesquelles le patient se confie à nous, plus particulièrement sans doute à la fin de sa vie. L'œuvre des dames du Calvaire et celle des Diaconesses de Reuilly en témoignent dès la seconde moitié du XIXe siècle.

Au lendemain de la Première Guerre mondiale et plus encore après 1945, on assiste à une étonnante montée en performance : les prouesses de la chirurgie, les résultats d'une pharmacopée de plus en plus efficace, les progrès de l'imagerie médicale nous font miroiter un monde où la technique toute puissante deviendrait victorieuse de tous les maux. Cette médecine scientifique qui « objective » de plus en plus l'humain, met entre parenthèses la subjectivité du malade.

Parallèlement, la mise en œuvre d'une médecine dite palliative, une médecine qui ne se soumet plus au seuls impératifs du guérir, peut s'inscrire dans les années 1970-1980. Les pionniers de cette démarche sont aujourd'hui pour certains en retraite, pour d'autres ils restent encore en exercice pour un long moment. Il nous a semblé capital de leur laisser page blanche pour qu'ils relatent leur parcours et nous offrent leur témoignage. Seuls quelques-uns ont été sollicités, mais loin de nous l'idée de ne pas prendre en compte l'importance de l'action de tous les acteurs de terrain qui ont œuvré pour que la démarche palliative soit reconnue à part entière. N'est-il pas courant d'énoncer que seul celui qui sait d'où il vient peut comprendre là où il va ? La construction de ce puzzle des souvenirs est loin d'être exhaustive : elle a cependant l'objectif de tracer le chemin qui a abouti à une spécialisation à part entière de la médecine actuelle.

« Changer la mort »

Dans les années 1970-1980, il est banal d'évoquer le déni de la mort. Elle est, surtout pour les médecins, reléguée à la rubrique « échec » et cet épisode final du vivant est exclu de la réflexion du monde médical passé en cent cinquante ans de l'art à la science. Dans les traités de clinique, les maladies sont décrites méticuleusement, de multiples examens complémentaires sont proposés, les thérapeutiques sont codifiées, les séquelles possibles sont rarement évoquées, l'éventualité d'échapper au traitement est passée sous silence, le mot décès est volontairement oublié.

Si le patient est en fin de vie, la prise en charge de la douleur et les traitements de confort sont par exception pris en compte, mais la souffrance psychologique n'est jamais évoquée. Le sort des patients est confié aux infirmières ; souvent oubliés des médecins, ils sont relégués au fond du couloir. Quand la douleur devient intolérable, il est difficile d'y remédier et le problème est fréquemment résolu par une injection létale, pudiquement appelé un cocktail lytique. On utilise le verbe lyser comme un cache-misère, la prescription du médecin est prononcée à bas bruit et l'injection pratiquée en cachette par… l'infirmier ou l'infirmière.

Un vent de contestation commence à souffler aussi bien au sein de la société civile qui refuse de baisser les bras devant cette mise à l'écart des malades dits incurables que dans le monde des soignants avides de voir changer le sort des malades en fin de vie.

« Changer la mort », écrivent Léon Schwartzenberg et Pierre Viansson-Ponté en 1977[1]. Ces deux auteurs, le premier médecin oncologue, le second journaliste et éditorialiste au quotidien

1. L. Schwartzenberg, P. Viansson-Ponté, *Changer la mort*, Albin Michel, Paris, 1977.

Le Monde, abordent deux questions centrales : faut-il informer le malade de la gravité de sa maladie ? Faut-il dire la vérité au malade ? Ils réclament, haut et fort, le droit à l'euthanasie. L'ouvrage fait scandale.

Apprendre à soulager la douleur

Quels que soient les témoins du sort des grands malades, qu'ils appartiennent à la société civile aussi bien qu'au monde de la santé, un leitmotiv revient : changer et accompagner. Chacun s'accorde à reconnaître qu'il faut tout d'abord apprendre à soulager la douleur. C'est ainsi que, des liens se tissent entre des médecins français encore béotiens et des équipes anglaises et canadiennes déjà aguerries au maniement des morphiniques. En France, nous avons cependant peu de molécules à notre disposition : la péthidine (Dolosal®), un antalgique opiacé de synthèse, injectable, le dextromoramide (Palfium®), un antalgique plus puissant que la morphine sous forme orale, l'oxycodone (Eubine®), un analgésique morphinique majeur, en suppositoire[2]. Venue du St Christopher's Hospice de Londres, la solution ou potion de Brompton (morphine et cocaïne) permet une meilleure antalgie si les prises sont respectées dans le temps et si l'augmentation du dosage des composants est réellement observée en fonction de l'intensité des douleurs résiduelles. Les infirmières, témoins au long cours de l'amélioration du confort des patients, sont rapidement convaincues du bienfait de ces thérapeutiques, d'autant qu'elles ne constatent nullement les fameux effets de dépression respiratoire, de somnolence, de toxicomanie qui sont décrits dans les traités de pharmacologie de l'époque. C'est dans ce contexte que j'ouvre, en 1978, à l'hôpital de la Croix-Saint-Simon à Paris où je suis médecin anesthésiste, une consultation externe pour les patients ambulatoires en phase avancée d'une maladie cancéreuse[3].

---

2. Il faut attendre 1986 pour que soit mis sur le marché un comprimé de morphine de longue durée, le Moscontin®, que nos collègues anglo-saxons avaient à disposition depuis plusieurs années.

3. *Partir. L'accompagnement des mourants. Entretiens avec Émmanuel Hirsh*, Cerf, Paris, 1984.

Mes années d'initiation

Cette « première » en France recèle plein d'embûches et mes années d'initiation à la prise en charge des patients terminaux ne sont pas de tout repos. Elles impliquent une confrontation avec la recherche du sens de la vie de celui qui se confie à moi, alors même que je n'ai pas acquis les outils nécessaires pour être à la bonne distance. Il me manque un terrain de compagnonnage, passage obligé en médecine, il me manque une équipe interdisciplinaire. C'est d'Outre-Manche et du St Christopher que viennent les solutions. Grâce au docteur Thérèse Vanier, j'entre en contact avec le docteur Cicely Saunders (« Dame Cicely ») et avec le docteur Mary Baines. Elles me confient la traduction de leur livre *Living with dying*, paru en 1976. Cette traduction paraît en 1985 sous le titre : *La vie aidant la mort. Thérapeutiques antalgiques et soins palliatifs en phase terminale*. Rien ne vaut un travail de traduction pour apprendre les traitements, mieux appréhender le concept de « douleur totale » (*total pain*), approcher la souffrance spirituelle.

Pourtant, ce travail de lecture et de traduction ne suffit pas. Je ressens le besoin d'analyser le déroulement de mes prises en charge sous le contrôle d'un psychanalyste. Des soignants aux expériences parallèles dans d'autres lieux de soin éprouvent la même nécessité de faire ce travail de supervision. Ce soutien psychologique qui est indispensable pour les soignants des soins palliatifs, nous l'instituons hors les murs de nos institutions avec Michel Renault, psychologue-psychanalyste, dès 1984. Le groupe que nous formons, le GRAMM (Groupe de recherche analytique sur les malades graves) se réunit jusqu'en 1989[4].

Du militantisme associatif au professionnalisme

En septembre 1984 à Nice, lors du ve congrès international de l'association pour le droit de mourir dans la dignité (ADMD) est diffusée, sur grand écran, l'euthanasie active d'un patient atteint d'un cancer ORL. Cet événement motive la création d'un

4. M-H. Salamagne, É. Hirsch, *Accompagner jusqu'au bout de la vie - Manifeste pour les soins palliatifs*, Cerf, Paris, 1992.

groupe de travail, à la demande du secrétaire d'État chargé de la Santé, Edmond Hervé. Cette commission, présidée par Geneviève Laroque, aboutit à la première circulaire ministérielle[5] « relative à l'organisation des soins et à l'accompagnement des malades en phase terminale ». La circulaire Laroque est rendue publique et éditée en 1986 et éditée dans les mois qui suivent dans un fascicule spécial du *Bulletin officiel* (*BO*) du ministère en charge de la Santé. Le *BO* contient le rapport Soigner et accompagner jusqu'au bout où, en un condensé didactique, sont exposées les règles de base de la prise en charge de la douleur. Les ponts sont ainsi lancés entre le monde des soignants et le monde de la santé publique. Il y a dès lors passage du militantisme associatif au professionnalisme avec l'implication du monde soignant et la création des premières unités de soins palliatifs (USP) et des premières équipes mobiles de soins palliatifs (EMSP)[6]. À partir des années 1990, l'enseignement s'organise tant sous forme de modules de formation continue, que sous forme de diplômes universitaires. Les soins palliatifs pénètrent le monde très fermé des facultés de médecine, de philosophie et de sciences humaines[7].

Colloques, congrès, séminaires, publications scientifiques, travail interdisciplinaire entre sociétés savantes (douleur, réanimation, cancérologie, gériatrie, pédiatrie, infectiologie, etc.) se multiplient. La diffusion de l'avancée des connaissances par les médias apporte une information au grand public. Les soins palliatifs sont, petit à petit, mieux connus des Français[8].

Le temps des textes officiels

La loi hospitalière du 31 juillet 1991 reconnaît les soins palliatifs comme une mission des hôpitaux; d'autres textes

---

5. Voir p. 141.

6. M-H. Salamagne, S. Pourchet, « Soins palliatifs : l'état des lieux » , *La Revue du Praticien*, Médecine générale, t. 13, n° 471, 4 octobre 1999, pp. 1454-1455.

7. I. Baszanger, M-H. Salamagne, D. Lecourt (dir), *Dictionnaire de la pensée médicale, Les soins palliatifs*, PUF, 2004, pp. 1058-1063.

8. Voir par exemple l'étude d'opinion SFAP-Fondation de France, 2009 et au dossier de presse : www.reseau-spes.com/pdf/revue_de_presse/1ere_etude_SP_Fondation_de_France.pdf

importants vont suivre pour obliger les établissements de santé et plus particulièrement les médecins à prendre en charge la douleur des patients[9]. Puis vient la loi du 9 juin 1999, qui vise à garantir le droit à l'accès aux soins palliatifs. Elle stipule ceci :

> Tout malade dont l'état le requiert a le droit d'accéder à des soins palliatifs et à un accompagnement. [...]. La personne malade peut s'opposer à toute investigation ou thérapeutique. Toute personne malade peut être accompagnée par des bénévoles formés à l'accompagnement.[10]

Le programme national de développement des soins palliatifs 2002-2005 précise :

> Les soins palliatifs et l'accompagnement concernent des personnes de tous âges atteintes d'une maladie grave, évolutive, mettant en jeu le pronostic vital, en phase avancée ou terminale.

Dernière loi en date, celle du 22 avril 2005, dite loi Leonetti, relative aux droits des malades et à la fin de vie réfute l'obstination déraisonnable, et donne le droit à toute personne de recevoir des soins destinés à soulager sa douleur. Elle précise que le refus éventuel d'un patient de recevoir un traitement doit être respecté, explicite la place des directives anticipées, le rôle de la personne de confiance et insiste sur l'obligation de fonctionner en procédure collégiale pour les prises de décision difficiles. Ce texte, essentiel, reste pourtant méconnu par le grand public et – plus grave – par les équipes soignantes. Cela laisse le champ libre à ceux qui, sans jamais s'opposer aux soins palliatifs, pensent qu'il ne va pas assez loin, et qu'il faut légaliser l'euthanasie et le suicide assisté.

Dix ans après son vote à l'unanimité, la loi Leonetti est toujours remise en question et une quinzaine de propositions de loi sur la fin de vie ont été présentées par les parlementaires. Ces propositions souvent en réaction à des fins de vie particulièrement douloureuses qui font la Une des medias, cherchent à démontrer

9. M. Renault, *Soins palliatifs : Questions pour la psychanalyse*, L'Harmattan, Paris, 2002.

10. Voir pp. 40, 158, etc.

que l'euthanasie est le seul choix possible, l'« ultime liberté », pour les personnes qui souhaitent « mourir dans la dignité ».

En 2012, lors de la campagne pour les élections présidentielles, le candidat François Hollande s'engage – c'est sa « proposition 21 » – en faveur « d'une assistance médicalisée pour terminer sa vie dans la dignité ». Chacun peut interpréter cette phrase en fonction de ses convictions et de ses souhaits. Les sondages d'opinion sont alarmants : 80 % des malades en fin de vie ne verraient pas leur douleur et leur souffrance prises en charge correctement tandis que 90 % des Français seraient favorables à l'euthanasie.

Élu président de la République, François Hollande confie une première mission au professeur Didier Sicard, ancien président du Comité consultatif national d'éthique (CCNE), qui lui remet son rapport en décembre 2012. Ce texte, « Penser solidairement la fin de vie », ainsi que l'avis 121 du CCNE, écartent la légalisation d'une aide active à mourir et mettent l'accent sur la nécessité de faire mieux connaître la loi Leonetti, en insistant sur l'importance de la diffusion de l'enseignement des soins palliatifs « dans toute pratique clinique ».

Une nouvelle mission est confiée aux députés Jean Leonetti et Alain Claeys en juin 2014. Ces derniers formulent trois recommandations majeures : diffuser la culture palliative, obliger le médecin à respecter les directives anticipées[11] du patient et développer l'usage de la sédation si les thérapeutiques de confort bien conduites se révèlent inefficaces.

***

11. Une disposition de la loi Leonetti prévoit que toute personne majeure peut, si elle le souhaite, faire une déclaration écrite, appelée directives anticipées, afin de préciser ses souhaits quant à sa fin de vie, prévoyant ainsi l'hypothèse où elle ne serait pas, à ce moment-là, en capacité d'exprimer sa volonté. Plusieurs possibilités s'offrent aux patients en cas d'hospitalisation. Il peut confier ses directives anticipées au médecin qui le prend en charge, que ce soit en établissement de santé ou en ville et dans tous les cas, elles doivent être conservées dans le dossier comportant les informations médicales le concernant. Il peut aussi les conserver lui-même ou les confier à la personne de confiance qu'il a désignée. Il faut alors qu'il communique les coordonnées de cette personne pour qu'elles soient mentionnées dans son dossier.

Les soins palliatifs modernes sont nés il y a trente ans dans un climat de reconnaissance des besoins fondamentaux des patients en fin de vie[12]. Les trois mots qui dominent alors, sont toujours d'actualité : « changer, soigner, accompagner ». C'est là une approche à multiples entrées avec une exigence scientifique et éthique d'une part, une volonté de partage entre les différentes spécialités médicales et les sciences humaines d'autre part. Le défi est de taille car il est l'occasion d'une rencontre, d'un choc, entre paradigme et réalités de terrain.

La circulaire Laroque présageait déjà en 1986 que « la généralisation de ces techniques de soin, l'expérience acquise par chacun, le décès de proches intervenant dans la sérénité et la dignité entraîneraient progressivement une transformation des conditions de la mort dans notre société ». Trente ans après, ou presque, cela se vérifie : les soins palliatifs, c'est notre conviction et celle de ceux qui ont participé à cet ouvrage, sont bien comme nous le pressentions en 1984 le rempart contre toute demande d'euthanasie. Ils sont une réponse, la meilleure et la seule acceptable à nos yeux de médecin, de citoyen, d'humaniste, pour « mourir dans la dignité ». Reste que le militantisme « pro-euthanasie » est de plus en plus agressif et que la légalisation de l'euthanasie dans des pays qui nous sont aussi proches que la Belgique et celle du suicide médicalement assisté en Suisse lui donnent des armes.

Il existe à l'approche de la mort une part de subjectivité que nous ne pouvons pas ignorer et nous ne pouvons pas non plus oublier la passion qui anime les débats sur la fin de la vie. Trente ans après nos premiers combats, rien n'a changé et tout a changé. Tout reste à faire : cent fois, il nous a fallu remettre l'ouvrage sur le métier, mais en ce milieu des années 2010, nous avons à disposition des arguments de poids en faveur des soins palliatifs et de leur développement : la prise en charge de la douleur a fait des progrès gigantesques et les recommandations de bonnes pratiques professionnelles se sont multipliées. Pourtant,

12. « Accompagnement et soins palliatifs en Europe francophone : un peu d'histoire », *JALMALV*, n° 69, juin 2002.

la culture palliative semble rester trop souvent en deçà de la culture médicale. Elle a pourtant acquis ses lettres de noblesse. L'histoire des soins palliatifs en France en témoigne et cet ouvrage en est la preuve.

1

Écrire une histoire française de l'accompagnement et des soins palliatifs

Patrick Thominet

La grande histoire du mouvement des soins palliatifs en France reste à écrire. Jusqu'ici, pour se donner une légitimité et un ancrage, les ouvrages francophones de soins palliatifs consacrent souvent un chapitre à cette histoire. Ils se limitent à rappeler de façon récurrente une chronologie qu'inaugure l'Œuvre de Jeanne Garnier, en 1842 à Lyon et que relance le mouvement des hospices anglais, fondé par Cicely Saunders en 1967 à Londres. Cette constante a fini par ériger ces deux personnalités en figures emblématiques du mouvement des soins palliatifs, en ouverture comme en fermeture d'une sorte de parenthèse historique incontournable et incontestée. Du point de vue de l'historien, ces deux événements sont sans lien et sans commune mesure, et d'abord parce qu'il nous semble très contestable de voir en Jeanne Garnier un précurseur des soins palliatifs au sens où nous les entendons aux XXᵉ et XXIᵉ siècles. En réalité, l'œuvre des dames du Calvaire est d'abord un mouvement religieux. Il appartient aux nombreuses œuvres de charité qui ont vu le jour en France dans la seconde moitié du XIXᵉ siècle, à une période où le catholicisme libéral tente de s'affirmer face à l'anticléricalisme des socio-républicains. On peut, de manière plus convaincante, faire remonter le début des soins palliatifs à Cicely Saunders, mais il convient de repérer ce qui distingue les soins palliatifs à la française du modèle anglo-saxon dont ils s'inspirent largement.

Inscrire le mouvement soins palliatifs dans la tradition de l'accompagnement des mourants

Une autre approche historique possible consiste à relier le mouvement des soins palliatifs à la longue tradition de l'accompagnement des mourants telle qu'elle s'est développée en Occident depuis le Moyen Âge avec la création des hôtels-Dieu et l'activité des congrégations religieuses soignantes. Cette approche cependant expose au risque de commettre quelques anachronismes.

L'accompagnement des mourants est d'abord et avant tout, une pratique domestique. Cette dernière concerne essentiellement la famille et les proches du malade. Les hôtels-Dieu, fondés par les évêques et administrés par le chapitre, sont des hospices qui accueillent les indigents malades qui ne peuvent bénéficier des soins d'une famille. Ce devoir de charité à l'égard des mourants procède de la pastorale des fins dernières, qui recommande de tout mettre en œuvre pour permettre au mourant de faire une mort sainte et d'assurer le salut de son âme. Dans ce contexte, il n'est guère question de soulager ou d'améliorer le confort du malade mais plutôt de le persuader de faire pénitence et d'implorer la miséricorde de Dieu, au besoin en l'invitant à offrir ses souffrances en rémission de ses péchés. Cette pastorale est résumée dans les manuels de la bonne mort (*artes bene moriendi*) destinés aux proches, et dont la publication s'étend du XVe au début du XVIIIe siècle. Ces manuels décrivent les différentes tentations qui attendent l'agonisant et proposent des solutions afin de « réussir » sa sortie de la vie et de se garantir son entrée en Paradis. Ces ouvrages sont plein de bon sens et on pourrait y voir une des sources d'inspiration possibles de la théorie d'Elisabeth Kübler-Ross[1] relative aux étapes du mourir.

Tout ce cérémonial fait de l'instant de la mort un événement social qui doit se passer en présence des membres de la communauté. On peut même affirmer que dans les derniers instants, l'agonisant est soustrait à l'intimité des siens pour être montré

1. Voir page 238.

et soutenu par tous, afin que chacun puisse à l'occasion de cette mort méditer sur sa mort future (*memento mori*). Quel lien faut-il voir avec les soins palliatifs dont la priorité est d'assurer le confort des patients et de redonner à cet instant toute sa confidentialité ?

Autre point de discordance entre l'histoire de l'accompagnement et la naissance des soins palliatifs : la place de la médecine et le rôle de l'hôpital. La grande nouveauté de la fin du XXe siècle, par rapport aux périodes antérieures, est la facilitation du recours à la médecine (l'accès aux soins) et le fait que les trois quarts des décès surviennent au sein d'un établissement de soins et non plus à domicile. Reste que l'implication de la médecine dans la gestion de la fin de vie est pourtant bien antérieure à l'apparition des soins palliatifs. L'aggravation de l'état d'un patient obligeant le médecin et les proches à envisager sa mort, a longtemps constitué – et constitue toujours – un motif d'hospitalisation en soi. La vocation de l'hôpital à accueillir les incurables remonte à la fondation de l'Hôpital général par Louis XIV en 1656.

Quand l'historien des mentalités se penche sur l'histoire des soins palliatifs

Mais alors qu'en est-il de l'histoire des soins palliatifs pour l'historien ? En réalité, la naissance des soins palliatifs semble s'inscrire dans un mouvement de protestation qui plaide pour une acceptation de la mort alors qu'au nom d'une médecine toute puissante, elle est considérée comme un échec[2]. En 1974, Ivan Illich dénonce dans un ouvrage cette médecine omnipotente qui sacrifie l'humain au profit de la technique[3]. L'opinion retient l'image emblématique de la mort en réanimation : elle l'assimile à un acharnement parce qu'il n'y a là aucune place au soulagement de la douleur et à l'accompagnement. Face à ce refus d'une mort technicisée, déshumanisée, la seule alternative possible

2. JC. Mino, É. Fournier, *Les mots des derniers soins : la démarche palliative dans la médecine contemporaine*, Les Belles Lettres, Paris, 2008.

3. I. Illich, *Nemesis médicale*, coll. Point, Seuil, Paris, 1981.

semble être le recours à l'euthanasie dont la revendication connaît à cette époque une forte poussée au travers, en particulier, de l'association pour le droit de mourir dans la dignité (ADMD) dont la création est annoncée au *Journal officiel* des 5 au 6 mai 1980.

Entre la mort médicalisée et l'euthanasie, les soins palliatifs sont présentés comme une troisième voie. Conséquence du refus des excès de la médicalisation, mais également du recul du sentiment religieux, la volonté de les voir se développer apparaît comme une préoccupation commune aux professionnels et aux usagers : la volonté de redonner une place à la fin de vie et à la mort dans la vie sociale afin de permettre à une nouvelle solidarité de s'exprimer. Vue sous cet angle, l'histoire des soins palliatifs relève bien de la compétence des historiens des mentalités qui trouvent, dans l'émergence de ce mouvement, l'expression d'une nouvelle attitude à l'égard du mourir. Cet esprit militant qui anime la première génération des acteurs du soin palliatif, professionnels et bénévoles confondus, prévaut jusqu'à la promulgation de la loi du 9 juin 1999 qui fait de l'accès aux soins palliatifs un droit. Dès lors, ces derniers entrent dans une phase d'institutionnalisation ; ils acquièrent une place officielle dans le champ de la santé publique et de la médecine universitaire. Les soins palliatifs se sont ainsi imposés par la voie législative et l'on peut légitimement s'interroger sur la pérennité du mouvement qui les a portés jusque-là, aussi fondé soit-il.

Des deux moments de l'histoire des soins palliatifs que sont l'avant et l'après « institutionnalisation », seul le premier concerne l'historien des mentalités. Il voit dans la naissance du mouvement des soins palliatifs une continuité avec l'histoire de l'accompagnement des mourants et la trace du retour de la préoccupation du mourir en cette fin de XXe siècle. Ce que devient le mouvement des soins palliatifs au lendemain de la loi du 9 juin 1999 appartient davantage au domaine des sciences sociales qui doit identifier les raisons de l'intérêt porté par les professionnels de la santé et par les politiques aux conditions du mourir, au point d'en faire une spécialité médicale (la médecine palliative) et une problématique de santé publique.

Il est rare que les historiens acceptent d'écrire une histoire à chaud : l'absence de recul expose au risque de manquer d'objectivité. Aussi n'existe-t-il pas d'ouvrage universitaire consacré à l'histoire des soins palliatifs, du moins pas de la part d'historiens. Le regain d'intérêt pour l'histoire du sentiment de la mort remonte aux années 1970. Philippe Ariès en est le précurseur[4], bien d'autres éminents historiens des mentalités l'ont suivi : pour ne citer que les auteurs francophones, ce sont essentiellement Roger Chartier, Robert Favre, Pierre Chaunu et Daniel Fabre, mais un seul, Michel Vovelle aborde la question des soins palliatifs dans la première édition de son livre *La mort et l'Occident*[5]. Il considère ce mouvement comme la conséquence de l'influence anglo-saxonne (surtout nord-américaine) sur les mentalités européennes et ne cache pas son scepticisme quant à l'avenir de ce mouvement. En 2000, à l'occasion de la réédition du livre, il revient dans son introduction sur sa première interprétation, non pas comme historien mais comme personne concernée, après avoir accompagné sa première épouse alors hospitalisée dans une unité de soins palliatifs. Son témoignage est émouvant et montre combien la réalité quotidienne peut parfois aller à l'encontre du savoir universitaire.

La naissance des soins palliatifs, une pluralité d'environnements

Les sciences sociales plus que l'histoire des mentalités permettent-elles de trouver une réponse aux raisons de l'émergence des soins palliatifs à la fin du XXe siècle en France ? Parmi tous les travaux publiés, celui de Pierre Moulin est le plus pertinent. Réalisé dans le cadre d'une thèse en psychologie sociale dévolue à « Soins palliatifs et sida » en 1999, il tente d'identifier les fondements idéologiques qui soutiennent cette idée de développer les soins palliatifs et qui, loin d'être une question de structures,

4. P. Ariès, *L'homme devant la mort*, Seuil, Paris, 1977.

5. M. Vovelle, *La mort et l'Occident de 1300 à nos jours*, Gallimard, Paris, 1983, (2000 pour la réédition).

est propre à une certaine façon de penser et de vivre, symptomatique d'une culture. Pierre Moulin écrit :

> La culture palliative représente la synthèse originale de quatre grands registres théoriques qui circonscrivent un espace de pensée à l'intérieur duquel vont pouvoir se déployer les pratiques soignantes dans les situations de fin de vie[6].

Et quels sont ces quatre registres ? Le premier, clinique/soignant, rattache les soins palliatifs au champ de la médecine ; le deuxième, humaniste/éthique, veut que la culture palliative ait des valeurs laïques inspirées par la Déclaration universelle des droits de l'homme ; le troisième, spirituel/chrétien, qu'elle soit d'inspiration judéo-chrétienne et le quatrième enfin, herméneutique/psychanalytique, qu'elle ait aussi une composante interprétative influencée par différents savoirs psychologiques dont la psychanalyse.

Cette interprétation a le mérite d'aider l'historien car elle met en exergue la pluralité des environnements dans lesquels se construit l'histoire des soins palliatifs et dans lesquels est rendue possible l'émergence d'une culture palliative, en France du moins. L'histoire des mentalités interroge le paradoxe d'un mouvement qui allie le religieux et le laïc, le croyant et l'agnostique. En effet, cette interrogation offre à la fois aux professionnels croyants l'occasion de mettre en concordance leurs valeurs chrétiennes et leur engagement professionnel, et aux humanistes laïcs l'occasion de dénoncer le recul de l'humain et la disparition du sujet dans les pratiques hypertechnicisées de la biomédecine moderne. Ce constat permet de considérer le mouvement des soins palliatifs comme un mouvement paradoxal et contestataire. Il est pourtant impossible d'en rester là. Sur un autre registre, l'impact de la psychologie et de la psychanalyse qui, même s'il concerne le monde de la santé en général, est d'autant plus perceptible au sein du mouvement des soins palliatifs que face à la maladie grave, au handicap et à la mort à venir, il est essentiel d'être à l'écoute pour prévenir aussi

6. P. Moulin, « Les soins palliatifs en France : un mouvement paradoxal de médicalisation du mourir contemporains », *in Cahiers internationaux de sociologie*, n°108, 2000, pp. 125-159.

la souffrance psychique. L'originalité des soins palliatifs réside dans le fait que ce recours interprétatif est appliqué aussi bien aux patients et à leurs proches qu'aux soignants eux-mêmes, en charge de ces patients. Enfin, l'histoire des soins palliatifs concerne également et surtout l'histoire de la médecine. Elle est tout à la fois émergence d'une branche spécialisée de la médecine et conceptualisation d'une autre façon de médicaliser la fin de vie. Difficile avec seulement une trentaine d'années de recul d'en mesurer la portée exacte.

En proposant aux historiens de recourir aux sciences sociales pour réfléchir à la manière d'écrire l'histoire des soins palliatifs, on rompt avec l'historiographie traditionnelle, mais cette histoire des soins palliatifs est située à la croisée de nombreuses autres disciplines. Aussi faut-il pour l'écrire que l'historien ait recours à des sources documentaires qui complètent la connaissance qu'il peut avoir des événements eux-mêmes. Les documents sont en nombre, mais ils doivent être classés selon leur importance, leur origine et, d'emblée, se pose la question du critère de pertinence des sources consultées. Pour bien les exploiter, il faut les replacer dans le contexte qui les a produites et en fonction des objectifs des différents auteurs. La littérature médicale et soignante, par exemple, propose des niveaux de scientificité variables, du très scientifique (travaux de recherche) au partage d'expérience (vécu professionnel). En réalité, la diversité des sources est aussi le reflet de la diversité des pratiques. Cette hétérogénéité, favorisée par la difficulté de donner à la démarche palliative une définition commune[7], impose à l'historien de renoncer à écrire une histoire consensuelle qui ne correspondrait pas à la réalité d'un mouvement à la fois très polymorphe et d'une très grande richesse. La question de l'harmonisation des pratiques et de leur uniformisation constitue d'ailleurs pour l'historien une question en soi parce qu'elle est la conséquence de l'appropriation du modèle palliatif par les tutelles et les pouvoirs publics. Ce désir d'harmonisation, au travers des recommandations de bonnes pratiques, constitue un élément spécifique de l'évolution actuelle

7. Phénomène bien analysé par Jean-Christophe Mino et Émmanuel Fournier (*op. cit.*)

du mouvement que certains n'hésitent pas à dénoncer comme une forme de contrôle.

Aborder l'histoire des soins palliatifs sous l'angle de la réassurance

En 1987, l'historien Jean Delumeau, spécialiste du christianisme, propose à Cicely Saunders de raconter l'histoire du St Christopher's Hospice[8]. L'ouvrage qu'il dirige a pour objectif de réconcilier le monde de la science et celui de la religion, encore marqués dans les mentalités par l'affaire Galilée. Pour cela, il donne la parole à une vingtaine de scientifiques qui acceptent de répondre à la question : « Peut-on être à la fois savant et croyant ? » Dans son témoignage, Cicely Saunders montre qu'à travers l'œuvre qu'elle inaugure au chevet des patients en fin de vie, c'est aussi une recherche personnelle sur sa vocation de chrétienne qui s'accomplit[9]. Cet aveu pose à l'historien la question de l'inspiration chrétienne du mouvement des soins palliatifs et de l'influence des courants religieux. Cette question a été soulevée par Pierre Moulin, mais peu étudiée en raison de la difficulté à aborder, en France, la présence du religieux dans les institutions publiques au nom d'un soi-disant respect de la laïcité ! C'est oublier que la laïcité, justement, est la garantie de la liberté de conscience et qu'il n'y a par conséquent aucune raison pour ne pas aborder la question du religieux au sein du mouvement des soins palliatifs. Il y a même urgence car, si la présence de soignants croyants y est naturelle, elle nous interroge sur la manière dont les églises se sont appropriées le concept de soins palliatifs. Ne le présentent-elles pas comme le modèle contemporain de la « bonne mort » et comme une solution opposable à la revendication euthanasique ? Nous trouvons là les prémices de ce que l'on peut considérer comme une dérive vers une systématisation des pratiques et des comportements,

8. À notre connaissance, c'est le premier témoignage en français donné par la fondatrice du mouvement des hospices anglais.

9. J. Delumeau, *Le savant et la foi*, Flammarion, Paris, 1987, cit. p : 267.

l'élaboration de normes qui mettent à mal la culture palliative et la transforme en une idéologie palliative.

En dehors de toute polémique, il importe avant tout d'aborder l'histoire des soins palliatifs sous l'angle de la réassurance. L'anthropologie admet que la dimension religieuse est l'une des réponses élaborées par l'homme face à la conscience qu'il a de sa propre mort. Ce système d'espérance est aujourd'hui mis en échec par le recul du sentiment religieux. Les grands mythes qui affirment l'existence d'une vie après la mort ne sont plus d'actualité. Moins que la mort elle-même, c'est sur les conditions du mourir que reposent les principales inquiétudes. Fort du constat que la plupart des décès se déroulent au sein d'un établissement de santé, c'est naturellement vers la médecine et vers les professionnels du soin que l'on se tourne pour réclamer une (ré)assurance quant aux conditions dans lesquelles se déroulent ces décès. Les soins palliatifs en proposant de mettre l'accent sur le soulagement de la douleur et l'accompagnement, apporte une réponse rassurante sur les conditions du mourir en institution, à l'hôpital notamment. Cette nouvelle forme de mort médicalisée connaît cependant aussi ses limites. En refusant d'accélérer la fin de vie, d'avoir recours à l'euthanasie ou au suicide assisté, les soins palliatifs inscrivent la mort dans la durée au risque de faire naître de nouvelles angoisses : la dégradation physique et psychique du malade, l'épuisement des familles effrayent.

L'historien est peut-être le mieux placé pour constater qu'il y a bien un lien entre la naissance du mouvement des soins palliatifs et la revendication euthanasique qui se fait de plus en plus pressante. Il devra chercher à comprendre pourquoi le mouvement des soins palliatifs n'a pas su combler le besoin de réassurance qui se fait jour devant les conditions actuelles du mourir.

***

Les historiens du troisième millénaire regarderont (sans doute) avec intérêt cette fin de XXe siècle où la médecine universitaire et les pouvoirs publics auront fait de l'accompagnement des mourants une priorité de santé publique et une discipline médicale à part entière. Ils auront à repérer les conditions qui ont fait évoluer les soins aux mourants d'une pratique traditionnelle et domestique vers une pratique professionnelle spécialisée. Ils s'interrogeront quant à l'impact sur les mentalités d'un changement décrété au nom de la loi et sur la pérennité de cette petite révolution. Il est possible que, vu du futur, le mouvement des soins palliatifs ne soit plus qu'un lointain souvenir, un épisode de l'époque où la médecine occidentale pouvait encore accompagner la vie jusqu'aux derniers instants.

Le temps n'est pas si lointain pourtant où les partisans des soins palliatifs devaient faire preuve d'un véritable esprit missionnaire pour défendre le concept et persuader les opinions et les autorités de tutelle du bien-fondé de leur proposition. Ils ont su convaincre avec un discours dont les aphorismes se sont imposés au fil du temps : « ce qui reste à faire quand il n'y a plus rien à faire », « soigner jusqu'au bout de la vie », « prendre en charge le patient dans sa globalité », etc. Ces idées répétées sont censées signifier l'union de pensée qui règne parmi les acteurs du soin palliatif. Le discours s'est radicalisé et une opposition au mouvement des soins palliatifs est née. La critique dont il est l'objet est souvent vigoureuse[10].

L'histoire des soins palliatifs ne devrait pourtant pas être polémique : elle doit être abordée dans toute sa complexité, s'écrire sans doute à plusieurs mains, s'appuyer sur d'autres disciplines que l'histoire des mentalités ; la voie tracée par les sciences sociales en témoigne. Tout en insistant sur l'originalité et le sérieux du travail accompli par les pionniers du mouvement, elle devra savoir identifier les dérives qui expliquent l'émergence, au lendemain de son institutionnalisation, d'une contestation qui dans un contexte où les voix demandant la légalisation de l'euthanasie et du suicide assisté se font de plus en plus pressantes, fragilisent les soins palliatifs et donnent à la notion de mourir dans la dignité un autre sens.

10. M. Onfray, *Fééries anatomiques*, Grasset, Paris, 2003.

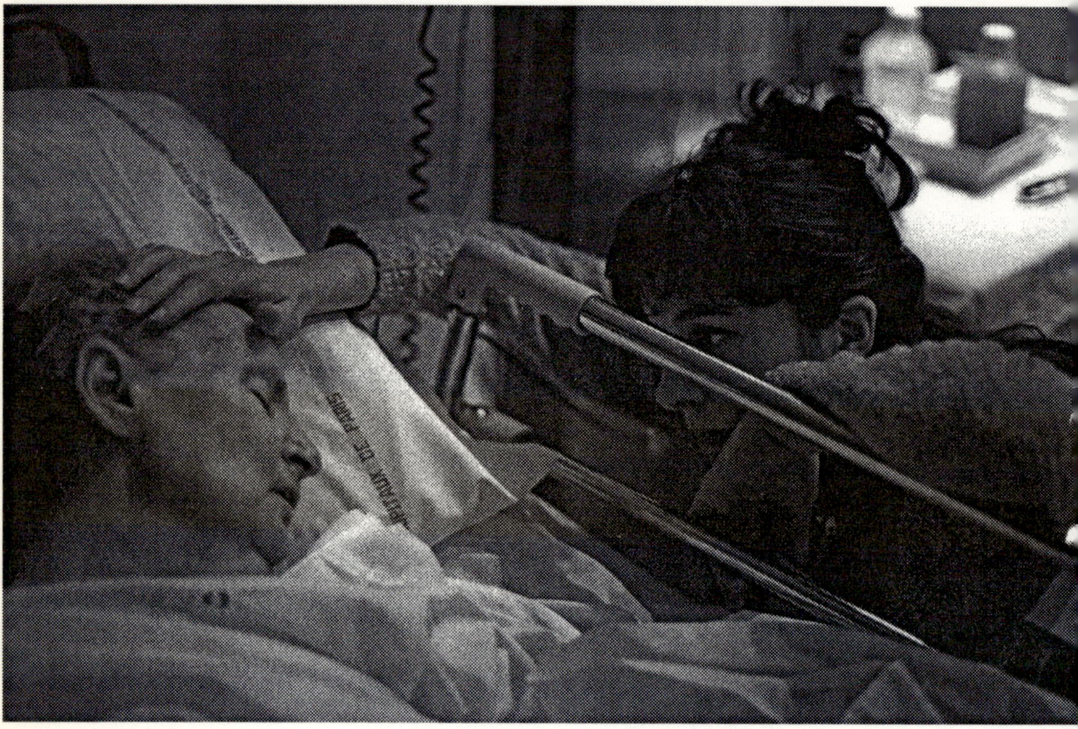

PREMIÈRE PARTIE

L'ÉMERGENCE DES SOINS PALLIATIFS EN FRANCE

2

Jeanne Garnier

Une pionnière des soins palliatifs

Marie-Sylvie Richard

Lyon, 1835. Jeanne Garnier, âgée de 24 ans, vient de perdre successivement son mari et ses deux jeunes enfants. Elle vit une extrême souffrance. « Rien ne l'intéresse que son chagrin. Tous les jours elle monte au cimetière [...] et elle avouera plus tard qu'elle traversait le pont en courant, poursuivie qu'elle était par la pensée de se jeter dans le fleuve »[1]. Jeanne est croyante. Peu à peu, la prière et la visite des pauvres vont la rendre à la vie. Qui sont ces pauvres ? Des personnes abandonnées de tous, malades, vivant dans des conditions déplorables, des femmes atteintes de maladies graves, « cancérées », c'est-à-dire ayant des plaies ouvertes, et ne trouvant pas leur place à l'hôpital ou ne pouvant y rester parce qu'on ne pouvait pas les y guérir. Telle Marie la brûlée, couverte de plaies, sans aucun espoir de guérison, qui finit par échouer dans une espèce d'écurie. Jeanne la rencontre un jour mendiant son pain dans la rue. « Elle la prend avec elle, l'installe dans une chambre qu'elle loue à son intention et se fait son infirmière. Peu après, Jeanne découvre deux autres femmes, à demi envahies par le cancer et non moins misérables. Elle les recueille de même et les joint à la première. »[2] Plus tard,

1. J. Ancelet-Hustache, *Les dames du Calvaire*, Paris, Bloud et Gay, 1935, p. 20.

2. Félix Rocquain de l'Académie des sciences morales et politiques, rapport sur le prix Audiffred (à décerner en 1904), Paris, Institut de France, 1904, p.66.

elle décide deux amies, veuves comme elle, à former avec elle l'association dont elle rêve qui « aurait pour but, outre la sanctification personnelle, l'assistance des incurables délaissées »[3]. La société rejette ces malades à cause de la maladie qui les défigure et rend leur présence insupportable à beaucoup. Jeanne Garnier et ses amies veulent les recevoir dans des locaux adaptés à leur situation pour leur assurer une présence et des soins dans une ambiance familiale. Elles consacrent leur association à Dieu. L'évêque de Lyon la reconnaît et la nomme Association des dames du Calvaire[4]. Nous sommes le 8 décembre 1842[5].

Au fil du temps, d'autres logements permettent de répondre à un nombre toujours plus important de malades. C'est le 19 juillet 1852 que Jeanne Garnier et six dames achètent conjointement le Clos de la Sara, un domaine sur les coteaux de Fourvière. Il se compose d'une demeure à réhabiliter et à agrandir, d'une ferme, et d'un terrain où sera construit un véritable hospice aménagé pour accueillir la cinquantaine d'incurables dont s'occupent les dames. Leur installation se fait le 2 octobre 1853. Jeanne Garnier rend son dernier souffle le 28 décembre de cette même année. Elle a quarante-deux ans et son exemple suscite nombre de vocations, en France comme à l'étranger. Pour faire face aux besoins des personnes en fin de vie, d'autres maisons voient le jour.

Un exemple pour bien d'autres femmes

C'est ainsi qu'en décembre 1874, Aurélie Jousset, s'inspirant de l'œuvre de Jeanne Garnier, fonde le Calvaire de Paris. Il fonctionne sur le modèle de celui de Lyon : des veuves aidées par des auxiliaires (célibataires) dont la plupart habitent sur place, apportent présence et soins aux malades, les aidant sur le plan matériel, médical, moral et spirituel. Les personnes accueillies

3. J. Ancelet-Hustache, *Les dames du Calvaire*, *op.cit.*, p. 37.

4. Graphie particulière restée en usage.

5. Inauguration de la statue de N.-D. de Fourvière le 8 décembre 1852. Fête et illuminations chaque année depuis cette date. Le 8 décembre 1854, la proclamation du dogme de l'Immaculée Conception donne un éclat particulier à la fête.

sont atteintes de maladies graves et sont en fin de vie. Les dames cherchent à les faire bénéficier de tous les moyens disponibles pour les soulager de leurs souffrances, de leur douleur. Elles ont, en particulier, recours aux antalgiques majeurs, notamment la morphine.

De 1874 aux années 1940, le financement de l'association des dames du Calvaire, reconnue d'utilité publique le 16 avril 1923, est assuré par les dames et par les dons et legs qu'elles reçoivent. La création de la Sécurité sociale au lendemain de la seconde guerre mondiale va ensuite permettre à l'association d'obtenir des subventions de l'État et de développer son action, qui se veut toujours fidèle aux principes de l'éthique médicale et de l'humanisme chrétien: accueillir, soigner, soulager et accompagner les malades en fin de vie, en ne cherchant ni à prolonger indûment leur vie, ni à provoquer leur mort. On reste dans la droite ligne de ce qu'ont voulu les fondatrices: conjonction d'une compétence médicale et d'un dévouement intégral, présence de tous les instants et service attentif donné à des personnes en fin de vie et à leurs proches. C'est l'esprit même de ce qu'on désigne aujourd'hui comme soins palliatifs.

Dans les années 1960, la fondation Curie[6], premier centre de lutte contre le cancer en France et seul établissement de soins de ce type dans Paris *intra muros*, cherche des institutions où elle puisse transférer des patients en fin de vie. Elle négocie des accords avec l'hospice des dames du Calvaire où ces malades, chaleureusement accueillis et soulagés, peuvent rester jusqu'à leur mort. La situation de l'établissement, situé également dans Paris *intra muros*, est très appréciée des familles et des amis de ces personnes en fin de vie. Un médecin, chef de service de ce qui est désormais l'Institut Curie, participe à la restructuration de la maison des dames. Il en assure la responsabilité médicale, recrute quelques infirmières diplômées et en convainc le conseil d'administration d'améliorer les conditions de séjour des

6. La fondation Curie, créée en 1920, fusionne avec l'Institut du Radium en 1970 pour donner naissance à l'Institut Curie qui a une triple vocation : recherche, enseignement et traitement du cancer.

patients encore accueillis en dortoirs. En 1971, l'hospice reçoit le statut de maison médicale et prend le nom de Maison médicale Jeanne Garnier[7]. Six ans plus tard, cet établissement privé à but non lucratif est admis à participer au service public hospitalier : un premier médecin institutionnel est engagé.

En 1987, petite révolution de palais. Au décès de la présidente de l'association, le conseil d'administration élit la première présidente à ne pas être dame du Calvaire : elle est détachée de l'Institut Curie pour ne s'occuper que de la maison médicale. Quelques dames résident encore dans la maison, assurant de nombreux services : accueil, soins, chambre mortuaire, etc. Mais leur nombre et leurs forces décroissent. Le conseil d'administration de l'association, conscient des difficultés à venir, avait demandé dès 1980 au cardinal archevêque de Paris, Monseigneur François Marty, de solliciter une communauté religieuse pour prendre le relais. Ce n'est toutefois qu'en 1988 qu'une communauté de la congrégation de La Xavière[8] vient résider dans la maison.

1996, une nouvelle maison médicale Jeanne Garnier à Paris

Le conseil d'administration, auquel participent des xavières, envisage rapidement la reconstruction de la maison. Le projet, élaboré en consultant le personnel, voit le jour grâce à un legs exceptionnel de Madame Rayneri et de nombreux autres dons et legs, parfois très modestes. Madame Rayneri souhaite que

7. Graphie usitée.

8. La Xavière, congrégation de spiritualité ignacienne, a été fondée dans les années 1920. Réparties sur trois continents (Europe, Afrique et Canada), un peu plus d'une centaine de xavières vivent, en petites communautés intergénérationnelles, leur attachement au Christ dans la vie ordinaire, proches de leurs contemporains par l'habitat, le travail dans la société et dans l'Église. La mission de la congrégation à la maison médicale Jeanne Garnier est de contribuer à poursuivre l'œuvre de Jeanne Garnier et de l'association des dames du Calvaire en envoyant une communauté vivre sur le site de la maison médicale, à proximité de ceux qui y séjournent et travaillent, en participant à différentes activités (soins médicaux, bénévolat, aumônerie) et différentes instances (comité de direction, conseil d'administration), mais également à l'animation liturgique de la Maison médicale en partenariat avec l'aumônerie.

les malades ne pouvant – comme elle-même – rester à domicile jusqu'à leur mort, puissent trouver un lieu de soins et d'accompagnement de qualité, dans une atmosphère familiale. C'est bien dans cet esprit que la nouvelle maison médicale Jeanne Garnier est conçue. La première pierre est posée en mai 1994, en présence de Mgr Jean-Marie Lustiger, cardinal archevêque de Paris, et du docteur Maurice Abiven, fondateur en 1987 de la première unité intra-hospitalière de soins palliatifs à l'hôpital de la Cité universitaire. Pour Maurice Abiven,

> La nouvelle maison médicale Jeanne Garnier va pouvoir concrétiser parfaitement l'idée de Jeanne Garnier [...] en lui donnant tous les moyens modernes requis aujourd'hui pour pratiquer des soins palliatifs selon le projet de Cicely Saunders [...]. Je pense que le monde de la santé ne mesure pas encore ce qu'une telle réalisation a d'innovant, j'ai envie de dire « révolutionnaire », dans la conception même d'un hôpital aujourd'hui, dans notre pays :
> - des équipes soignantes multidisciplinaires, travaillant réellement ensemble ;
> - des bénévoles associés structurellement à leur travail pour le soutien des malades et de leurs proches ;
> - des familles de malades, non seulement tolérées mais sollicitées à être auprès des leurs aussi longtemps qu'ils le souhaitent et le peuvent.
>
> C'est vraiment l'image traditionnelle que nous avons de l'hôpital qui est ici complètement cassée pour laisser place à une autre réalisation mieux adaptée aux besoins propres des mourants.

Le 18 janvier 1996, la nouvelle maison est inaugurée en présence de Cicely Saunders, fondatrice du St Christopher's Hospice à Londres et initiatrice du mouvement moderne des soins palliatifs. C'est l'occasion pour elle de rendre hommage à Jeanne Garnier et de reconnaître que la maison médicale s'inscrit dans la mouvance des soins palliatifs :

> C'est à Jeanne Garnier que l'on doit la première utilisation du mot « hospice » pour désigner uniquement les institutions de soins aux mourants, explique Cicely Saunders. Le terme « hospice » vient du latin « hospes » qui a signifié tout d'abord « hôte », puis plus tard « étranger ». Un terme qui signifie un lieu accueillant et qui souligne le rapport entre l'hôte et l'étranger. Dans beaucoup de pays, surtout dans les pays francophones, vous avez adopté le terme « soins palliatifs », mais

> à St Christopher, nous avons décidé de garder le mot « hospice ». Nous avons beaucoup appris de nos patients et de leurs familles : le soulagement de la douleur, la réconciliation envers soi-même et envers les autres, la paix intérieure et la quiétude. La mort peut être la période la plus importante de notre vie. Jeanne Garnier a créé sa maison parce qu'elle écoutait les personnes qui en avaient besoin. Vous aussi, vous avez écouté, tout d'abord la vision de Jeanne Garnier et maintenant les patients et leurs proches. Comme vous le faites vous-mêmes, nous continuons nous aussi, à St Christopher, à chercher des méthodes pour mieux comprendre et apprendre, et pour relever de nouveaux défis. Nous prenons grand plaisir à ce lien avec vous, nos amis en France. Nous faisons ensemble partie du Mouvement mondial des soins palliatifs.

Entièrement dédiée aux soins palliatifs, la maison médicale peut, en 2014, accueillir 81 patients en chambre individuelle. Son architecture particulièrement agréable et fonctionnelle offre aux familles et aux proches des lieux d'accueil et de repos leur permettant d'accompagner les malades jusqu'au bout. De par sa capacité d'accueil, la maison médicale est le plus grand centre européen de soins palliatifs. Elle se veut un établissement pilote pour la prise en compte de la souffrance globale du patient, le traitement de la douleur et des autres symptômes inconfortables, le soutien des proches, ainsi que dans l'amélioration de la qualité des soins, la recherche clinique et la réflexion éthique.

Un centre de soins et de formation, un pôle de recherche

Fidèles à l'esprit de Jeanne Garnier, les options de l'association des dames du Calvaire et de la maison médicale s'affirment et se diversifient. Elles privilégient :

- la professionnalisation du personnel, qui s'intensifie avec l'organisation de formations diplômantes : le nombre d'infirmières et d'aides-soignantes diplômées augmente ;
- l'ouverture à l'interdisciplinarité, avec l'embauche d'assistantes sociales, de psychologues, d'art-thérapeutes, et le développement d'une réelle collaboration entre professionnels, bénévoles d'accompagnement et l'équipe d'aumônerie ;

- l'évolution du bénévolat qui s'est structuré et a donné l'association AIM (Accompagner ici et maintenant). Les bénévoles, hommes et femmes de tous âges, tous horizons socioprofessionnels et culturels, reçoivent une formation au bénévolat d'accompagnement qui comprend la présence auprès des malades, mais aussi des services à leur rendre (courses, sorties, etc.), l'accompagnement des familles et des proches. Les bénévoles travaillent en complémentarité avec les soignants. Ils participent aux réunions de transmissions ;
- la diversification des malades accueillis : ce ne sont pas seulement des cancéreux, mais depuis 1991 des malades atteints du sida, puis de maladies neurologiques avec assistance respiratoire nécessaire le plus souvent. Depuis quelques années, les personnes accueillies sont de plus en plus âgées et atteintes de polypathologies ou de maladies dégénératives en stade évolué ;
- l'intervention depuis 1996 dans d'autres hôpitaux parisiens proches (Saint-Michel, Notre-Dame-de-Bon-Secours, puis Saint-Joseph) grâce à des équipes mobiles. Ces équipes contribuent à la diffusion de la démarche palliative à l'hôpital et à la formation des soignants ;
- le soutien aux personnes endeuillées : les dames du Calvaire avaient une expérience personnelle du deuil. Elles accompagnaient les familles à la chambre mortuaire et leur apportaient un réconfort. Chaque année, elles organisaient une célébration de commémoration à laquelle elles invitaient les familles des malades décédés. Dans cet esprit, des professionnels et des bénévoles assurent, à la chambre mortuaire, un accueil personnalisé pour les présentations des défunts et des temps de recueillement. L'architecture originale et adaptée des locaux favorise le rassemblement et le recueillement des proches et les apaise. Les célébrations de commémoration sont plus fréquentes (quatre fois par an) du fait de la grande participation des proches, mais aussi en réponse à un besoin de la société où le temps et les expressions du deuil sont minimisés. Depuis 1988, les personnes endeuillées peuvent rencontrer un psychologue ou participer à un groupe de parole ou à un

« café deuil ». Un pôle consacré au suivi de deuil a été créé en septembre 2014.

La maison médicale Jeanne Garnier est aussi un lieu de formation pour les professionnels de santé et les bénévoles en matière de soins palliatifs et d'accompagnement. Un département, dit Carte Soins Palliatifs, créé en 2000, est entièrement dédié à la formation ; il s'adresse à des publics non universitaires, de niveaux d'études variés et de toutes catégories professionnelles. Du côté universitaire, des conventions existent avec le Centre Sèvres à Paris et l'université catholique de Lille. Plusieurs médecins de la maison médicale Jeanne Garnier enseignent dans les facultés de médecine de Paris et de province, mais également à l'étranger (Suisse, Québec, Liban). Un accord passé avec l'université René-Descartes permet à la maison médicale d'accueillir des externes en médecine. Récemment, la maison a reçu l'agrément pour un poste de médecin en formation complémentaire (DESC soins palliatifs et douleur). Enfin, la vocation des unités de soins palliatifs étant le soin, la formation et la recherche, il convenait de développer aussi ce dernier domaine. Des membres de la maison ont ainsi déployé une activité de recherche en sciences humaines, en médecine, en pharmacie, en soins infirmiers et en éthique. Un pôle recherche et enseignement a été institué en 2011.

Une contribution active au développement de soins palliatifs

La maison médicale Jeanne Garnier s'inscrit dans le mouvement des soins palliatifs qui naît en France, avec la fondation de la Société française de soins palliatifs (SFAP) dont l'association des dames du Calvaire est membre fondateur : elle héberge la SFAP depuis 1990 et continue d'y être fortement investie. Depuis l'origine de la SFAP, un membre de la maison médicale Jeanne Garnier fait partie du bureau (président, trésorier, secrétaire général, etc.). C'est ainsi que les docteurs Marie-Sylvie Richard et Daniel d'Hérouville, médecins chefs de service, n'ont pas seulement fortement contribué à l'évolution de la maison médicale Jeanne Garnier, mais ont aussi joué un grand rôle dans le développement des soins palliatifs en France. D'autres membres du personnel, des bénévoles, participent aux activités des différents collèges de la SFAP et interviennent dans ses congrès. La maison médicale participe également aux congrès de la Société européenne de soins palliatifs et noue et entretient des relations avec des personnes qui contribuent au développement des soins palliatifs, y compris à l'étranger. Les liens avec le St Christopher's Hospice se sont renforcés avec des journées de formation organisées à Londres et plusieurs voyages croisés de membres du personnel des deux établissements. Il existe également, au travers de stages et de la participation à des congrès, des relations étroites avec l'hôpital Notre-Dame à Montréal et la maison Michel-Sarrazin à Québec. Par ailleurs, les échanges entre les équipes de la maison médicale et celles de l'association François-Xavier Bagnoud à Sion (Suisse) et leur participation à des formations communes ont abouti à la création d'un centre François-Xavier Bagnoud à Paris : une collaboration s'est instaurée dans la pratique des soins palliatifs à domicile.

Tout en développant la maison médicale Jeanne Garnier, le conseil d'administration des dames du Calvaire est sensible à d'autres problèmes de la société, en particulier la vieillesse et le grand âge avec leurs multiples handicaps qui marginalisent. Pour répondre aux attentes des personnes concernées et de leurs proches, il crée la Résidence d'accueil temporaire Aurélie Jousset en 1996 et l'Espace Jeanne Garnier pour l'accueil de jour de patients atteints de la maladie d'Alzheimer en 2009. Et puis, il ne faut jamais oublier que bien d'autres institutions, en France et bien au-delà des frontières, sont issues du charisme de Jeanne Garnier (voir annexe).

***

L'association des dames du Calvaire s'est donnée pour objectif d'offrir aux familles et aux malades un meilleur cadre et une meilleure qualité de vie. Elle veille à ce que la maison médicale Jeanne Garnier reste une maison sur le plan relationnel et matériel. L'esprit maison se forge au quotidien, grâce à la volonté de chacun, et par la formation interne continue offerte à tous, membres du personnel, bénévoles, aumônerie, sur des sujets d'actualité ou propres à la vie l'institution. Il n'est pas vraiment nécessaire de savoir si l'histoire des soins palliatifs commence ou non avec l'Œuvre de Jeanne Garnier. Ce qui compte, c'est qu'elle ait été une pionnière, animée par sa foi et par un amour sans pareil de l'humanité. Elle a servi d'exemple et d'autres – des femmes en premier lieu – ont créé des institutions sur le modèle de celui initié par les dames du calvaire. Aujourd'hui, la maison médicale Jeanne Garnier de Paris est une référence en France comme à l'étranger[9] : les soins palliatifs qui y sont prodigués aux personnes en fin de vie, l'aide qui est apportée à leurs proches par des équipes pluridisciplinaires dans lesquelles les bénévoles jouent un grand rôle, montrent la voie à suivre pour qu'il soit toujours possible de mourir dans la dignité.

9. Il est à noter qu'il existe d'autres institutions issues du charisme de Jeanne Garnier en France (Saint-Étienne, Marseille, Bordeaux), en Europe (Bruxelles, Gand) et aux États-Unis (New-York). Ces institutions ont créé, en 2004, la fédération des associations des dames du Calvaire. L'objectif de cette fédération est de « les aider à poursuivre la mise en œuvre d'une éthique commune dans le respect des principes qui ont animé leurs fondatrices, être un lieu de concertation stratégique et de coopération, tout en sauvegardant la spécificité de chacune des institutions ». La charte des associations issues de l'Œuvre des dames du Calvaire fondée par Jeanne Garnier manifeste à la fois le lien avec Jeanne, son esprit, son œuvre, et le lien avec ce qu'on définit aujourd'hui comme soins palliatifs. En faisant preuve de dynamisme, d'ouverture aux problèmes posés par la fin de vie dans notre société occidentale, d'adaptation et d'innovation, cette fédération et chacune des associations membres veut témoigner, au fil des siècles, de la pertinence de l'intuition de Jeanne Garnier. Pour en savoir plus, on peut se reporter au livre de Simone Wyss et Paul Grange, *Deux cents ans d'histoire lyonnaise (1811-2011). De Jeanne Garnier à l'Hôpital de Fourvière*, édité par l'association Œuvre des dames du Calvaire, 22 rue Roger Radisson, 69005 Lyon.

3

Les Diaconesses

Prendre soin et accompagner la vie

Sœur Nathanaëlle

« Accueillir, protéger, aider, soigner et accompagner toute personne en besoin ou en difficulté au cours de sa vie. » C'est ainsi que l'on peut, avec Marcel Manoël, pasteur-président de la Fondation Diaconesses de Reuilly[1] (2012), résumer ce qui est au centre du projet des établissements et des services que réunit cette fondation. Cellee-ci comprend aujourd'hui plusieurs institutions qui contribuent à construire son histoire, son identité et ses engagements. Elle est née des Œuvres et institutions des Diaconesses de Reuilly qui se sont développées depuis la création, en 1841, de la communauté des Diaconesses par Caroline Malvesin, avec le soutien du pasteur Antoine Vermeil. Cette jeune protestante de Bordeaux, dans sa vocation religieuse, a accepté à la suite du pasteur Vermeil d'être au service des plus souffrants, des plus démunis, des plus handicapés. « La communauté des Diaconesses de Reuilly, à sa création au XIXe siècle, n'avait de sens véritable que dans la mesure où elle allait vers les hommes au nom de Jésus-Christ, explique G. Lagny, pasteur et directeur des OIDJ. Dès l'origine cependant le besoin apparut d'une maison de santé où l'on hospitaliserait ceux pour qui les soins à domicile ou de simples consultations ne pouvaient suffire. L'on dut créer également une infirmerie pour femmes. Son but fut double : soulager de pauvres femmes malades protestantes et du même coup, instruire

1. Graphie usitée.

les Diaconesses comme garde-malades. »[2] « Loin de tout esprit de prosélytisme, il s'agit là de disponibilité dans l'esprit de service, d'un engagement décentré de soi-même et d'une fidélité tournée résolument vers l'autre », précise encore le pasteur Manuel Manoël. Et pour mieux comprendre encore ce qu'est l'esprit même des OIDR, on peut citer cette règle de Reuilly (1983) :

> Aie le sens d'autrui planté en toi comme un aiguillon car le temps presse
> Engage toutes tes ressources de volonté, de courage et d'intelligence
> Pour alléger le fardeau de tes frères (et de tes sœurs).
> Ne mesure pas ta vie à ce que tu donnes ou réussis
> Ne la mesure qu'à la tendresse sans mesure de Dieu
> Qui a ployé sous le malheur en son fils Jésus-Christ
> Sois fidèle jusqu'à l'extrême
> Et ne te détourne pas de celui qui veut emprunter de toi
> Ou se réjouir une heure à ta lumière…
> Mets de la vivacité et de la joie dans ton service
> Pour ne pas accabler ceux que tu sers.
> Efface-toi devant le Serviteur qui humblement prend ton fardeau.

Un engagement humaniste dans la tradition protestante

Au XIXe siècle, on assiste au développement des formes de vie communautaire dans le protestantisme européen et international et à la transformation, assez radicale, de la diaconie communautaire féminine en Europe. La création de la communauté des Diaconesses de Reuilly (rue de Reuilly, à Paris, dans le 12e arrondissement), des établissements d'éducation et de soins, des maisons de retraite ou d'enfants qui lui sont rattachés[3] est directement liée à cette (r)évolution marquée par l'ouverture, à partir de 1836, de la maison des Diaconesses de Kaiserswerth en Allemagne, puis de bien d'autres maisons dans le monde. Traditionnellement, les sœurs infirmières ou éducatrices exercent simultanément

2. G. Lagny, *Le réveil de 1830 à Paris et les origines des Diaconesses de Reuilly, une page d'histoire protestante*, Paris, 1958.

3. Aujourd'hui, la maison-mère de la communauté et la direction générale de la fondation Diaconesses de Reuilly sont situées au 10 Rue de la Porte de Buc, à Versailles (Yvelines).

leur ministère spirituel et leur métier de soignantes. Prière, vie communautaire et partage de la Parole de Dieu, pansements et accouchements, éducation et formation, tel est le quotidien de chaque sœur là où elle travaille et vit, en communauté ou en fraternité, au service de l'Église. Le plus souvent, elles dirigent, forment et soignent. Les équipes de médecins, de chirurgiens, en général renommés et appartenant à de grandes lignées protestantes, se mettent au service de ce projet : ils sont heureux d'exercer leur art dans un établissement protestant. En pratique, ils conjuguent en un même temps une réponse à l'appel de Dieu à soigner le pauvre de l'Évangile comme le bon Samaritain, une éthique du respect de l'être humain et de l'innovation caritative liée à la théologie protestante et une technique médicale et chirurgicale toujours en recherche de modernité et d'excellence.

À partir des années 1960, le mouvement œcuménique d'une part, l'évolution technique et administrative des métiers de la médecine, du soin et de l'éducation, d'autre part, modifient profondément la place de la communauté en général, et des sœurs en particulier. Par leur présence et leur gouvernement des établissements, elles ont transmis une tradition du soin Diaconesses et, par conséquent, les valeurs de cette identité. Progressivement, avec l'accueil de personnel laïc et notamment des directeurs d'établissements ou des cadres, il leur faut chercher – et cet exercice continue au début de ce XXIe siècle – comment ces valeurs peuvent rester vivantes essentiellement au travers de l'accueil et l'accompagnement des soignants comme des soignés d'une part, de la compétence professionnelle et de la rigueur tant de la réponse médicale que du soin d'autre part. Comment continuer à faire vivre l'inspiration chrétienne, dans le respect d'une laïcité ouverte, malgré les contraintes de moyens et d'encadrement législatif ?

Des établissements au service des plus défavorisés

Les OIDR, association devenue donc fondation Diaconesses de Reuilly en 2009, répondent tous les jours à cette question dans les vingt-et-un établissements sanitaires et médico-sociaux, dont quatre unités de soins palliatifs, des unités de patients en état « pauci relationnel », quatorze EHPAD (établissements d'hébergement pour personnes âgées dépendantes) et deux SSR (unités de soins de suite et de réadaptation) gériatriques. La fondation de Reuilly qui, entre 2000 et 2010, a accueilli deux établissements de soins palliatifs fondés par les oblates de l'Eucharistie et l'USP de l'Institut Montsouris, trois lieux de référence et pionniers en matière de soins et d'accompagnement de la fin de la vie, gère par ailleurs, depuis juin 2014, les dix-neuf établissements au service de l'enfance en danger, de la réinsertion sociale, des personnes âgées et du soutien à domicile de l'association ABEJ-Coquerel qui, au terme d'une procédure de fusion-absorption et après approbation par le ministère de l'Intérieur, lui transmettra son patrimoine et ses activités.

Accompagner la vie dans ces institutions est une gageure constante, mais cette exigence attire des hommes et des femmes qui peuvent y apporter – et y réaliser – l'authenticité de leur engagement humaniste dans l'esprit des fondateurs des Diaconesses. Ces derniers ont accroché leur étoile à l'accompagnement de la vie incarnée par les pauvres de leur temps, enfants scrofuleux, filles en danger moral, malades sans moyens du XIXe siècle, etc. Les pauvres de notre XXIe siècle, personnes de la rue, malades en fin de vie ou en état végétatif chronique, femmes confrontées dans leur vie de couple à la stérilité ou aux interruptions médicalisées de grossesse, etc., nous interpellent dans leur vulnérabilité. Pour eux et surtout avec eux, les Diaconesses suivent leur étoile qui brille toujours : l'accompagnement de la vie. Elles sont aussi aux côtés des soignants et futurs soignants qui, dans un monde médical hyper-technicisé avec l'avènement de la robotique, sont confrontés aux questions éthiques essentielles.

On comprend sans difficulté que la fondation et la communauté des Diaconesses de Reuilly ne pouvaient rester éloignées du mouvement des soins palliatifs et de l'accompagnement qui naît dans les années 1980. Leur engagement auprès des personnes en fin de vie est cependant bien antérieur à cette date. La meilleure preuve en est le projet, puis la création et l'ouverture, l'évolution de la maison de santé Claire-Demeure qui, des années 1965 à nos jours, a su intégrer l'évolution des besoins humains et des structures, de la réflexion éthique, et de la relation œcuménique dans les églises chrétiennes. Cet établissement situé à Versailles a été inauguré en 1970. Selon un procès-verbal de 1965 du conseil d'administration des OIDR, il s'agit d'« une maison de santé médicale à l'intention de malades âgés (paralysés, infirmes, alités parkinsoniens, séniles, incontinents, cancéreux etc.) traités médicalement et moralement aidés à surmonter les effets de leur mal et à en combattre les progrès, pour le reste de leurs jours ou jusqu'à ce qu'une amélioration sensible de leur état puisse justifier leur réintégration hors du milieu hospitalier ». Claire-Demeure peut témoigner, en plus de quarante années d'existence, d'une tradition dans le soin qui prend en compte un sens de l'éthique et une exigence de sérieux dans le service rendu s'inscrivant dans la droite ligne des premières œuvres des Diaconesses et pouvant toujours se résumer dans cette devise : « Accompagner la vie. »

Pour accompagner, des pratiques professionnelles reconnues

Dans le respect de la laïcité – comme il se doit pour un établissement de soins privé à but non lucratif participant au service public hospitalier – l'accueil des familles et la place qui leur est donnée, l'attention portée à chaque soignant à travers la parole partagée, le suivi du soin, la transmission d'une culture de maison, les formations initiales ou continues proposées, l'importance attribuée au sens de la fête et la présence des soignants jusqu'au bout de la vie (du bouquet de fleurs à l'entrée du patient, à la présentation de la personne décédée dont le lit est recouvert de feuilles et de fleurs) sont parmi les usages que les équipes perpétuent.

En 1988, la nécessité d'un changement de statut administratif de l'établissement aurait pu effrayer la jeune équipe de direction qui venait de succéder à sœur Danielle, l'initiatrice de l'esprit de la Maison. Il n'en a rien été. La continuité, une fois encore, est assurée. Dans l'air du temps, la création d'une unité de soins continus semble une évolution naturelle à la nouvelle équipe. Cette intuition trouve encouragement et confirmation au lendemain d'une visite du Centre de soins continus (CESCO)[4] et de la rencontre avec l'équipe du professeur Charles-Henri Rapin. Il est alors décidé de se lancer et de participer au mouvement des soins palliatifs qui se dessine. À moyens constants, expérimentalement, huit lits sont sectorisés ; une équipe de soignants volontaires quitte le soin global des personnes âgées dont la fin de vie, événement toujours difficile, est « naturelle » pour offrir leur compétence à des personnes dont la durée de vie est dramatiquement écourtée par une pathologie cancéreuse. Les soignants, sans distinction de diplôme, de hiérarchie, vont se confronter d'arrache-pied aux questions éthiques, psychologiques, spirituelles, sociales et familiales qui se posent. Pour les aider, des réunions sont organisées autour du premier psychologue engagé dans la maison et de l'aumônier-pasteur présent pour les soignants et les soignés. Personne dans l'équipe n'avait conscience que nous avions, en réalité, mis en place un petit laboratoire de pratiques professionnelles. L'urgence de la réponse à apporter, de la compétence médicale en matière de soin de la souffrance et de la douleur, la disponibilité à offrir, l'unité de l'équipe à construire, l'équilibre de chaque soignant à préserver, permettent à chacun de découvrir la richesse et l'ascèse d'une équipe pluri-, multi- et interdisciplinaire.

Au service des patients, des bénévoles compétents

Cette étape met en lumière le besoin de créer un bénévolat d'accompagnement. L'aumônerie y a toujours eu une place importante car elle est structurée. Cependant la présence de femmes et d'hommes se tenant au chevet des patients sans être reliée à une confession religieuse fait question. L'équipe de soins

4. Le CESCO est devenu l'hôpital de Bellerive (service de médecine palliative, hôpitaux universitaires de Genève) et Pr Rapin, médecin gériatre, unanimement reconnu pour son engagement dans le mouvement des soins palliatifs, est décédé en juillet 2008.

n'a pas non plus l'habitude de voir des « étrangers » dans le service ; elle n'en voit même pas la nécessité. La rencontre avec le père René Claude Baud, jésuite, à son retour du Canada et le fait que, finalement, les soignants éprouvent le besoin d'une complémentarité de présence, changent la donne. Il est décidé de s'engager sur le chemin de l'accompagnement des patients en fin de vie par des bénévoles formés, encadrés et compétents. René Claude Baud qui a créé à Lyon l'association Albatros, filiale de l'association du même nom au Québec, va nous y aider. Dans son sillage et avec l'arrivée de Marie Quinquis, est fondée à Claire-Demeure l'association Rivage. Sur le modèle d'Albatros, elle organise pour les bénévoles une formation sur une année (un week-end par mois pendant huit mois) dont l'objectif est de leur donner les moyens de se questionner sur leur pratique et d'identifier les points sensibles qu'ils peuvent éprouver dans la confrontation à la maladie, la souffrance, le deuil et le silence de la rencontre. Ils sont accueillis par une coordinatrice, participent à une réunion mensuelle et à un groupe de paroles animé par un psychologue. Ce modèle d'équipe de bénévoles (recrutement, formation, pratique) est désormais transposé dans les EHPAD et les SSR de la fondation. Les accompagnements de service, d'animation ou d'aumônerie cohabitent efficacement et harmonieusement avec l'accompagnement en fin de vie. Depuis un peu plus de vingt ans, Rivage propose toujours deux sessions de formation par an. L'association compte en 2014, dans les Yvelines, quatre-vingt-cinq bénévoles répartis en sept équipes qui interviennent en USP, en EHPAD, à domicile ou dans un réseau de soins palliatifs et depuis peu, dans un service de réanimation. L'objectif de Rivage est de continuer d'être particulièrement active au sein de la société en participant au maximum de ses possibilités au mouvement initié par la municipalité de Versailles pour une meilleure prise en charge de la fin de vie. Le soutien de la Société française d'accompagnement et de soins palliatifs (SFASP) depuis sa création et la participation à ses instances est indispensable à l'existence et à la réflexion de Rivage. Cela reste également une nécessité pour le bon fonctionnement de l'unité de soins palliatifs de Claire-Demeure.

***

Ce qui occupe aujourd'hui les esprits à travers la prise en charge des derniers instants de la vie, de la souffrance globale insupportable, de la vie au-delà de la vie grâce à des techniques médicales de plus en plus sophistiquées, c'est bien la mort qui reste le dernier ennemi de l'être humain. Celui-ci s'ingénie à la faire reculer de son vivant, mais dans les deuils qui le touchent au long de sa vie, elle reste inacceptable. Elle demeure cependant le seul recours quand tout devient souffrance. En s'adossant à l'expérience des soignants en gériatrie et en soins palliatifs, en essayant de donner les meilleures réponses possibles à la détresse des familles et des proches des personnes en fin de vie, en scrutant l'évolution de la sociologie et de la science médicale, mais également de la théologie, la fondation Diaconesses de Reuilly propose des lieux de dialogue où la Parole – avec un P majuscule – est présente, où la parole des uns et des autres, et surtout celle des acteurs de soins, est écoutée, respectée et lisible en référence aux évolutions de la législation et dans le respect du principe de la laïcité. Après plus de quarante ans d'existence, Claire-Demeure peut « compter le temps » en se réjouissant d'avoir sans cesse cherché l'équilibre entre la richesse d'un *kaïros* vivant et celle du *chronos* sage, l'instant de sa jubilante création et la durée qui permet à la graine de mûrir une fois qu'elle est tombée en terre. L'accompagnement de la vie n'est pas une théorie de soin, c'est la vie elle-même qui devient soin.

4

L'hôpital Cognacq-Jay

L'héritage d'une longue tradition

Luc Plassais

Le service de soins palliatifs de l'hôpital Cognacq-Jay est l'héritier d'une longue tradition de soins dispensés à des malades en fin de vie. Initiée à l'hôpital Saint-Michel au début du XXe siècle, cette tradition a pu se perpétuer grâce à l'accueil que lui a consenti la fondation Cognacq-Jay. Le transfert de l'activité du pavillon Saint-Vincent de l'hôpital Saint-Michel vers les locaux de l'ancienne maternité Cognacq-Jay a eu lieu, en effet, en juin 1978.

Mais on se demandera comment, de continuité en ruptures, a été mise en place cette « philosophie » de l'accompagnement en fin de vie qui a si fortement contribué à la réussite du projet voulu et défendu par l'équipe soignante et les bénévoles au moment où était inauguré, en juin 2006, un nouvel hôpital Cognacq-Jay.

Impossible de le comprendre sans remonter bien en amont, vers cette France de la IIIe République en pleine laïcisation : des catholiques qui s'opposent à la déchristianisation des établissements de soins dont sont expulsées les religieuses infirmières créent l'Œuvre des petits hôpitaux provisoires. Nous sommes en 1888 et ce mouvement a pour but de « recevoir provisoirement les malades pauvres dans des établissements dirigés par des religieuses hospitalières en attendant l'achèvement des hôpitaux libres ou la rentrée des sœurs dans des hôpitaux administratifs ». Il s'agit d'organiser des hôpitaux de quartier, gardant le malade à proximité de sa demeure afin de lui assurer des relations fréquentes avec sa famille et, en cas de décès, la consolation d'être entouré des siens. Entré en fonction en 1884-1885, le petit hôpital Saint-Michel, situé à Paris dans le 15e arrondissement, est consacré à la chirurgie. Le premier chirurgien de cet établissement, le docteur Michaux y est rejoint dès l'année suivante par le docteur Récamier aidé du docteur Hallé. Nommé chirurgien des hôpitaux, le docteur Michaux démissionne en 1894. En 1895, le comité de l'Œuvre des petits hôpitaux décide de se dissoudre compte tenu de l'installation définitive des infirmières laïques à l'Assistance publique, et renonce à entretenir l'hôpital. Le docteur Récamier accepte alors l'offre de poursuivre l'activité de l'hôpital Saint-Michel sous sa propre responsabilité. Une nouvelle Œuvre, l'Œuvre de l'hôpital Saint-Michel, est créée en 1896 ; le préfet de police autorise le fonctionnement de cet établissement non congrégationniste où cependant les religieuses continuent à être employées. L'hôpital s'agrandit. En 1898, trente-huit lits permettent de soigner 321 malades, majoritairement des femmes atteintes de cancer utérin (le docteur Récamier est spécialisé en chirurgie gynécologique). 57 de ces patients sont traités sans intervention chirurgicale et soignés jusqu'à leur mort : ils sont assurés d'une amélioration clinique durable et d'une fin de vie acceptable en terme de confort. C'est le premier pas vers la création de l'asile Saint-Vincent. Bâtiment à part, destiné à ne pas « encombrer » les salles avec des incurables, sans pour autant refuser de les soigner, il est créé en 1899. À l'image du *Cancer Wing* du Middlesex Hospital que le docteur Récamier a visité à Londres, il reçoit essentiellement des patientes atteintes de cancer utérin inopérable. Les débuts sont modestes. En 1904, 72 malades sont admis dans cet asile ; 28 y décèdent. L'année suivante, ce sont 70 malades qui y sont admis, 41 sont accompagnés jusqu'à leur mort.

Une structure de fin de vie pour les cancéreux inopérables

Cette année-là, le docteur Récamier plaide publiquement pour la fondation d'un asile pour cancéreux incurables, soit par une modification des règlements des dames du Calvaire avec lesquelles des contacts ont été pris quelques années auparavant, mais qui n'admettent que des patients présentant une plaie extérieure; soit par la création d'un établissement sur le modèle du Middlesex Hospital. Dans les faits, l'asile Saint-Vincent sera petit à petit agrandi et en 1910, sa capacité d'accueil portée à trente lits voués à l'accueil de cancéreux inopérables, qui pourront y rester jusqu'au terme de leur vie. Lors de la deuxième conférence internationale pour l'étude du cancer qui, cette année-là, se tient à Paris, le docteur Récamier présente une communication qu'il conclut sur ces mots :

> Pour les malades atteints d'un cancer inopérable, le soulagement pendant les derniers mois n'est possible que par l'hospitalisation qui doit différer des services ordinaires en ce que la règle doit y être moins sévère, l'alimentation plus variée, les visites admises et encouragées. Il ajoute : il faut en faire un centre d'étude scientifique et annexer l'asile d'incurables à un service actif et un laboratoire.

Si, onze ans après sa création, en 1910, l'asile Saint-Vincent a déjà accueilli 520 malades, la plupart jusqu'à leur mort, en 1922, ce sont au total 1200 femmes et 350 hommes qui y ont été reçus accueillis et accompagnés jusqu'à la fin de leur vie. En 1925, l'asile prend une nouvelle dimension avec l'ouverture d'un laboratoire de recherche; le docteur Rubens-Duval s'y installe et succède au docteur Récamier qui prend sa retraite en 1928. L'asile Saint-Vincent est devenu le pavillon Saint-Vincent et a alors une capacité d'accueil de quarante lits.

Un quart de siècle plus tard, en 1952, une nouvelle histoire s'écrit avec l'arrivée du professeur Robert Levillain à la tête du service des tumeurs de l'hôpital Saint-Michel, qui associe aux cinquante-huit lits d'hospitalisation un nouveau laboratoire. Il y développe avec son adjoint, le docteur Robert Cluzan, tous deux experts en anatomo-pathologie et en chimiothérapie, une conception originale de la prise en charge des malades cancéreux. Ce que l'on peut déjà qualifier de prise en charge globale tout au long de la maladie repose sur quelques principes essentiels parfaitement énoncés à la fin des années 1950 :

- soigner la douleur physique et la douleur morale autant que la pathologie elle-même;

– soigner les complications incidentes de la maladie même si le cancer n'a pu être totalement guéri ;
– gérer la présence de la famille auprès du patient aussi bien à l'hôpital qu'à la maison ;
– soutenir le personnel, lui-même soutien des patients et de leur famille.

Des relations médecins-malades innovantes

À cette époque, le cancer est, le plus souvent, soigné au sein de services spécialisés dans une seule discipline, médicale ou chirurgicale. Bien des patients qui connaissent des complications secondaires, des rechutes, des métastases doivent être adressés à d'autres services. Parfois, le suivi des malades ne peut pas être correctement assuré. Pour remédier à cet état de fait, le Pr Levillain informe ses patients de deux dispositions qui, à l'époque, sont novatrices : rien ne se fera sans le concours de leur médecin traitant ; ils seront toujours les bienvenus à sa consultation. Le service fonctionne ainsi jusqu'en 1977. Cette année-là, l'hôpital Saint-Michel décide de fermer le pavillon Saint-Vincent aux malades en fin de vie pour l'ouvrir à la médecine interne. Désespéré par la disparition de son service, lui qui a une préoccupation constante de l'homme souffrant et abandonné, Robert Levillain effectue de multiples démarches pour trouver un établissement susceptible d'accueillir « ses » malades en fin de vie. Pour être aidé dans ses efforts, il fonde l'association Aide aux malades désemparés (AMD). Celle-ci a pour objectif de promouvoir l'aide médicale et sociale en faveur des malades chroniques et notamment cancéreux en phase de récidive et/ou de généralisation, en organisant les soins nécessaires à ces malades en hospitalisation ou autre, en développant la formation du personnel médical et paramédical spécialisé, en suscitant et en encadrant toute action bénévole en faveur de ces malades, en passant toute convention avec les autorités publiques et les institutions publiques ou privées en vue d'assurer ces soins aux bénéficiaires des différentes aides sociales publiques ou privées.

Animée par le chaleureux courant de solidarité circulant autour de ce patron exceptionnel, l'AMD compte plus de trois mille membres initialement issus du cercle amical et professionnel. Elle réunit des personnes qui adhérent au projet du professeur Levillain, des équipes médicales et paramédicales, des assistantes sociales, d'anciens malades et de nombreux bienfaiteurs. Elle reçoit le soutien de personnalités de la sphère politique et syndicale. Pourtant, Levillain peine à réaliser son projet jusqu'à ce que, après bien des espoirs déçus, le président de la fondation Cognacq-Jay, Maurice Renand, lui propose d'affecter la maternité Cognacq-Jay à l'accueil et aux soins de malades en fin de vie. Cette institution, créée en 1922, est victime de la baisse de natalité dans la capitale et doit, malgré sa réputation, fermer ses portes. Les dernières parturientes sont accueillies jusqu'au 15 mars 1978 et trois mois plus tard, le centre de carcinologie ouvre.

Un projet de prise en charge des patients enthousiasmant

La rencontre entre Robert Levillain et Maurice Renand, entre l'AMD et la fondation Cognacq-Jay, s'avère particulièrement féconde. Les pouvoirs publics autorisent la transformation des cinquante-huit lits de la maternité en cinquante-huit lits d'hospitalisation pour patients cancéreux en fin de vie, et c'est ainsi que l'histoire de l'hôpital Cognacq-Jay commence par un passage du premier cri au dernier souffle. Le projet est si enthousiasmant que malgré les difficultés d'adaptation que l'on peut imaginer, une grande partie du personnel souhaite poursuivre son activité professionnelle et se confronter aux enjeux de la nouvelle orientation de l'établissement. Le professeur Levillain en prend la direction médicale, entouré du docteur Cluzan et de plusieurs assistants, aidés par quatre internes[1]. Il fait appel également à plusieurs soignants, infirmières et aides-soignantes, de l'hôpital Saint-Michel où ils ont travaillé avec lui. D'une très grande

1. Parmi ces quatre jeunes (futurs) médecins, l'auteur de ce texte qui y fera la majeure partie de sa carrière jusqu'à sa nomination comme responsable de l'unité des soins palliatifs de l'hôpital Cognacq-Jay.

compétence et avec enthousiasme, ils viennent poursuivre leur carrière à l'hôpital Cognacq-Jay.

Les premiers mois ne sont pas faciles pour une équipe qui comprend, aux côtés des médecins, seize infirmières, dix-huit aides-soignantes, douze agents, deux kinésithérapeutes, deux secrétaires médicales, un manipulateur radio, une laborantine d'anatomopathologie et de cytologie. Il faut en effet gérer ce grand bâtiment, ses trois niveaux d'hospitalisation (deux de vingt-deux lits et un de quatorze où est encore maintenue une activité restreinte de traitement oncologique) sans compter les dépendances et le pavillon de quatorze lits dédiés à la chirurgie ophtalmologique. Toutes les chambres sont individuelles et très bien équipées. Elles donnent sur un espace vert planté d'arbres et agrémenté de rosiers. En réalité, plus que de recruter des patients, la principale difficulté est d'ouvrir rapidement tous les lits en organisant le service pour assurer une qualité d'accueil et de soins en adéquation avec le projet de prise en charge.

L'hôpital, classé « médecine chirurgie obstétrique », devient établissement participant au service public en 1981 ; une convention est rapidement signée avec un organisme d'hospitalisation à domicile (HAD) afin de favoriser les retours à domicile possibles. Après huit ans d'activité, près de deux mille patients ont été accueillis, soignés et accompagnés jusqu'à leur décès dans l'établissement. Durant ces huit années, un million de francs (152 450 €) sont investis pour l'amélioration du cadre de vie : accès à la télévision dans chaque chambre, aménagement d'une cuisine centrale et de mini-cuisines à chaque étage, appareil de radiologie mobile pour éviter les déplacements potentiellement douloureux, bibliothèque mobile. L'ancien bloc opératoire est transformé en une salle permettant une vie sociale aux patients qui peuvent se déplacer, et à leur famille. Diverses animations sont proposées par les « blouses roses », une association de bénévoles présente à l'hôpital Cognacq-Jay comme dans de nombreux autres établissements. Toutes ces réalisations sont rendues possible par le financement issu de l'AMD et du comité départemental des Hauts-de-Seine de la Ligue nationale contre le cancer. Par ailleurs, des soirées artistiques, des concerts sont organisés au profit de l'AMD pour permettre des actions ponctuelles et ciblées.

En pleine épidémie de sida, un nouveau tournant

En mai 1986, Michèle Barzach, ministre de la Santé, vient à l'hôpital Cognacq-Jay remettre le prix Louise-Ossude au professeur Levillain en reconnaissance de son activité de trente-cinq ans au service des malades en fin de vie. Elle témoigne par là de l'intérêt que suscite un service tel que celui qu'il dirige, quelques mois seulement avant l'officialisation des soins palliatifs par la « circulaire du 26 août 1986 relative à l'organisation des soins et à l'accompagnement des malades en phase terminale », souvent appelée « circulaire Laroque »[2].

À Cognacq-Jay, on s'apprête à prendre un nouveau tournant. On observe en effet une baisse d'activité du service où sont encore pratiqués des traitements oncologiques oncologiques spécifiques. Il en est de même pour le service d'ophtalmologie où la baisse est liée à l'évolution des techniques chirurgicales du traitement de la cataracte. Il est par conséquent temps d'envisager une réorganisation complète de l'établissement dans un moment où, comme une partie de l'opinion publique, les soignants sont heurtés par l'émergence de l'épidémie d'infection par le VIH.

Le docteur Cluzan s'intéresse depuis longtemps à la prise en charge des séquelles de traitement des cancers, centre son activité sur la prise en charge des lymphœdèmes qui sont des effets secondaires des traitements des tumeurs du sein et du petit bassin. Il est rapidement reconnu mondialement comme un spécialiste de cette pathologie. Cette orientation nécessite moins de personnel soignant que les soins palliatifs qui bénéficient alors d'un redéploiement des personnels en interne[3].

---

2. Voir p. 141.

3. C'est à cette époque aussi qu'il est décidé d'intégrer des psychologues et d'apporter un soutien psychologique aux équipes soignantes (avec l'institution d'un groupe de parole) tandis qu'un groupe de bénévoles bénéficie d'une véritable coordination professionnelle et lui aussi d'un soutien psychologique, mais également d'une formation dans le cadre d'un projet élaboré par l'ensemble des équipes. Parallèlement, le service social est étoffé.

À partir de la mi-1991, la demande de prise en charge de fin de vie de patients atteints du sida croît de façon exponentielle. Elle justifie l'extension du nombre de lits du service de soins palliatifs qui atteint les trente-six fin 1993. Qui ne se souvient de la symptomatologie bruyante dont souffraient ces malades, tant sur le plan physique que sur le plan psychologique (fièvre incontrôlable, diarrhée profuse, cécité, détresse respiratoire brutale, troubles neurologiques et neuropsychiatriques) ? L'apparition, dans le courant des années 1990, des bithérapies et des trithérapies antirétrovirales modifie heureusement l'évolution de l'épidémie, mais de très nombreux patients gardent toutefois des séquelles, neurologiques en particulier, extrêmement invalidantes et peu récupérables fonctionnellement. Aussi est-il décidé, fin 1994, de mettre fin à l'activité d'ophtalmologie pour installer dans les locaux un service de soins de suite réservé à ces patients présentant de très lourdes séquelles d'infections opportunistes. Dans ce même esprit est créé, à l'été 1995, un appartement de coordination thérapeutique inséré dans des logements individuels appartenant à la fondation Cognacq-Jay. Ces deux entités évolueront ensuite en fonction des besoins de santé publique dans le champ de l'infectiologie et des maladies chroniques.

Un tout nouvel hôpital

Quelques années après, une autre histoire commence. Tandis que la fondation Cognacq-Jay reprend la gestion et l'activité d'un autre établissement, l'hôpital Saint-Jacques, et met en place un service de rééducation fonctionnelle orthopédique, l'hôpital Cognacq-Jay, pour des raisons de normes de sécurité, est démoli. L'activité du service de soins palliatifs, qui s'installe provisoirement dans les locaux de l'hôpital Broussais dans le 14e arrondissement, est réduite.

Cognacq-Jay doit cependant être reconstruit. Pour l'équipe du service de soins palliatifs, c'est un nouveau défi à relever : participer à un projet architectural répondant à ses attentes, tout en respectant les normes de constructions hospitalières et en tenant compte de l'ensemble des activités du nouvel établissement. Deux questions majeures sont très vite au centre de sa réflexion : comment intégrer un service de trente-six lits de soins palliatifs et les quelque quatre cents décès annuels afférant, au sein d'un établissement comprenant d'autres services de médecine ? Comment traiter la mort au quotidien dans un établissement orienté vers la réhabilitation (lymphologie, soins de suite, infectiologie, réadaptation orthopédique) ? Concilier les valeurs de la fondation et les principes des soins palliatifs ne paraît pas évident. Ce sera une réussite.

***

Pour le nouvel hôpital Cognacq-Jay, les choix architecturaux ont reposé sur des critères que l'équipe de soins palliatifs, qui souhaite garder des traces de la mémoire de l'institution, a largement aidés à définir. Ils se résument en un mot : *hospitalité*. Il s'agit de garantir la qualité de l'environnement et de l'accueil, d'assurer la relation et le contact avec l'extérieur, d'inventer un nouveau lieu de vie. Les acteurs du projet veulent également le placer sous le signe de la lumière : qu'elle entre au maximum dans l'établissement pour favoriser une ambiance sereine et paisible. Autre exigence : toutes les chambres doivent être individuelles et donner sur le jardin. Elles doivent également répondre à un double objectif : préserver l'intimité et créer des espaces pour les accompagnants.

C'est finalement la proposition architecturale élaborée par le Japonais Toyō Itō[4] qui est retenue, sans réserve. La reconstruction dure plus de quatre ans, de février 2002 à juin 2006 ; l'équipe de soins palliatifs prend alors possession de ses nouveaux locaux. Elle y reprend et applique le projet de service adopté pendant son exil à Broussais. Forte d'une tradition qui trouve ses racines au début du XXe siècle, l'équipe de soins

---

4. Né en 1943, diplômé de l'université de Tokyo en 1965, Toy ō It ō a fondé son cabinet d'architectes, Urban Robot (Urbot) en 1971. Son travail a été récompensé en 2013 par le prix Pritzker 2013 considéré comme le prix Nobel d'architecture

palliatifs met son expérience, fruit d'engagements personnels sublimés par un objectif commun, au service des patients et de leurs proches.

L'histoire de la naissance – et de la renaissance – des soins palliatifs à l'hôpital Cognacq-Jay n'aurait cependant pas pu s'écrire sans l'adhésion des membres de l'équipe administrative, de ceux de l'équipe logistique, des bénévoles et des intervenants auprès des malades, à une vision collective des soins intégrant des dimensions sociale et éthique. La réussite du projet doit ainsi beaucoup à l'étroite collaboration qui s'est établie entre tous, professionnels et non professionnels.

5

À la rencontre du mouvement des hospices anglais

Patrick Verspieren

> Quel est le médecin qui n'a pas ressenti un goût d'amertume, ou même un profond scepticisme au sujet de la médecine qu'il pratique, quand il constate que tous ses efforts, où il a donné le meilleur de son temps et de lui-même, n'ont abouti qu'à prolonger vainement les souffrances de ses patients ? Alors naît une interrogation : cela valait-il la peine ? Cette interrogation risque souvent d'être refoulée grâce à des arguments péremptoires. [Mais n'y a-t-il pas] des cas où le médecin doit savoir s'incliner devant la mort qui fait déjà son œuvre, où il serait préférable qu'il consacre ses efforts à soulager et non plus à combattre ? N'y a-t-il pas des cas où la lutte contre la mort devient non plus respect de la vie, mais acharnement de celui qui refuse la mort ?[1]

Ainsi commence l'éditorial du numéro d'avril 1973 du journal *Laennec*, édité par le Centre Laennec[2]. Il cite une lettre envoyée par la famille d'une personne âgée soumise à une réanimation prolongée, semble-t-il, au-delà des limites de la raison et de l'humanité. Il invite aussi tous les lecteurs à envoyer leurs réactions.

---

1. « Quand l'effort médical n'aboutit qu'à prolonger la souffrance... », *Laennec*, 21e année, avril 1973, pp. 1 et 4.

2. Fondé en 1875 par des étudiants en médecine et des Jésuites, le Centre Laennec accueille des étudiants en médecine de la première à la sixième année, pour un soutien mutuel dans leurs études et une formation humaine et spirituelle en vue de leur exercice futur. Il a une longue tradition de recherche éthique et de publications. Le journal *Laennec*, fondé en 1954, devient *Revue Laennec* en 1989. Chaque année, depuis 1974, y est publié un numéro spécial centré sur un thème.

Premiers pas avec Elisabeth Kübler-Ross

Cela donne lieu à de nombreux échanges entre étudiants et jeunes médecins du Centre Laennec. À cette époque, l'abstention et l'arrêt de traitements à visée curative ou de maintien de la vie ne font guère l'objet de réflexion. Malgré l'emploi de plus en plus fréquent de l'expression « acharnement thérapeutique », les médecins français, dans leur ensemble, se jugent tenus de maintenir coûte que coûte la vie de leurs patients. Quant aux juristes, ils mettent en garde contre tout arrêt de traitement, qu'ils qualifient généralement de non-assistance à personne en danger, ou même d'euthanasie (dite passive).

Des malades sont ainsi prisonniers d'une conception étroite des missions de la médecine. Pour participer à la réflexion devenue urgente sur ces sujets, le Centre Laennec organise fin 1973 deux conférences-débats sur la décision d'entreprendre, de maintenir ou de ne pas poursuivre une réanimation. Elles donnent lieu à la publication au printemps 1974 d'un numéro spécial de *Laennec* sur le thème « Respect de la vie, respect de la mort »[3].

Cette même année 1974, le Centre Laennec accueille trois conférences d'Elisabeth Kübler-Ross qui rendent compte de sa découverte de la conscience de la proximité de leur mort chez de nombreux malades en fin de vie, et de leur souhait d'une relation humaine qui ne dénie pas la réalité de leur état. Pour beaucoup, ces conférences seront un choc, une révélation. Réunies dans une publication[4], ces pages denses, émouvantes et pudiques sont largement diffusées et posent publiquement la question de la qualité de la relation à établir avec les grands malades. Elles contribuent aussi à la bonne diffusion de l'ouvrage majeur d'Elisabeth Kübler-Ross paru peu après en traduction française[5].

---

3. *Respect de la vie, respect de la mort*, numéro spécial, *Laennec*, 22e année, printemps 1974. J'y publie, après étude de la littérature qui commence à paraître sur la fin de vie, et recueil de nombreux avis qui m'aident à surmonter bien des hésitations, un article intitulé « Respecter la vie, accepter la mort ». C'est ce même titre que choisira, trente ans plus tard, Jean Leonetti pour le rapport de la Mission d'information sur l'accompagnement de la fin de vie.

4. *Rencontre avec les mourants*, numéro spécial, *Laennec*, 23e année, hiver 1974.

5. E. Kübler-Ross, *Les derniers instants de la vie*, Genève, Labor et Fides, 1975, trad. de *On Death and Dying*, 1969.

Ainsi sensibilisés aux problèmes posés par le soin des malades en fin de vie, nous prenons très au sérieux l'invitation qui nous est faite de visiter le St Christopher's Hospice. Cette visite s'inscrit dans un cycle d'échanges entre étudiants en médecine, anglais du London Medical Group et français du Centre Laennec de Paris. Elle nous paraît mériter une préparation spéciale. Nous demandons donc à recevoir à l'avance des articles médicaux qui nous permettent d'étudier de façon approfondie les méthodes de soulagement des souffrances de fin de vie mises au point au St Christopher.

Un voyage d'études au St Christopher's Hospice

Nous partons un week-end de la fin de l'année 1974 au nombre de quatorze: étudiants en médecine, internes et jeunes médecins, plus deux accompagnateurs. Pas encore d'Eurostar! La durée du voyage Paris-Londres nous permet de poursuivre l'étude des documents reçus. À Londres, nous rencontrons longuement et interrogeons à loisir deux médecins de l'hospice, Cicely Saunders, la fondatrice, et Thérèse Vanier dont l'origine canadienne, la connaissance du français facilitent notablement la communication. Ces deux médecins nous impressionnent par leurs propos mesurés, leur écoute attentive de toutes les questions et objections, leurs exigences morales enfin. Les échanges que nous avons avec les malades sont succincts, mais nous pouvons constater, d'une part, qu'ils disent ne pas souffrir et, d'autre part, que bon nombre d'entre eux ont gardé une pleine lucidité. À notre retour, nous tenons à faire connaître ce que nous avons découvert et qui prend à contre-pied les idées alors répandues en France. Une révolution! Cette transmission prend, dans un premier temps, la forme d'une publication: *Thérapeutiques des souffrances terminales*[6].

De nos échanges à Londres, nous retenons l'insistance mise sur la complexité de la souffrance humaine et sur l'intrication des dimensions somatique, psychique, sociale et spirituelle. À propos

6. Cet ensemble d'articles est publié conjointement dans un numéro spécial du journal *Laennec* (24e année, automne 1975) et dans le numéro 78 (octobre 1975) de la revue *Médecine de l'Homme* éditée par le Centre catholique des médecins français.

d'une malade atteinte d'un cancer métastasé, Cicely Saunders disait : « Sa souffrance comprenait non seulement son inconfort physique, mais aussi sa souffrance émotionnelle et morale, ses problèmes sociaux et son besoin spirituel de comprendre sa souffrance et de trouver un lieu de paix. »[7] Ce que ce médecin résumait par l'expression de *total pain*, souffrance totale[8].

C'est ainsi qu'est exprimée la conviction que, pour soulager un malade douloureux confronté à l'épreuve d'une maladie grave et de la proximité de la mort, il ne suffit pas de disposer de recettes pharmacologiques ; à ce moment-là, « l'être humain a un profond besoin d'être entouré, écouté, compris, soutenu, aimé »[9].

Prévenir la douleur plutôt que de la soulager

Cela n'empêche pas d'affirmer que les souffrances physiques requièrent des traitements spécifiques et qu'il importe de faire le diagnostic des causes des symptômes ressentis comme pénibles et de chercher les remèdes appropriés[10]. Cicely Saunders est en outre persuadée qu'il vaut mieux prévenir la douleur que la soulager une fois apparue. En ce qui concerne les analgésiques centraux, lorsqu'il est jugé nécessaire d'y recourir, on les emploie au St Christopher's Hospice sans réticence, à des doses efficaces, parfois élevées, tout en veillant à ne pas dépasser ce qui est nécessaire, aussi souvent et aussi longtemps qu'il le faut pour soulager le malade, en combinaison avec des médications adjuvantes[11].

Est ainsi remis en question un dogme médical qui s'impose alors un peu partout dans le monde. On pense encore au milieu des années 1970 que la morphine et ses dérivés ne peuvent être employés longtemps à doses efficaces sans créer une

7. P. Verspieren, A. Sant'Agostini, C. Jabaud, « Un centre anglais de traitement de la douleur », **« Thérapeutiques des souffrances terminales »**, *Laennec*, automne 1975, pp. 5-8, *Médecine de l'Homme*, n° 78, pp. 10-18.

8. *Ibidem*, *Laennec*, p. 6, *Médecine de l'Homme*, p. 12. L'expression retenue ultérieurement sera celle de soufrance globale.

9. *Ibidem.*

10. Au St Christopher's Hospice, cela a conduit à établir la liste des symptômes les plus fréquents et de leurs traitements.

11. Voir : Le maniement des analgésiques centraux, *Laennec*, numéro cité, pp. 6-7, *Médecine de l'Homme*, numéro cité, pp. 15-16

accoutumance et une dépendance, ni sans mettre en danger la vie du malade du fait d'une dépression respiratoire. Un traitement efficace un tant soit peu prolongé de la douleur par la morphine ou ses dérivés est réputé créateur de toxicomanie. Beaucoup, de plus, y voient une forme d'euthanasie. Cela conduit à réserver ces médications aux tout derniers jours de la vie du malade, quitte à le laisser auparavant souffrir sans être adéquatement soulagé[12].

Cicely Saunders, s'était insurgée contre une telle passivité devant la souffrance d'autrui. Élève infirmière, puis assistante sociale et bénévole dans les hôpitaux londoniens, elle avait été témoin de douleurs et d'autres souffrances mal soulagées, et avait noué des relations de grande proximité avec des malades cancéreux. Elle avait pu ainsi observer les graves insuffisances de la médecine de son époque en ce domaine. C'est d'ailleurs pour remédier à cet état des choses qu'elle s'était résolue à faire des études de médecine. Les responsabilités qui lui sont confiées comme médecin lui permettent de tester l'emploi des antalgiques majeurs qui sont restés relativement disponibles en Grande-Bretagne, sous la forme d'une potion à base de diamorphine ou de morphine, la potion de Brompton. Elle constate qu'un emploi raisonné d'un tel antalgique n'entraîne pas les effets délétères redoutés, et elle s'attache à simplifier ce remède, pour le réduire finalement à un élixir de morphine.

L'efficacité et la sécurité de ce traitement peuvent être vérifiées à la faveur de stages effectués au St Christopher et par la lecture de ce qui y est publié. Pourtant, sept ans encore après l'ouverture de cet établissement, les professeurs de médecine et

12. Des exceptions doivent être signalées. Ainsi B. Clavel, chef de service au Centre René Huguenin, écrit dans un article sur « La douleur du cancéreux et son traitement » (*Le Concours médical*, 8 novembre 1975, pp. 6173-6179) : « Une fois venu le moment d'utiliser les antalgiques majeurs, en raison de l'échec des prescriptions antérieures faites en respectant la hiérarchie d'activité, ceux-ci doivent être prescrits sans hésitation et à des doses suffisantes. » L'auteur n'insiste cependant pas sur cette utilisation d'antalgiques majeurs. Vingt ans plus tard, une enquête menée en France par les drs François Larue et Louis Brasseur et publiée dans la revue américaine *Cancer* confirme encore « l'existence de réticences à l'utilisation de la morphine. La principale cause avancée est la crainte des effets secondaires. Puis sont cités la crainte (non fondée) des phénomènes de tolérance, le poids des contraintes réglementaires ou encore la crainte (infondée) d'induire une toxicomanie » (J-Y. Nau, « Les médecins français sous-évaluent la prise en charge de la douleur », *Le Monde*, 8 décembre 1995).

les rédacteurs de manuels, en France comme en bien d'autres pays, répètent imperturbablement les mêmes dogmes médicaux, sans se soucier de s'assurer de leur pertinence.

Les pratiques françaises en 1975

Le numéro spécial de *Laennec* (ci-dessus mentionné) « Thérapeutiques des souffrances terminales » donne aussi la parole à des médecins et à un cadre infirmier français. Tous reconnaissent les insuffisances de la médecine française en matière d'allégement des souffrances de la fin de vie.

De l'échange entre deux cancérologues, il ressort que la douleur des malades cancéreux pour lesquels les traitements n'agissent plus guère n'est pas, en 1975, une priorité dans les hôpitaux universitaires orientés, de fait, vers la recherche de la guérison ou, au moins, des rémissions.

> L'idée que le médecin est là pour soigner les malades, même s'ils ne peuvent être guéris, n'est pas très répandue[13].
> Pourquoi avons-nous du mal à porter une attention précise à la douleur ? Je pense que c'est pour des raisons affectives : la douleur est souvent le témoin d'un échec, ou un élément à propos duquel on redoute un échec ; et puis, plus simplement, elle nous angoisse[14]

Les réticences dont font l'objet à cette époque les antalgiques majeurs ont aussi d'autres causes, la peur de « faire des drogués », des histoires de vols dans les hôpitaux, des accusations d'abus de stupéfiants en médecine de ville ou encore « l'obscure conviction que l'emploi de la morphine serait en lui-même immoral »[15].

---

13. Docteur J. Lemerle, « Deux cancérologues face à la souffrance », *Laennec*, numéro cité, pp. 15-18, *Médecine de l'Homme*, numéro cité, pp. 34-40

14. *Ibidem*, *Laennec*, numéro cité, p. 16, *Médecine de l'Homme*, numéro cité, pp. 35-36. Ces jugements sont confirmés deux ans plus tard, en décembre 1977, à Marseille, aux 2e Journées médicales **Psychologie et Cancer**, par le docteur Maurice Abiven. « [Par sa douleur, le malade nous manifeste] notre inefficacité à le guérir. [...] Dans le cas de la douleur cancéreuse, le problème se double d'ailleurs de l'étiologie de la maladie en cause. Il s'agit de la douleur de quelqu'un qui va mourir. C'est donc ici notre inefficacité radicale : non seulement celle de ne pouvoir calmer ce mal mais encore de ne pouvoir - par notre toute-puissance - empêcher ce malade de mourir. » *Le Monde* publia le 14 décembre 1977 un long compte-rendu de ces Journées. Les Actes paraissent aux Éditions Masson en 1978 sous le titre *Psychologie et Cancer.*

15. Docteur J. Lemerle et Pr B. Pierquin, dans : « Deux cancérologues face à la souffrance », *Laennec*, numéro cité, p.17 ; *Médecine de l'Homme*, numéro cité, p. 38.

Dans ce même numéro de *Laennec*, un médecin, psychanalyste, responsable du département de psychologie médicale d'un centre de lutte contre le cancer, s'interroge sur une pratique qu'il nomme déconnection[16]. Celle-ci consiste à utiliser des cocktails composés d'un antalgique, d'un anxiolytique et d'un neuroleptique dans l'intention de plonger le malade dans l'inconscience et de produire ce qui, quarante ans plus tard, pourrait être qualifié de « sédation profonde ». Une différence essentielle cependant : cette « déconnection », du fait du recours à de fortes doses de neuroleptique, est difficilement réversible[17]. L'article souligne le caractère insatisfaisant de cette pratique, mais n'en recommande pas d'autre dans les situations de crise rencontrées dans le soin de cancéreux en fin de vie. Ultérieurement, il pourra être lu comme un signe avant-coureur du recours croissant à ce qui sera appelé cocktails lytiques.

Une presse accueillante, le corps médical réservé

Pour ceux qui ont fait le voyage de Londres, le contraste entre la réalité française et les pratiques du St Christopher est flagrant. Il appelle à des actions de communication, de militance même. Comment, après de telles découvertes, ne pas se sentir tenu de faire savoir que les douleurs intenses de fin de vie ne sont plus une implacable fatalité ?

Dès sa parution, la publication de « Thérapeutiques des souffrances terminales » est bien accueillie par *Le Monde*. Le docteur Claudine Escoffier-Lambiotte, responsable de la rubrique médecine, en fait une présentation très positive. :

> La vigueur de ces affirmations devrait, tout autant que le poids et la richesse des témoignages, des faits et des difficultés que révèle cette en-

16. Docteur E. Raimbault, « Interrogations d'un médecin », *Laennec*, numéro cité, pp . 10-12. *Médecine de l'Homme*, n° cité, pp. 22-28. Peu après, le docteur Raimbault publie dans le même esprit *La Délivrance*, Mercure de France, Paris, 1976.

17. Le terme de déconnection est issu des théories neurologiques du docteur Henri Laborit et de ses recherches, en collaboration avec le Pr Pierre Huguenard, d'associations de médicaments produisant « un état d'indifférence » en déconnectant une partie du système nerveux central.

> quête, contribuer à déclencher enfin une action concrète en un domaine où la France a acquis, on ne sait pourquoi, un retard considérable.[18]

Le milieu médical, lui, ne se laisse pas convaincre aussi facilement. Une étudiante en médecine qui a participé au voyage de Londres obtient de faire inviter Thérèse Vanier dans un CHU parisien pour une journée d'étude consacrée à la douleur chronique, rebelle, des cancéreux. Le docteur Vanier y rend compte de son expérience du maniement des morphiniques[19]. À l'issue de son exposé, aucune question ne lui est posée sur le plan thérapeutique. Les critiques, nombreuses, portent sur la forme institutionnelle du St Christopher. L'organisateur de la journée pose au docteur Vanier une question révélatrice d'un état d'esprit assez largement partagé. « Comment réagissent médecins et infirmières à cette atmosphère morbide, dans ce mouroir ? » La perspective d'un établissement de santé consacré à l'accueil de patients en phase terminale de maladie, de mourants comme on dit alors, suscite des réactions de peur, de répulsion même. Le terme de mouroir va d'ailleurs permettre, des années durant, de disqualifier dans les milieux universitaires les méthodes de soins du St Christopher, sans que personne, ou presque, se donne la peine de les étudier[20].

Une revue médicale, *La Revue du Praticien*, se montre beaucoup plus accueillante. En octobre 1976, elle publie une tribune libre où deux jeunes médecins qui ont fait le voyage de Londres décrivent, en termes simples et précis, l'orientation du St Christopher et « les trois règles du traitement de la douleur » qui y sont reconnues[21]. Deux ans et demi plus tard, la même

---

18. Docteur E. L., « La thérapeutique des souffrances terminales », *Le Monde*, 8 octobre 1975.

19. T. Vannier, « L'expérience de St Christopher's Hospital », *Cahiers du Centre des Tumeurs Pitié-Salpêtrière*, « *La douleur chronique, rebelle des cancéreux* », **Journée** du 22 octobre 1976.

20. La formule de Consultation de la douleur ouverte à des malades atteints de douleurs diverses à différents stades de leur maladie évite l'image de l'affrontement quotidien à la mort des patients, et est plus facilement acceptée. La première de ces consultations ouvre ses portes en 1981, sous la direction du docteur Jean Bruxelle. Voir F. Nouchi, « Un homme au chevet de la douleur », *Le Monde*, 27 mars 1985.

21. Blandine et Philippe Rougier, « Le cancéreux, la mort et l'hôpital », *La Revue du Praticien*, t. 26, n° 46, 15 octobre 1976, pp.3215 et 3238.

revue présente, de façon détaillée, les médications utilisées à St Christopher pour le contrôle des symptômes les plus courants[22]. Elle affirme en conclusion : « L'expérience étrangère devrait nous conduire à réviser sérieusement notre manière de faire. »[23] Une bonne documentation est désormais accessible en langue française[24].

Un peu auparavant, en 1978, une autre revue médicale, *Le Concours médical*, avait publié l'article du docteur Monique Tavernier, anesthésiste qui connaissait depuis plusieurs années déjà le St Christopher[25]. *La Nouvelle Presse médicale*, de son côté, souligne l'importance d'une approche globale « de l'homme en proie à la douleur chronique, à la *total pain* de C. Saunders », et signale « la double anomalie [qui s'est installée] en France : la méfiance devant l'emploi de la morphine chez les grands malades et la banalisation de la prescription des cocktails lytiques chez ceux qui, près du stade terminal, souffrent de "douleur totale" »[26].

À Montréal, la première unité de soins palliatifs

À la fin des années 1970, les méthodes de soin de St Christopher ne semblent guère se développer en France, tandis que croît le recours aux pratiques de déconnection. Au comité

22. Docteur Mary Baines, « Médications symptomatiques les plus courantes dans les états terminaux », *La Revue du Praticien*, t. 29, n° 19, 1er avril 1979, *Les traitements antalgiques*, pp. 1619-1626.

23. D. Laplane, « Pour la pratique...on retiendra », *La Revue du Praticien*, 1er avril 1979, pp. 1629-1630.

24. Quelques mois plus tard la *Revue française des affaires sociales* (33e année, n° 4, oct.-déc. 1979, pp. 3-36) publie une étude « Mourir à l'hôpital : les soins palliatifs dans les pays anglo-saxons et en France », rendant compte de façon très positive des pratiques de soin au **St Christopher et** dans l'unité fondée par le docteur Mount à Montréal.

25. JP. Bonnardot, M. Tavernier, M. Floquet, A. Reignier, A. Laugier, « Traitement symptomatique des affections hyperalgiques parvenues au stade terminal », *Le Concours Médical*, t. 100, n° 42, 18 novembre 1978, pp. 6871-6877.

26. R. Veylon, « Les dimensions de la douleur et de la souffrance », *La Nouvelle Presse Médicale*, t. 7, n° 37, 28 octobre 1978, pp. 3375-3385. Entre autres éléments, cet article rend compte de l'intervention que je viens de faire aux Journées pharmaceutiques internationales de Paris : « Pour une approche globale de la douleur. »

de rédaction du journal *Laennec*, en 1977, certains commencent à douter du bien-fondé des efforts précédents. C'est à ce moment-là que nous découvrons qu'un médecin canadien, le docteur Balfour Mount, sensibilisé aux défaillances de son hôpital universitaire en matière de soulagement des douleurs de fin de vie, a obtenu en janvier 1975 d'ouvrir dans son établissement une petite unité de soins qu'il a dénommée unité de soins palliatifs. Le faire connaître en France nous paraît immédiatement important.

> Les travaux réalisés à Londres par St Christopher's Hospice sont souvent rejetés en France malgré leur audience internationale parce qu'ils sont issus d'une structure que l'on qualifie de « mouroir ». Le Royal Victoria Hospital de Montréal a choisi comme structure une unité intérieure à un service hospitalier qu'il a intitulée « Unité de soins palliatifs ». Cette structure, intérieure à un grand hôpital, correspond sans doute mieux à la mentalité française qu'une structure autonome comme les « hospices » anglais.[27]

Le docteur Mount s'était formé aux soins palliatifs à St Christopher. Apprenant qu'il doit revenir à Londres pour des conférences devant des étudiants en médecine, nous lui proposons de faire escale à Paris. Il donne ainsi le 13 février 1978 au Centre Laennec une conférence – qui marquera les esprits – devant 150 médecins et infirmières invités par le Centre Laennec et le Centre catholique des médecins français. S'étant soigneusement préparé à cette rencontre, le docteur Balfour Mount répond aux questions, aux critiques et aux interpellations avec beaucoup de pertinence et d'humour[28]. Le lendemain, il rencontre à l'Hôtel-Dieu le professeur Jean-Claude Salamagne et les chefs de clinique d'anesthésie-réanimation de la région

27. P. Verspieren, « Un problème urgent : le traitement de la douleur rebelle », *Laennec*, 26e année, décembre 1977, pp. 1 et 9. Le docteur Mount évoque lui-même la structure d'unité de soins palliatifs à Marseille en décembre 1977, aux 2e Journées *Psychologie et Cancer.*

28. Cette conférence ne donne pas lieu à publication, mais le journal *La Croix* en rend compte dans son édition des 5-6 mars 1978. La revue *Médecine de l'Homme* publie en mai 1978 (n° 105, pp. 6-13) la traduction d'une conférence que le docteur Mount a donnée en anglais peu auparavant à Vancouver,« Soins palliatifs dans les maladies terminales ». Lors de son séjour parisien, il est hébergé par le docteur Maurice Abiven qui se lie d'amitié avec lui, et lui rend visite à Montréal avant d'ouvrir à Paris, en 1987, la première unité française de soins palliatifs.

parisienne invités par ce dernier. Cette rencontre sans autre témoin sera sans doute, elle aussi, déterminante.

C'est à cette époque que je rencontre, dans une session de formation, le docteur Michèle-H. Salamagne : c'est le début d'une longue coopération. Anesthésiste-réanimateur à l'hôpital de la Croix Saint-Simon à Paris (20e arrondissement), elle a entrepris de prendre soin, dans le service de chirurgie du docteur Louis René et avec le soutien de celui-ci, de malades cancéreux en fin de vie hospitalisés auparavant dans ce service. Le docteur Salamagne s'est familiarisée au maniement des antalgiques majeurs grâce à plusieurs voyages d'étude, et a ouvert une consultation de soins palliatifs. Une autre expérience mérite d'être citée, celle du docteur Monique Tavernier qui intervient de temps à autre à domicile.

Une diffusion progressive des idées et pratiques nouvelles

Peu à peu, la notion de soins palliatifs fait son chemin. Interne en médecine au centre hospitalier du Havre, Marie-Sylvie Richard a traversé la Manche dès 1977 pour se former au St Christopher. D'autres médecins se rendent à Londres ou au Québec, le docteur Maurice Abiven par exemple. Ce dernier, dans sa volonté « d'humaniser l'hôpital », prête une attention toute particulière aux besoins des malades en fin de vie. Les journées de sensibilisation et de formation se multiplient. Impossible de rappeler en détail le rôle des multiples acteurs qui, avant 1984, contribuent à la diffusion des idées et pratiques nouvelles. Soulignons pourtant le souci de « l'accompagnement » qui pénètre dans les milieux de la gériatrie sous l'impulsion notamment du docteur Renée Sebag-Lanoë, et la création, en 1983 à Grenoble, de l'association « Jusqu'à la mort accompagner la vie » (JALMALV)[29], qui devient bientôt une fédération regroupant de nombreuses associations soucieuses de contribuer à faire

29. Fondée en juin 1983 par le Pr René Schaerer, oncologue, Janine Pillot, psychologue, et Christiane Jomain, cadre infirmier.

évoluer les attitudes face à la mort, et d'améliorer le soutien et le soin des malades en fin de vie[30].

Entre avril 1983 et novembre 1984, le Centre Sèvres[31] organise à Paris, avec la présence à chaque fois de Thérèse Vanier[32], trois sessions intitulées « La souffrance de celui qui meurt »[33]. Plus de cinq cents personnes, principalement des médecins et des infirmières, y participent. Nombre d'entre elles sont déjà sensibilisées aux principales intuitions du « mouvement des hospices et des soins palliatifs », si bien que ces sessions ont sans doute été des occasions d'approfondissement et de rencontre autant que des moyens de formation initiale.

Les progrès dans la connaissance des soins palliatifs sont indéniables[34]. Pourtant, fin 1983, je ressens de façon urgente, comme un véritable devoir de conscience, le besoin d'écrire et de publier dans la revue *Études* un article qui va créer de multiples remous et susciter une explosion de commentaires suivie d'un travail d'évaluation de ce qui se passe en réalité dans les différents services hospitaliers[35].

---

30. L'Union nationale des associations pour l'accompagnement et le développement des soins palliatifs (UNASP), autre grande fédération, est issue de l'ASP fondatrice, créée en 1984 avec pour missions l'accompagnement des malades traversant une phase critique et la promotion de la culture palliative. D'autres associations centrées sur l'accompagnement et les soins palliatifs voient le jour à peu près à la même époque

31. Il deviendra ultérieurement intitulé Centre Sèvres – Facultés jésuites de Paris. Un département d'éthique biomédicale y sera ouvert en 1985.

32. Le docteur Thérèse Vanier ne s'est pas laissé décourager par la façon dont elle a été reçue dans un Centre hospitalo-universitaire parisien. Elle répond à de nombreuses invitations en France pour des journées de formation de médecins et d'infirmières ; l'accueil est le plus souvent chaleureux.

33. Elles conduisent à la publication d'un numéro spécial de *Laennec*, **« La souffrance de celui qui meurt »**, 32e année, printemps 1984, avec, entre autres, les articles des drs Th. Vanier, M-H. Salamagne et A. du Pontavice.

34. Comme document datant de cette époque, on peut signaler la thèse de médecine soutenue par Benoît Burucoa en 1984, *La souffrance du malade en fin de vie*. L'auteur propose une réflexion approfondie sur la fin de vie et témoigne d'une bonne connaissance des hospices anglais et des unités de soins palliatifs du Québec. Il brosse un bref état des réalisations françaises en matière de soins palliatifs.

35. P. Verspieren, « Sur la pente de l'euthanasie », *Études*, t. 360, janvier 1984, pp. 43-54. Assitôt paru, cet article est commenté par l'ensemble de la presse écrite française et de nombreuses émissions de radio et de télévision.

Des cocktails lytiques aux soins palliatifs

Pourquoi cet article ? Depuis plusieurs années, je rencontre de nombreux médecins et infirmières exerçant leur profession dans les diverses régions de France, et tous témoignent des difficultés auxquelles ils sont confrontés dans leurs tentatives d'humaniser les derniers moments de la vie. Les soins palliatifs ne sont reconnus ni par les instances universitaires, ni par les pouvoirs publics. L'enseignement en faculté de médecine et en école d'infirmières n'évolue pas. Les nouvelles méthodes de soin se heurtent à l'incrédulité et au scepticisme de la majorité des professionnels de santé et de leurs responsables.

Cette incompréhension n'est pas sans conséquence sur le quotidien des soignants conscients de l'importance de la relation avec les grands malades : ils ne se voient souvent pas accorder le temps nécessaire. Des bénévoles, disponibles et prêts à seconder les professionnels, s'entendent répondre que leur place n'est pas à l'hôpital. Les analgésiques centraux sont prescrits plus fréquemment, mais, faute de temps passé au chevet du malade, les prescriptions restent souvent stéréotypées et insuffisamment adaptées. La proximité avec les malades en fin de vie fait toujours peur, et, faute de présence humaine et d'écoute, l'angoisse et la douleur continuent à s'amplifier mutuellement et à entretenir chez nombre de patients le cercle vicieux de la « souffrance totale »[36].

Or, pendant ce temps, se répand de plus en plus le recours à la déconnection à l'aide de cocktails lytiques. Ceux-ci, utilisés jusqu'alors comme des réponses désespérées à des situations de détresse, sont désormais employés couramment, systématiquement même dans certains services hospitaliers, au point que je me juge en devoir d'écrire :

> Ils y sont devenus la médication habituelle des derniers jours de la vie. Même lorsque le malade ne le demande pas. Même quand il ne ressent pas de souffrances sévères ou de grandes angoisses.[37]

36. *Cf.* P. Verspieren, « Sur la pente de l'euthanasie », art. cité, pp. 44-47.

37. *Ibidem*, p. 48.

Les malades en fin de vie sont ainsi systématiquement mis dans l'impossibilité de communiquer avec leur entourage. Le cocktail est même parfois administré à des doses choisies pour accélérer délibérément la mort[38]. Étrange paradoxe. Des méthodes de traitement de la douleur efficaces et pleinement respectueuses des malades sont récusées pour des raisons prétendument d'ordre éthique, alors que sont promues d'autres méthodes à l'évidence très contestables.

Ce constat m'amène à formuler, en conclusion de l'article d'*Études*, trois recommandations : reconnaître le devoir du médecin de renoncer à des traitements disproportionnés, et, en tout cas, de s'incliner devant un refus de son patient ; faciliter l'accompagnement des malades en fin de vie ; créer en France quelques unités de soins palliatifs « où l'on manierait avec précision les thérapeutiques de la douleur de celui qui meurt »[39]. La mission de ces unités serait de bien soigner les malades qui leur seraient confiés, mais aussi de contribuer à la formation des professionnels de santé et à la rédaction de publications qui permettraient de faire évoluer l'enseignement donné en France.

En alertant sur le recours croissant aux cocktails lytiques, cet article cherche à obtenir le développement et un commencement d'institutionnalisation des soins palliatifs. Il a pour premier effet de susciter dans l'opinion publique surprise et inquiétude devant certaines pratiques hospitalières. Il attire aussi l'attention sur les conditions de la fin de la vie et pose publiquement la question de leur amélioration.

***

Un autre événement marque l'année 1984 : la tenue à Nice, du 20 au 23 septembre, d'un congrès organisé par la fédération mondiale des associations pour le droit de mourir dans la

---

38. Je l'exprime peut-être trop crûment dans l'article. C'est en tous les cas ce point qui retient principalement l'attention de la presse. *Le Monde* du 6 janvier 1984 titre : « Le Père Verspieren accuse certains hôpitaux français d'accélérer la mort de malades qui souffrent. », *Le Figaro* adopte un titre analogue.

39. P. Verspieren, « Sur la pente de l'euthanasie », art. cité, p. 53.

dignité[40]. Le climat général de la rencontre, l'émotion suscitée par la lecture de nombreuses lettres propres « à faire frémir la salle, à réveiller profondément ses angoisses »[41], les « applaudissements interminables » prenant la forme d'une « ovation »[42] soulevée par l'exposé qu'un médecin néerlandais fait de sa pratique de l'euthanasie et des médicaments employés pour cela, l'intérêt presque exclusif des congressistes pour l'euthanasie et l'assistance au suicide, tout cela témoigne de la fascination exercée sur cette assemblée par la perspective de la mort délibérément donnée avec la caution de la médecine.

Trois médecins, le professeur Robert Zittoun, le docteur Emmanuel Goldenberg et le docteur Renée Sebag-Lanoë, et un psychanalyste, Robert-William Higgins, invitent néanmoins les congressistes à prendre quelque distance par rapport au discours majoritaire. Ils ne sont guère entendus et sortent du congrès choqués et inquiets. À leur retour de Nice, jugeant urgente la réflexion à mener, ils décident de constituer un groupe de travail. Ils y invitent le docteur Michèle-H. Salamagne, le philosophe Emmanuel Hirsch et moi-même, puis d'autres personnes. Le groupe de travail s'intitulera ultérieurement Fonction soignante et accompagnement.

Restés longtemps passifs, les pouvoirs publics commencent, au lendemain du congrès de Nice, à s'inquiéter de la montée de réactions aussi passionnelles, et à prendre conscience de la nécessité de véritables innovations dans le soin des malades en fin de vie. Le secrétaire d'État à la Santé, Edmond Hervé, constitue dans cet esprit, en février 1985, un groupe de travail « chargé de réfléchir sur les conditions de la fin de la vie et de proposer des mesures concrètes pour améliorer l'accompagnement des mourants »[43]. Il en confie la responsabilité à Geneviève

40. Fédération mondiale des associations pour le droit de mourir dans la dignité, *Actes du cinquième congrès international*, textes rassemblés par Paula Caucanas-Pisier, A.D.M.D., France, 1985.

41. Docteur E. Goldenberg, Lettre publiée dans les *Actes du congrès* cité ci-dessus, pp. 166-167.

42. *Actes du congrès*, pp. 104-105.

43. Ministère des affaires sociales et de l'emploi, Soigner et accompagner jusqu'au bout, *Bulletin officiel*, n° 86-32 bis, p. 1.

Laroque, alors adjointe au directeur général de la santé, qui quelques années auparavant en tant que directrice déléguée pour les établissements de moyens et longs séjours de l'Assistance publique-Hôpitaux de Paris, a joué un rôle considérable dans l'humanisation des hospices. S'ouvre ainsi une nouvelle phase de l'histoire des soins palliatifs en France.

6

Une voix pour les sans-voix

Le St Christopher's Hospice de Londres

David Oliviere

Allez voir ce qui se fait çà et là, et voyez comment ce que vous vivez peut produire une manière différente de faire. Il y a un besoin de diversité dans [le] domaine [du soin].
Cicely Saunders

Interrogée sur la raison pour laquelle elle avait développé les soins palliatifs et ouvert un hospice, Cicely Saunders (1918-2005) répondait souvent en reprenant une phrase de l'archevêque Desmond Tutu : « Pour être une voix pour les sans-voix. »[1] Presque cinquante ans après la fondation du St Christopher's Hospice, nous avons toujours besoin de plaider en faveur de personnes malades parvenues à un stade avancé de leur maladie, des mourants et des endeuillés, des laissés-pour-compte et, mieux encore, d'aider les gens à trouver leur « propre voix ».

Un projet devenu réalité au bout de vingt ans

L'histoire fondatrice du mouvement des soins palliatifs remonte à une soixantaine d'années, au moment où Cicely

1. D. Oliviere, *A voice for the voiceless. Interview with Dame Cicely Saunders*. EJPC, vol. 7, 2000, (3): 102-105.

Saunders, alors assistante sociale car elle a dû renoncer à sa carrière d'infirmière pour des raisons de santé, rencontre David Tasma. Elle a vingt-huit entretiens avec ce patient, un juif polonais de quarante ans atteint d'un cancer du rectum qui le fait souffrir et vomir et pour lequel il a été colostomisé. Cicely Saunders lui fait part de son projet de construire un lieu moins bruyant que l'hôpital afin d'améliorer les conditions des personnes en fin de vie et de leur permettre de finir leurs jours dans la paix et la dignité. David meurt le 25 février 1948, après avoir confié à Cicely Saunders : « Je désire ce que vous avez dans votre esprit et dans votre cœur. » Elle prend cela comme une invitation à considérer comme faisant partie d'un tout « la recherche, les études et la rigueur scientifique allant toujours de pair avec l'amitié du cœur » et l'humanité nécessaire au soin apporté aux mourants. À sa mort, David Tasma lègue à Cicely Saunders cinq cents livres livres sterling. Quelques temps avant, il avait expliqué ce geste, déclarant qu'il ne ferait pas partie de son rêve de construire une résidence pour les personnes en fin de vie, mais qu'il serait une « fenêtre dans cette maison ».

À trentre-trois ans, Cicely Saunders commence des études de médecine, encouragée par un médecin qui lui a donné à comprendre que ce sont justement les médecins qui abandonnent les mourants. C'est alors qu'elle entreprend une recherche sur l'expérience de la douleur auprès de onze cents patients avec une seule méthode : l'écoute. De cette recherche naît la notion d'une prise en charge globale (ou approche holistique) qui ne dissocie pas les soins du corps du soin relationnel, des soins qui ne peuvent être prodigués que par une équipe pluridisciplinaire.

La mémoire vive du patient fondateur

C'est dans cet esprit qu'elle crée, en 1967, « la résidence autour de la fenêtre », le St Christopher's Hospice, dans le Sud de Londres, et la fenêtre placée à l'entrée originelle de la résidence est dédiée à David Tasma. Les gens viennent du monde entier pour voir cette fenêtre qui, pour Cicely Saunders, est un symbole important d'ouverture. Une ouverture qui n'est pas seulement un appel à s'ouvrir aux autres et au monde, mais qui s'étend à la pratique professionnelle des équipes du St Christopher, aux patients comme aux familles avec lesquelles elles travaillent, à ceux qu'elles forment comme à elles-mêmes. C'est aussi une ouverture aux défis futurs.

Si David Tasma est considéré comme le « patient fondateur des soins palliatifs », c'est parce qu'il a traversé de multiples problèmes sociaux, spirituels, économiques durant la maladie qui écourte sa jeune vie. Et s'il a également représenté les patients défavorisés, c'est en raison de son appartenance à une minorité et de son statut de réfugié qui ont rendu nécessaire sa prise en charge en soins palliatifs, dont Cicely Saunders décrit ainsi l'essence : « Une franchise alliant le cœur et la liberté de l'esprit. »[2] Ces trois principes sont les principes fondateurs non seulement du St Christopher, mais de tout le mouvement à travers le monde.

***

En ouvrant le St Christopher's Hospice, Cicely Saunders dont la théorie du soin global repose sur la vie et l'histoire des patients, provoque une révolution dans le soin aux patients en phase avancée qui sont, jusqu'à une période récente, en grande majorité des patients atteints d'un cancer. Une révolution, mais de quelle nature ? Barbara Monroe[3], actuelle directrice du St Christopher où l'on a, depuis le début, considéré que les soins palliatifs concernent aussi bien le soin que la recherche et la formation, explique que cette révolution touche au soin apporté au contrôle des symptômes, mais qu'elle est aussi tout autant dans cette approche globale de la personne que dans le soutien des familles et des proches, le travail en interdisciplinarité ou

2. C. Saunders, « The evolution of palliative care », *Patient Education and Counseling*, n° 41, (7): 7-13, 2000.

3. Travailleur social, Barbara Monroe a rejoint le *St Christopher's Hospice* en 1987 dont elle a été directrice générale de 2000 à 2014. Comme Cicely Saunders l'avait été en 1979, elle a été anoblie par la Reine en 2010 et est devenue Dame Barbara Monroe.

encore la présence de bénévoles, etc.[4] Depuis quarante-huit ans, le St Christopher continue d'innover et de faire évoluer les soins palliatifs en s'adaptant aux nouveaux contextes de la fin de vie.

4. B. Monroe, Personal communication, 2010.

7

La St Christopher's French connection

Des Français à Londres pour s'informer et se former

Avril Jackson

Comment un hospice – au sens où nous l'entendons au Royaume-Uni – situé au sud-est de Londres a-t-il pu et su nouer des liens puissants et sincères avec les personnes impliquées dans les soins palliatifs en France et dans les pays francophones ? C'est grâce au docteur Thérèse Vanier, amie proche et collègue de Cicely Saunders, qui intègre le St Christopher's Hospice comme médecin consultant en 1972. Originaire du Québec, Thérèse accepte les invitations venues de France pour donner des conférences et enseigner le savoir-faire acquis au St Christopher où elle accueille, en 1974, un groupe d'étudiants en médecine du Centre Laennec de Paris en visite à l'initiative du père Patrick Vespieren, leur aumônier.

Le rôle de Thérèse Vanier

Pour ma part, je rejoins le St Christopher comme assistante de direction en août 1979. J'adore mon travail, mais ayant tout juste obtenu mon diplôme de professeur de français, je suis frustrée de ne pas pouvoir pratiquer la langue que j'ai étudiée. Un jour, je rencontre Thérèse Vanier et je découvre la *french connection*. J'accepte spontanément la proposition d'organiser des journées d'études pour les visiteurs francophones. Sachant s'adapter à la demande des visiteurs parfois venus participer aux « journées francophones » pour une seule journée, Thérèse sait mettre l'accent sur l'essentiel de ce que nous apportons aux patients en fin de vie et à leur famille. Elle le fait au cours d'échanges et de discussions suivis d'une visite de l'hospice. La demande devenant plus forte, nous devons développer de nouveaux supports pédagogiques. Thérèse enregistre le commentaire en français de la vidéo sur le travail au St Christopher et nous recherchons d'autres praticiens parlant le français pour nous aider.

En 1986, le docteur Michèle-H. Salamagne suggère qu'un colloque de deux jours soit organisé au St Christopher, alors que la première unité de soins palliatifs ouvre à Paris et que sort en librairie *La vie aidant la mort*, le livre de Cicely Saunders et Mary Baines qu'elle a traduit et qui est ainsi le premier ouvrage de soins palliatifs publié en français[1].

Pour organiser ces deux journées nous avons besoin d'intervenants de diverses disciplines capables de s'exprimer en français. Un défi que nous relevons en réunissant plusieurs intervenants : David Oliviere (assistant social et enseignant universitaire), le docteur Louis Heyse-Moore (spécialiste en médecine palliative), le docteur Kerry Bluglass (psychiatre spécialisé dans le deuil), Josie Therlemont (assistante sociale), le docteur Michael Woodham (anesthésiste) Thérèse Vanier et moi-même. Malgré notre manque d'expérience dans la pratique du français, le premier colloque francophone qui a lieu au St Christopher en mai 1987 est un succès. De nombreux participants dont le professeur Christian Deckers de Bruxelles, deviendront des leaders des soins palliatifs dans les pays francophones.

L'attention que Thérèse donne à ses patients, se traduit dans l'organisation de ces colloques. J'ai personnellement appris beaucoup d'elle et si j'en juge par les évaluations très positives

1. C. Saunders, M. Baines, « La vie aidant la mort : thérapeutiques antalgiques soins palliatifs en phase terminale », *MEDSi*, 1986, trad. M-H. Salamagne, avec R. Dunlop, Arnette Blackwell, 2e édition 1995.

de ses conférences les plus récentes, je crois que son mentorat n'a jamais été oublié. L'estime de Dame Cicely pour Thérèse et sa reconnaissance pour le rôle qu'elle a joué dans le développement de soins palliatifs en France, apparaissent clairement dans une lettre adressée au docteur Michèle-H Salamagne, datée du 31 décembre 1985. Cicely Saunders écrit :

> Merci infiniment pour l'envoi du livre *La vie aidant la mort.* Je suis enchantée de le voir maintenant traduit en français et j'ai l'espoir, comme vous, qu'il aidera beaucoup de personnes en France à mieux comprendre les soins palliatifs[2].

Les Journées francophones continuent

En 1988, Thérèse Vanier quitte le St Christopher. Privés de sa participation et de son inspiration, nous décidons d'interrompre temporairement les Journées francophones. Il semble cependant que le St Christopher suscite toujours de l'intérêt dans l'Europe francophone et au début des années 1990, nous relançons ces journées avec le renfort de personnes venant d'autres hospices et de l'université dont David Oliviere, le docteur Louis Heyse-Moore et Pauline Turner. Fort heureusement, de plus en plus de personnes parlant français ont rejoint le St Christopher. Parmi elles, Barbara Monroe, directrice générale depuis 2000 et qui le restera jusqu'en 2014 et le docteur Anthony Smith, alors directeur des études, nous encouragent à réaliser des programmes sur mesure pour des groupes plus importants, souvent en collaboration avec les docteurs Henri Delbecque et Christian De Beir qui participent au développement des soins palliatifs dans le nord de la France ainsi qu'avec Nicole Lépine de l'Institut national pour la retraite active (INRAC).

Une demande difficile nous a été adressée par le docteur Michel Hanus, psychiatre et fondateur de Vivre son Deuil, et par le docteur Colin Murray-Parkes, psychiatre, consultant au St Christopher. Tous deux sont alors désireux d'offrir

---

2. D. Clark, *Cicely Saunders, Founder of the Hospice Movement. Selected Letters 1959 -1999*, Oxford University Press, Oxford, 2002.

conjointement une formation sur la question du deuil. Organiser une réunion en français avec ces deux médecins renommés est sans doute une récompense, mais c'est aussi une épreuve car ces deux spécialistes ont le sens de l'improvisation... et qu'il n'est pas toujours simple de les suivre dans leur cheminement. Malgré cela, cette formation est très appréciée par les participants, français et anglais.

En 1999, nous recevons une délégation française chargée d'une mission d'enquête en vue de promouvoir les soins palliatifs en France. Cette rencontre prend la forme d'un temps de discussion avec Dame Cicely et avec l'équipe de direction, suivi d'une visite de l'hospice. Quelques mois plus tard, nous sommes aussi saisis d'une demande inhabituelle de la part de deux professeurs du lycée Édouard-Branly de La Roche-sur-Yon, chargés de préparer leurs élèves à de futures carrières dans le domaine des soins aux personnes âgées et au deuil. Leur visite au St Christopher en septembre 2000 – les élèves ont préparé pendant un an leur voyage et assuré son financement – clôture une série de rencontres avec une infirmière de soins palliatifs et un volontaire de Jusqu'à la mort accompagner la vie (JALMALV).

Si le format original des Journées francophones doit s'adapter à de nouveaux publics, une chose n'a jamais changé : notre engagement à assurer ces cessions en français. Il y a pourtant une entorse à cette règle. Afin de permettre à Cicely Saunders de s'exprimer, l'un des participants traduit ses propos. Témoignant de son apport à ces journées, un « délégué »[3] explique qu'elle a une capacité étonnante à communiquer sa grande sagesse en très peu de mots, six pour être précis : « Rigueur scientifique avec l'amitié du cœur. » Dame Cicely est tout particulièrement intéressée par les visiteurs internationaux et elle se joint volontiers aux délégués pour le déjeuner, surtout lorsqu'il s'agit de groupes français. Elle en profite pour délivrer à chaque fois un message et ce jusqu'à sa mort en 2005.

---

3. R. White, «"Les Français sont arrivés"... and the Belgians and the Swiss came too », *Hospice Bulletin*, 1996, 3 (2): 6.

On rappellera qu'en 1999, à la demande d'un groupe d'infirmiers et infirmières français (es), membres du collège infirmier de la Société française d'accompagnement et de soins palliatifs (SFAP), Cicely Saunders avait accepté de rédiger une introduction au manuel de soins palliatifs que ce groupe avait en préparation. Dans cette introduction, elle reconnaît avoir suivi des études de médecine pour mener à bien ses recherches sur la lutte contre la douleur, mais que dans son cœur elle a toujours été infirmière.

Avec les Français, des liens toujours plus forts

En 2001, David Oliviere rejoint le St Christopher comme directeur de la formation, lui donnant ainsi une nouvelle dimension. Une des premières questions qu'il pose est : « Pensez-vous que nous puissions organiser le colloque francophone sur deux journées ? » Mon enthousiasme rejoint celui de David et nous continuons d'assurer cette formation sur deux jours jusqu'en 2011. Grâce à la participation de plusieurs collaborateurs francophones, le programme peut aborder les aspects plus actuels des soins palliatifs et de l'accompagnement. Les séances plénières couvrent des sujets importants concernant la clinique, le contrôle des symptômes ou l'approche multiculturelle, etc. Nous ouvrons également des ateliers sur la manière de diriger des groupes de thérapie créative (photographie numérique, musique et création littéraire). Chaque année, nous invitons un représentant francophone à tenir le rôle de conférencier et à tisser ainsi du lien culturel entre les participants et nous. Au cours de ces années, nous avons eu le privilège d'accueillir Régis Aubry, Benoît Burucoa, Marilène Filbet, Phil Larkin, Sylvain Pourchet, Michèle-H. Salamagne, Bernard Thill et Bernard Wary. Les dernières années, nous réalisons ces Journées francophones avec des participants venus de République démocratique du Congo, d'Ouganda, de la Réunion, du Québec et même du Brésil. Ces journées contribuent à nouer des liens fructueux qui se concrétisent par la participation à des publications ou par des interventions à l'étranger.

Parmi les personnes rencontrées, il faut citer Isabelle Richoz, rédactrice de la lettre d'information suisse *Palliatif* et le professeur René Schaerer, fondateur de JALMALV, qui nous permettent de partager faits et expériences du St Christopher avec le public francophone via leurs lettres respectives. Par ailleurs, David Oliviere a été invité à intervenir en Belgique, en France, au Luxembourg et en Suisse sur le deuil et la perte, tant sous la forme de cours magistraux qu'à l'occasion du congrès annuel de la SFAP. J'assure moi-même des présentations du St Christopher et des soins palliatifs. Enfin, David et moi avons aussi contribué à la publication du *Manuel de soins palliatifs* publié par le Centre d'éthique médicale de l'université catholique de Lille que je connais bien pour y avoir enseigné, pendant dix-sept ans, dans le cadre du diplôme universitaire de soins palliatifs (DUSP).

***

En vérité, nous sommes honorés que tant de participants francophones se soient donnés la peine de traverser la Manche pour venir au St Christopher écouter des présentations dans une langue qui n'est parfois pas tout à fait « comme il faut ». Néanmoins, si on nous interroge sur ce qui explique que l'attrait pour ces Journées francophones dure depuis si longtemps et s'est même renforcé avec le développement et l'expansion des soins palliatifs en Europe, nous n'avons pas de réponse. S'agit-il de découvrir la Mecque des soins palliatifs ? Cela fait maintenant dix ans que Dame Cicely Saunders est décédée. Aussi n'est-ce pas sans doute la seule aura la fondatrice qui motive les participants. Est-ce le désir de comparer les différentes approches ou y a-t-il une raison cachée qui explique que le lien perdure ? Ce commentaire d'un médecin qui a assisté, en 2011, à la dernière conférence permet peut-être de répondre à cette interrogation :

> […] J'ai, écrit-il, vraiment beaucoup aimé ce colloque. Je parle depuis longtemps, dans les formations, de l'histoire de Cicely Saunders et du St Christopher. J'ai pu voir combien l'intuition de Cicely Saunders n'a pas faibli après sa mort et que vous restez créatifs. J'ai été très impressionné. J'ai vu beaucoup de choses. J'aimerais revenir plus longuement

pour approfondir ce que j'ai vu [...]. Un très grand merci à vous pour cet accueil. Ce séjour m'a permis de prendre du recul par rapport à nos façons de faire en France. Il m'a invité à la créativité. Merci[1]

1. Docteur Hubert Tesson, personal communication, 2011.

8

Voyage au bout de la vie

Les soins palliatifs pour la première fois à la télévision française

Marc Horwitz

Tout débute en septembre 1984, au lendemain du congrès organisé à Nice par la fédération mondiale des associations pour le droit de mourir dans la dignité. Pour le journaliste de santé publique que je suis, il doit y avoir d'autres alternatives que le suicide assisté et l'euthanasie pour mourir dans la dignité. Je pose ouvertement la question et la pose aussi à mon ami Gilbert Lauzun qui termine avec Tony Lainé qu'assiste Bernard Martino, *Le Bébé est une personne*, une série télévisée qui fait date. Quelques semaines plus tard, Claude Otzenberger, directeur de l'unité documentaires de TF1, encore chaîne du service public sous la présidence d'Hervé Bourges, décide de lancer *Voyage au bout de la vie*.

C'est en réalité lors d'un dîner avec Gilbert Lauzun que naît l'idée d'une nouvelle série sur les passages : après la naissance qu'il vient de terminer, pourquoi pas l'adolescence et la fin de vie. Début d'enquête sur les deux derniers sujets et un constat, double: dans les deux domaines, la France est en retard. Du sujet sur l'adolescence malgré les contacts pris avec l'équipe du Pr Xavier Pommereau à Bordeaux, il ne sera plus question. En revanche, Claude Otzenberger me demande de réfléchir à la fin de vie et, très vite, je lui soumets un synopsis où la lutte contre la douleur a une très grande place, ce que je dois justifier… Je viens en effet de découvrir que c'est là un combat crucial, le premier à mener, pour assurer une fin de vie la plus confortable possible. Déjà le Royaume-Uni donne l'exemple avec Cicely Sanders et le mouvement des hospices.

Des témoignages qui se rejoignent

Les premiers contacts sont extrêmement faciles. Le premier à me recevoir, le premier à me « dire », c'est le père Patrick Verspieren. Je prends une grande leçon d'humanité ! Patrick a une connaissance des problèmes de la fin de vie, un sens de la pédagogie, mais aussi une volonté de convaincre qui ont marqué le militant laïque, résolument athée et mal à l'aise avec la mort que je suis alors – et toujours – malgré une bonne vingtaine d'analyses. Il sera dès lors ma référence.

À la demande de Claude Otzenberger, Bernard Martino prend en marche le projet et c'est ensemble que nous commençons une enquête qui va nous mener en France, en Europe et en Amérique du Nord. Nos points de vue parfois se complètent, souvent divergent. Le metteur en scène et homme d'images qu'il est, le journaliste que je suis, ont cependant très vite l'intuition que le documentaire qu'ils préparent fait quelque peu résonance dans les milieux médicaux spécialisés et jusqu'au ministère de la Santé.

Les portes s'ouvrent, celle du professeur René Schaerer[1] à Grenoble où nous rencontrons des gens admirables, Christiane Jomain ou encore Janine Pillot, la psychologue qui est à l'origine de l'association JALMALV , celle du docteur Renée Sebag-Lanoë à l'hôpital Paul-Brousse (Villejuif) où une infirmière, Yannick Rimbert, dont le témoignage est l'un des moments les plus forts des plus de quatre heures que dure ce *Voyage au bout de la vie*, m'indique « le chemin à suivre » pour l'émission et plus largement pour la vie.

Le docteur Michèle-H. Salamagne qui exerce encore à l'hôpital de la Croix-Saint-Simon (Paris 20e), sait aussi accueillir ces deux emm... que nous sommes avec Bernard Martino :

---

1. Le rôle joué par les principaux acteurs des premiers temps des soins palliatifs est parfaitement expliqué par le Père Patrick Verspieren. Voir p. 73 et suiv.

bousculée, surchargée, elle prend du temps pour nous expliquer comment l'anesthésiste qu'elle est, soulage la douleur de ses patients. Moment-clé pour l'apprenti que je suis.

À l'Institut Curie (Paris), nous rencontrons le chef de service d'oncologie pédiatrique, le professeur Jean-Michel Zucker et son équipe dont la surveillante du service, Françoise Rosenblatt, qui marquera le cours de notre projet. C'est l'une des séquences émotion de la série télévisée. Pour moi, ce (premier) passage à l'Institut Curie décide de dix années de ma vie professionnelle, dix années auprès du président de l'Institut, le professeur Constant Burg, qui me confie la rédaction en chef du trimestriel *Comprendre & Agir*. Lors de nos discussions en tête-à-tête, il m'interroge souvent sur ce *Voyage au bout de la vie* et je ne suis pas sans penser que cela a pesé (aussi) dans sa décision de mettre en œuvre le projet d'unité mobile d'accompagnement et de soins continus, unité confiée au docteur Laure Copel.

Pour la réflexion, nos interlocuteurs ont été nombreux. Parmi eux, le psychanalyste Emmanuel Goldenberg dont la réflexion sur la fin de vie nous a éclairés. Les portes, parfois, se ferment aussi. À la maison médicale Jeanne Garnier (Paris), l'institution pionnière en France où l'on travaille alors dans un étrange secret – ne faut-il pas toujours cacher la mort ? – qui n'y est désormais plus de mise grâce notamment au travail du docteur Marie-Sylvie Richard. Plus tard, nous renonçons au tournage à l'Hôtel-Dieu devant les exigences du professeur Robert Zittoun.

Un suicide assisté en Bavière

À l'étranger, l'accueil que nous recevons est toujours exceptionnel. Bernard Martino veut du spectaculaire, il l'a avec le film tourné par le docteur Julius Hackethal dans sa clinique des environs de Munich (Allemagne). Une scène, impressionnante, celle d'un suicide médicalement assisté. À ces images – à mes yeux insupportables, mais que Bernard Martino juge indispensables –, il faut un contrepoids. Ce sont les séquences tournées au Trinity Hospice de Londres où le docteur Thérèse Vanier nous raconte l'histoire du mouvement des hospices et le rôle joué par Cicely

Saunders. Ce n'est pas tant une philosophie de la fin de vie que je vais entendre ici, mais d'abord une philosophie singulière de la lutte contre la douleur… et des doses de morphine par exemple administrées aux patients. La leçon du docteur Louis Heyse-Moore est édifiante et je m'en ferai souvent l'écho par la suite dans les services hospitaliers français où l'on reste timoré quant à l'usage de cette drogue. Je connaissais le *cure*, je découvre le *care* et dans le même temps, la possibilité de prendre en charge les patients en fin de vie à domicile surtout si, équilibrés avec des doses d'antalgiques qui font bondir les praticiens français et un accompagnement psychologique de qualité, ils ne souffrent ni physiquement, ni psychiquement. J'en témoigne toujours.

Étape déterminante dans mon (propre) parcours d'apprentissage ou plutôt de compagnonnage – si je sens bien que je n'ai toujours pas la connaissance, il me semble que j'appréhende la fin de vie dans une optique et avec une éthique qui commencent à faire sens – Montréal, au Québec. Au Royal Victoria Hospital, le professeur Balfour Mount dirige la *Palliative care unit*. Une première en Amérique du nord et une découverte : le concept de *palliative care*. C'est la première fois que j'y suis confronté. Ici, le patient, les familles sont en première ligne. L'architecture, le fonctionnement du service leur sont dédiées, l'équipe soignante est à leur côté. À leur côté, c'est bien plus qu'à leur service ! L'équipe assure – et avec quel dévouement ! – une fonction de soins et une fonction d'accompagnement qui se conjuguent dans un même temps. La mort, omniprésente, semble si éloignée à la fois. C'est la vie, jusqu'au bout, qui domine. C'est ce que j'ai compris en m'asseyant au pied du lit de Robert Fodor qui nous quitte quelques jours après le tournage. Avec Balfour Mount et ses équipes, je reçois une grande leçon d'humilité et d'humanité. Le message est fort et *Voyage au bout de la* vie le délivre avec force. Un mot encore pour dire qu'accompagner, c'est aussi le rôle de la musicothérapeute du service. Chez Balfour Mount, elle s'appelle Deborah Salmon. Elle est belle, douce et a un amour de la musique et des humains qu'elle sait faire partager aux patients qui l'accueillent dans leur chambre souvent entourés de leur famille. Cette image musicale est l'une des plus rassurantes qu'il m'ait été de vivre au cours des mois de préparation et de tournage de la série télévisée. J'ai souvenir de l'écoute attentive de Geneviève Laroque[2] quand je lui parlais de ces moments de quiétude.

Les leçons d'Yves Quenneville

Montréal, côté francophone, la toute nouvelle unité de soins palliatifs de l'hôpital Notre-Dame est dirigée par le docteur Maurice Falardeau. C'est le psychiatre, le professeur Yves Quenneville, qui y est notre guide. Il m'a personnellement fait toucher du doigt son quotidien et celui des patients en m'intégrant quelques temps dans l'équipe des bénévoles. Yves a été mon « maître ès-fin de vie ». Il m'a permis de comprendre et de transmettre grâce à son sens de la communication et de la pédagogie hors du commun. Il a été mon passeur et ce sont souvent avec ses mots – parfois avec son accent (mal imité) qu'il m'en excuse – que j'ai expliqué, explique encore ce qu'est une unité de soins de palliatifs, quels en sont les enjeux, les objectifs. Certains au ministère des Affaires sociales et de la Solidarité nationale s'en souviennent, et en premier lieu sans doute Edmond Hervé, le secrétaire d'État auprès du ministre, chargé de la Santé. On ne souligne jamais assez le rôle essentiel que joue ce dernier à cette époque (les années 1985-1986) en confiant à Geneviève Laroque la présidence d'un groupe de travail pluridisciplinaire chargé de proposer des mesures en vue d'améliorer l'accompagnement des personnes en fin de vie. Il est aussi à l'écoute du docteur Maurice Abiven, pionnier des soins palliatifs en France, quand celui-ci plaide pour l'ouverture d'un service à part entière, ce qui sera chose faite à l'hôpital de la Cité universitaire (devenu depuis l'Institut mutualiste Montsouris) en juin 1987.

Des mois durant, avec Bernard Martino, nous nous évertuons à contacter le docteur Elisabeth Kübler-Ross. Nous y parvenons enfin et partons la rejoindre dans sa ferme, *Healing Waters Farm*, en Virginie. L'entretien se termine. Nous sommes en fin

2. Geneviève Laroque est alors adjoint au directeur général de la santé.

d'après-midi et elle nous propose de faire un tour en voiture avec elle : je conduis, Bernard est assis mes côtés, Elisabeth Kübler-Ross tricote tranquillement à l'arrière une de ces écharpes qui, vendues dans ses séminaires, lui rapportent quelques *subsides* supplémentaires pour son association. L'entretien avec elle est réalisé plusieurs mois plus tard en Autriche au monastère de Sankt Gerold, lieu paisible s'il en est. Ce sera une aventure passionnante, une aventure qui, pour moi, passe aussi, pour une part et peut-être paradoxalement, par l'Institut Esalen, à Big Sur, sur la côte ouest des États-Unis : je dois au professeur Stanislas Grof, un psychiatre d'origine tchèque, pionnier dans la recherche des états modifiés de conscience, d'avoir fait un grand pas dans la pensée… d'Elisabeth Kübler-Ross.

***

Lorsque les quatre émissions de *Voyage au bout de la vie* ont été bouclées et qu'elles sont prêtes à être diffusées – elles le seront en octobre 1986 sur TF1 qui a été privatisée en juillet – une question se pose : l'objectif que, dès le départ, nous nous étions fixés, est-il atteint ? Avions-nous réalisé la série documentaire sur la fin de vie que nous envisagions et qui devait faire réfléchir ? Nous voulions changer le regard de la société sur la mort et surtout sur les mourants, donner à l'expression « mourir dans la dignité » un autre sens que celui, très médiatisé, que lui donnaient – et lui donnent encore – les tenants de l'euthanasie active ou du suicide assisté, expliquer pourquoi l'acharnement thérapeutique ne pouvait, ne devait plus être toléré. Il fallait par conséquent aller au-delà du simple témoignage des équipes soignantes, interroger les patients. Certains de ceux que nous avions rencontrés lors du travail de préparation, de repérage, n'étaient plus là lorsque nous arrivions pour tourner quelques semaines plus tard… et cela me marquera profondément.

Lorsque, parfois, on me demande ce que j'ai fait de marquant dans ma vie professionnelle, je n'ai pas besoin de réfléchir longtemps pour répondre : « *Voyage au bout de la vie* qui a reçu le Grand Prix de l'Académie française du documentaire, m'a fait grandir et passer à la maîtrise d'une vie marquée à jamais par cette expérience. » Quant à la mort, ma mort…

9

L'European Association for Palliative Care (EAPC)

Donner aux soins palliatifs une dimension scientifique et éthique à l'échelle de l'Europe

René Schaerer

Sous la dénomination d'*hospice movement*, les soins palliatifs développés au Royaume-Uni depuis les années 1960 sont, comme l'écrit le docteur Franco de Conno, restés la propriété privée[1] de leurs pionniers avant de susciter de l'intérêt dans plusieurs pays d'Europe continentale. Les nombreuses publications de Cicely Saunders sont au départ peu connues et la parution de la première édition de son ouvrage *Living with dying*[2] en 1983 n'est sans doute pas remarquée comme elle aurait dû l'être. En revanche, la diffusion, en 1986, des recommandations de l'Organisation mondiale de la santé (OMS) sur le traitement de la douleur[3] ont constitué un véritable événement : ce petit opuscule, disponible en vingt-quatre langues, a contribué à

1. F. De Conno, H. Blumhuber et J. Rocafort, « The development of palliative medicine in Europe », in Bruera edit, *Textbook of Palliative Medicine*, CRC Press, 2006, pp. 12-21.

2. C. Saunders, M. Baines, *Living with Dying: The management of terminal disease*, 1st edition, Oxford University Press, Oxford, 1983, p. 74.

3. World health organisation, *Cancer Pain relief*, WHO organisation Geneva, 1986.

éveiller l'intérêt pour le traitement de la douleur dans la pratique quotidienne. Les préoccupations de bien des médecins et de bien des infirmières et infirmiers ne se limitent cependant pas à la douleur en elle-même. Dans des disciplines aussi diverses que la cancérologie, l'anesthésiologie ou la gériatrie, nombreux sont celles et ceux qui éprouvent une profonde insatisfaction[4] à l'égard de la façon dont est prise en compte la souffrance globale des patients en fin de vie[5].

Milan et la création de l'EAPC

Du 20 au 23 avril 1988 a lieu à Milan, à l'initiative du professeur Vittorio Ventafridda[6] qui est alors directeur de la division de soins palliatifs à l'Institut du cancer de Milan, un premier congrès européen de soins palliatifs. On y entend notamment Elisabeth Kubler-Ross, pour laquelle nos amis italiens ont une véritable vénération au point de l'appeler La Kubler-Ross, comme on le fait d'une diva ! Les trois jours qui suivent le congrès (23-25 avril) sont consacrés à l'élaboration d'un projet d'association européenne de soins palliatifs. Les Français sont représentés par le docteur Renée Sebag-Lanoë dont le premier ouvrage, *Mourir accompagné* (Desclée de Bouwer, Paris, 1986) est déjà bien connu et qui a l'avantage de parler l'italien et par moi-même. J'ai le souvenir que nous avons notamment beaucoup insisté pour qu'au lieu d'une société scientifique dominée

---

4. R. Schaerer, *Twenty five years revisited: Have we been faithful to our values and principles?* EAPC 13th Congress, Prague, May 30 - June 2, 2013.

5. En 1986, à Grenoble, les Journées grenobloises de cancérologie réunissent 600 personnes sur le thème des soins palliatifs et permettent une première rencontre avec l'équipe du Pr Charles-Henri Rapin à Genève.

6. Médecin anesthésiste de formation, Vittorio Ventafridda (1927-2008) a exercé toute sa carrière à l'Institut du cancer de Milan. De 1970 à 1980, il y crée et dirige le service de traitement de la douleur et de réhabilitation. De 1980 à 1993, il y dirige le service de soins palliatifs. Depuis 1984, il est également responsable d'un centre collaboratif de l'OMS sur le traitement de la douleur à Milan et il devient, en 1993, expert de l'OMS sur le traitement de la douleur. Il est également directeur scientifique de la fondation Floriani depuis sa création, en 1977. Cette fondation que M. Virgilio Floriani, un industriel, a créée en mémoire d'un frère décédé de cancer, jouera un rôle important dans le financement de l'EAPC dont V. Ventafridda sera le président de l'EAPC de 1988 à 1995.

par les préoccupations des médecins, l'organisation internationale que nous allions fonder englobe de plein droit les bénévoles et les membres des associations qui représenteraient la société et seraient ses porte-parole. C'est probablement ce pourquoi l'*European Association for Palliative Care*, l'EAPC, n'est pas une société savante, mais une association qui défend l'idée qu'il faut rechercher des soutiens politiques pour que se développent des politiques nationales de soins palliatifs et qui saura *in fine* donner une dimension scientifique et éthique à l'échelle de l'Europe.

Les premiers statuts sont déposés dès la fin de la première rencontre de Milan et un premier conseil d'administration de treize membres est élu sous la désignation de *Board of directors*[7]. Le président en est le professeur Ventafridda, les trois vice-présidents sont le docteur Derek Doyle (Écosse, Royaume Uni) et deux infirmières, Elisabeth Killander (Suède)[8] et Bernadette Wouters (Belgique), le secrétaire en est le docteur Charles-Henri Rapin (Suisse)[9], et il compte neuf autres membres dont le docteur Renée Sebag-Lanoë et moi-même qui suis chargé des fonctions de trésorier.

La première réunion de ce conseil a lieu à Rome en septembre 1988. Le compte-rendu de cette réunion se fait l'écho de deux préoccupations :

- réunir rapidement un comité de préparation du premier congrès qui doit se tenir à Paris en 1990. La présidence du conseil scientifique est confiée tout d'abord au docteur Hillier puis au professeur Hanks ;
- encourager les infirmières de tous les pays d'Europe à venir. « Si nous n'atteignons pas les infirmières, nous n'aurons jamais aucun impact sur les systèmes de soins », peut-on lire dans le compte-rendu.

---

7. R. Sebag-Lanoë en fait partie jusqu'à sa démission et son remplacement par M-H Salamagne en octobre 1990. Pour ma part, j'en ai fait partie jusqu'en 1999.

8. E. Killander est rapidement remplacée par Sonia Wallin, une autre infirmière suédoise.

9. On peut consulter la composition du « Board of Directors » de l'EAPC au fil du temps sur le site : http://www.eapcnet.eu/Corporate/AbouttheEAPC/EAPCofficials/PreviousEAPCBoards.aspx (consulté le 9 nov. 2013).

Les interventions des membres du conseil reflètent souvent leurs points de vue professionnels et nationaux. Les Britanniques sont avant tout préoccupés de la diffusion d'un enseignement et d'une formation aux soins palliatifs sous forme académique. Les Français sont plus soucieux de l'impact social du mouvement et de la nécessité d'y associer les bénévoles. Ils sont exigeants sur le terme d'interdisciplinarité en soins palliatifs et s'intéressent tout particulièrement à la prise en compte des enjeux psychologiques des soins palliatifs. Cela leur vaut longtemps une certaine condescendance de la part des autres Européens qui ne les trouvent pas assez scientifiques. Les Italiens envisagent déjà la nécessité de développer une recherche en soins palliatifs. Fort de leur expérience, deux personnalités qui ne font pas partie du premier conseil, le professeur Xavier Batiste-Gomez (Barcelone, Espagne) qui a vu se développer des soins palliatifs en Catalogne où une organisation politique a en quelque sorte initié le mouvement, et le docteur Jan Sternsward (OMS) qui mesure parfaitement la difficulté de développer des soins palliatifs dans des pays où la prescription de morphine est encore difficile, voire impossible, insistent beaucoup pour que soit entreprise une action de l'EAPC en direction des gouvernements nationaux et du Parlement européen. Objectif : élaborer des politiques nationales de développement des soins palliatifs. Un article des statuts de l'EAPC, stipule d'ailleurs que l'un de ses objectifs est de « promouvoir la création et l'application de lois et de décrets aux niveaux européen, national et régional, ainsi que les financements nécessaires à garantir l'accès aux meilleurs soins palliatifs possibles à tous les malades qui en ont besoin au sein même des systèmes de soin et d'organisation sociale » (statuts de l'EAPC, objectifs, art. f)

C'est le 3 septembre 1989 à Londres que le conseil adopte le logo de l'EAPC : il représente deux mains ouvertes qui semblent contenir l'Europe comme dans un geste de soin ou d'accompagnement. À la même date, il est décidé de créer un comité Recherche qui est présidé, dans un premier temps, par le docteur Sam H. Ahmedzai (Royaume-Uni).

Un premier congrès européen de soins palliatifs à Paris

Le premier congrès de l'EAPC, dont le conseil scientifique est présidé par le professeur Geoffrey Hanks (Royaume-Uni) a lieu à Paris du 17 au 19 octobre 1990. Les artisans de sa préparation sont notamment les docteurs Maurice Abiven, Michèle-H. Salamagne et Jean-Marie Gomas. Les inscriptions sont tardives, ce qui ne manque pas de susciter de l'inquiétude, mais la grande salle de l'hôtel Méridien-Montparnasse est remplie. On compte plus de mille cinq cents participants, en majorité français. Non sans difficultés financières, nous avons pu obtenir que toutes les communications soient traduites en anglais, en italien et en français. Les orateurs des séances plénières apportent surtout un enseignement de base sur les soins palliatifs : tout est en effet nouveau pour la plupart des congressistes. Il y a aussi des ateliers et des communications libres (*posters*) : ces dernières témoignent du peu d'expérience des équipes mais en même temps de leur engagement militant dans les soins palliatifs.

Autour de la salle de congrès, les associations tiennent des stands d'information qu'elles ont payés à un tarif préférentiel et sensiblement différent de celui des firmes pharmaceutiques. Ces dernières n'apportent d'ailleurs que 16 % du budget du congrès ce qui, à l'évidence, est une nouveauté dans un congrès médical, tout comme la présence de bénévoles et de leurs associations qui montre clairement que le mouvement européen des soins palliatifs est ouvert sur la société.

Ce premier congrès de l'EAPC est marqué par l'intervention de son altesse royale la duchesse de Kent, « patronne » (au sens anglais du terme) de l'EAPC, mais surtout par la présidence effective du président de la République[10] française François Mitterrand. Son discours, très personnel, a un certain retentissement dans la presse et fait connaître à l'opinion la naissance du mouvement des soins palliatifs en Europe. François Mitterrand

10. Ce n'est pas trahir un secret que de dire que Geneviève Delachenal, vice-présidente de la fédération JALMALV, sa sœur, est intervenue personnellement auprès du président de la République pour qu'il accepte d'intervenir.

est accompagné du ministre de la Santé, Claude Évin, qui affirme le soutien du gouvernement au développement des soins palliatifs. Il trace les lignes d'une véritable politique nationale[11].

L'EAPC, qui ne compte encore que 163 membres individuels, a frappé un grand coup. Elle doit encore trouver les moyens de se développer. À la date du congrès de Paris, son budget, en grande partie supporté par la fondation Floriani, n'est que de 7500 euros (huit ans plus tard, il s'élèvera à 79000 euros et à 225000 en 2012 !). Pourtant, c'est déjà une organisation en ordre de marche et au lendemain du congrès de Paris, l'EAPC dont le siège et les bureaux sont transférés de la fondation Floriani à l'Institut du cancer de Milan, se dote d'un bureau exécutif. Les deux chevilles ouvrières en sont – et en sont toujours en 2014 – Madame Heidi Blumhuber, *executive officer* (salariée) et le docteur Franco De Conno, chef d'unité à l'Institut du cancer de Milan. Avec leurs collaborateurs, dont Amélia Giordano, ils assurent la coordination entre les membres du conseil, la parution d'une *newsletter* traduite en plusieurs langues, l'organisation des réunions administratives et de la plupart des réunions scientifiques et, enfin, toutes les démarches nécessaires au financement de l'organisation.

L'EAPC a, très vite, le souci d'être reconnue par les institutions européennes et en particulier par le Conseil de l'Europe. Les premières démarches sont faites en ce sens par Chantal Couvreur, une infirmière belge, puis, à partir de 1995 par Maurice Chausson, un Français membre de l'association Pierre-Clément[12]. Elles aboutissent à la reconnaissance officielle de l'EAPC comme organisation non gouvernementale (ONG) en 1998. Cela fait quelques années déjà qu'elle a prouvé son efficacité…

11. Le docteur H. Delbecque, membre fondateur de la SFAP et co-organisateur du congrès, était alors conseiller de Cl. Evin et avait contribué à la préparation de ce discours du ministre. Voir p. 147.

12. Fondée en 1984 à Strasbourg, cette association accompagne les personnes gravement malades ou en fin de vie, soutient les personnes en deuil et répond aux questions de l'entourage, à travers l'activité de ses bénévoles (www.association-pierre-clement.fr).

La question de l'euthanasie en débats

Le 18 avril 1991, le conseil de l'EAPC apprend qu'un projet de résolution favorable à la légalisation de l'euthanasie doit être soumis au Parlement européen par le professeur Léon Schwartzenberg, cancérologue et député européen. Il décide d'écrire au président du Parlement pour affirmer son opposition à ce texte et propose d'en rédiger un nouveau. De son côté, Geneviève Delachenal, vice-présidente de l'association JALMALV agissant au nom de la SFAP et avec l'accord de son président le docteur Maurice Abiven, prend de nombreux contacts avec des personnalités du monde politique et associatif. Elle élabore, en un temps record, un dossier sur la question de l'euthanasie qu'elle distribue elle-même dans les boîtes aux lettres de tous les députés européens. Elle obtient un rendez-vous avec Enrique Baron-Crespo, président en exercice du Parlement européen, auquel elle se rend accompagnée du professeur Vittorio Ventafridda. Le président du Parlement reconnaît que le texte du professeur Schwartzenberg est mal rédigé et juge prématuré d'inscrire le débat à l'ordre du jour. Avec l'accord des représentants des groupes parlementaires, il décide de reporter la délibération qui, en réalité, n'aura finalement jamais lieu. Cependant une audition publique est organisée à l'intention de tous les parlementaires intéressés, audition au cours de laquelle sont entendus des partisans et des adversaires de l'euthanasie[13]. Peu après, le *Board* de l'EAPC confie au professeur Charles-Henri Rapin la responsabilité d'un groupe chargé d'élaborer et de rédiger la position de l'EAPC sur l'euthanasie. Ce document, cosigné par le docteur Davie J. Roy (Montréal) et les membres du conseil de l'EAPC, paraît en 1994 sous le titre *Regarding euthanasia*[14]. Il fonde, sur des bases éthiques solides, le point de vue de l'EAPC sur l'euthanasie, qui reste une préoccupation continue de l'association: par exemple, le conseil y réfléchit très longuement en 1996 au moment où les membres d'une association de soins

13. G. Delachenal rend compte en détail de cette action remarquable concertée avec le président de l'EAPC dans la Revue *JALMALV*, n°69, juin 2002, pp.45-48.

14. DJ. Roy, C-H. Rapin, and the EAPC Board of Directors, Regarding euthanasia, *Eur J Palliat Care*, 1994, 1: pp. 57-59.

palliatifs en formation aux Pays-Bas souhaitent devenir membres de l'EAPC. Ils font pression sur le conseil d'administration en disant qu'ils ne peuvent pas adopter, dans leurs statuts, une rédaction qui soit contraire aux lois de leur pays qui vient de légaliser l'euthanasie. Ils ajoutent que certains d'entre eux travaillent dans des établissements où elle est régulièrement pratiquée. Le conseil de l'EAPC met plusieurs années à accepter leur candidature, allant, finalement, jusqu'à leur confier l'organisation de son congrès qui a lieu à La Haye en 2003.

« Réseau Recherche », enseignement et formation

À l'initiative de docteur Franco De Conno, l'EAPC s'est également assigné pour objectif d'organiser des conférences de consensus sur la conduite à tenir dans les situations les plus fréquemment rencontrées en soins palliatifs. Les deux premières rencontres ont lieu à Palerme en 1992 et portent l'une sur l'emploi de la morphine, l'autre sur la nutrition en soins palliatifs. Des textes issus de ces rencontres et des nombreux échanges qui s'en suivent, sont publiés, le premier en 2001 sous le titre *Morphine and alternative opioids in cancer pain: the EAPC recommendations*[15]. L'EAPC donne, au fil des années, le témoignage d'une grande vitalité. Elle en apporte une preuve supplémentaire avec la constitution de son réseau « Recherche ». Ce n'était pas une priorité pour tous les membres de l'association à sa création et le premier comité créé avait connu des débuts difficiles. Le réseau Recherche qui voit le jour en juin 1995 sous la présidence du docteur Franco De Conno, organise, très vite, des réunions d'abord méthodologiques, puis centrées sur des thèmes précis. Ce réseau qui est depuis quelques années une

15. GW. Hanks, F. de Conno, N. Cherny, M. Hanna, E. Kalso, HJ. McQuay, S. Mercadante, J. Meynadier, P. Poulain, C. Ripamonti, L. Radbruch, J. Roca i Casa, J. Sawe, V. Twycross and V. Ventafridd, « Morphine and alternative opioids in cancer pain: the EAPC recommendations », *British Journal of Cancer*, 2001.D'autres textes de consensus ont été adoptés depuis lors. Ils sont disponibles sur le site Internet de l'EAPC (www.eapcnet.eu) souvent dans plusieurs langues (dont le français).

association quasi indépendante, prévoit de tenir son neuvième congrès à Dublin (Irlande) du 9 au 11 juin 2016.

Mais que serait le développement des soins palliatifs en Europe sans un enseignement et une formation de qualité ? À cette question, l'EAPC apporte une réponse claire en confiant, dès sa création, au docteur Derek Doyle (Écosse, Royaume-Uni) assisté de Frances Sheldon, une assistante sociale (Royaume-Uni) et de Bernadette Wouters, un comité Formation (*Educational Committee*). Il commence par faire un état des lieux des moyens d'enseignement et de formation en soins palliatifs dans les pays d'Europe avec un objectif: assurer la qualité et l'homogénéité de l'enseignement donné. Un séminaire sur ce thème est organisé et un programme de base mis au point dans les premières années de l'EAPC. En 1994, le docteur Doyle est remplacé par Frances Sheldon qui propose de remplacer ce comité par un réseau.

L'envol du mouvement des soins palliatifs

Grâce à la coordination assurée par le bureau exécutif de Milan et à l'autorité du professeur Ventaffridda, l'EAPC s'impose comme l'unique représentant du mouvement des soins palliatifs en Europe et quand l'association fête son vingt-cinquième anniversaire à l'occasion de son treizième congrès, à Prague en 2013[16], chacun peut mesurer le chemin parcouru et la maturité acquise. La qualité scientifique des communications s'est améliorée au fil des congrès et, cependant, la perspective éthique qui est l'une des bases du mouvement n'a jamais été perdue de vue. Le maintien de la pluridisciplinarité de l'association est une réelle marque de fidélité aux intuitions – et à la volonté sans cesse réaffirmée – des fondateurs. Les présidents successifs ont toujours tenu à ce que soit préservée la ligne politique, philosophique, scientifique et éthique fixée par le professeur Ventafridda. Quand ce dernier quitte la présidence de l'EAPC, le professeur Geoffrey Hanks lui succède avec les mêmes ambitions. Premier praticien

16. Les congrès de l'EAPC ont eu lieu à Paris (1990), Bruxelles (1992), Bergen, NW (1994), Barcelone (1995), Londres (1997), Genève (1999), Palerme (2001), La Haye (2003), Aachen (2005), Budapest (2007), Vienne (2009), Lisbonne (2011) et Prague (2013).

à être nommé, au Royaume-Uni, professeur de soins palliatifs, le professeur Hanks, pionnier de la recherche dans son domaine de compétences, a beaucoup apporté à l'association par sa rigueur scientifique et par son amabilité[17]. Il laisse la présidence de l'EAPC au docteur Stein Kaasa (Norvège) en 1999. Dès lors, les présidents se succèdent à un rythme régulier et statutaire. Au terme d'un mandat de six ans du docteur Kaasa, c'est le docteur Marylène Filbet (France) qui est élue. Elle est remplacée en 2007 par le docteur Lukas Radbruch (Allemagne) qui reste à la tête de l'EAPC jusqu'en 2011. Depuis lors et jusqu'en 2015, l'association est présidée par Mrs Sheila Payne, une psychologue britannique. Une première – et un symbole – pour l'EAPC : cette présidence n'est plus exercée par un médecin.

***

Dès ses débuts, l'EAPC a pour préoccupation de rechercher un soutien politique et législatif aux soins palliatifs dans chaque pays européen. Les membres du conseil s'y emploient. Ils savent cependant que c'est une tâche difficile, mais sans ce soutien, comme le souligne le professeur Ventafridda, les soins palliatifs ne peuvent pas se développer. Des textes comme la Déclaration de Barcelone, adoptée au quatrième congrès de l'EAPC en 1995 et envoyée aux ministres de la Santé de tous les pays représentés, ont sans aucun doute un impact : ils servent d'appui aux démarches nationales entreprises par les acteurs de soins palliatifs dans leur propre pays. Le processus demande du temps, mais les résultats sont là : en 2005, selon les docteurs Javier Rocafort Gil et Carlos Centeno Cortes[18], une majorité d'États européens ont adopté des politiques nationales de soins palliatifs[19].

---

17. Le Pr Hanks est décédé en juin 2013 à l'âge de 67 ans.

18. J. Rocafort, C. Centeno,, *EAPC review of Palliative Care in Europe*, EAPCPress, Milano 2008, p.26.

19. Les mêmes auteurs ont publié en 2013 un *Atlas des soins palliatifs en Europe* qui est disponible sur le site de l'EAPC (EAPC_Atlas_Palliative_Care_Europe_2013_Full_Edition.pdf). Le 16 octobre 2014 l'Albanie, l'un des derniers pays d'Europe à ne pas avoir de politique nationale de soins palliatifs, s'est dotée d'un texte de loi en faveur de leur développement (http://eapcnet.wordpress.com/2014/11/12/albania-passes-first-palliative-care-laws/)

Il ne fait pas de doute que l'EAPC a joué d'emblée, et tout au long de ses premières vingt-cinq années, le rôle fédérateur qui est l'objet premier de sa création. Elle a également toujours eu et continue à avoir un rôle moteur dans le développement des soins palliatifs, la formation des personnels et la recherche. La qualité de ses réunions de consensus et de ses recommandations, l'essor de la recherche qu'elle a coordonnée, en témoignent. Elle n'a peut-être pas souhaité ni favorisé l'évolution qui fait désormais de la médecine palliative une véritable spécialité. Elle a en tout cas contribué à ce que cette spécialisation ne concerne pas uniquement les médecins, mais qu'elle englobe les équipes et les structures de soins palliatifs dans leur interdisciplinarité.

10

La Société française d'accompagnement et de soins palliatifs (SFAP)

Une société savante moteur du développement des soins palliatifs en France

Anne Richard

L'histoire de la SFAP est celle d'un groupe de pionniers qui, à la fin des années 1980, s'insurgent devant l'inefficacité médicale quand il s'agit de soulager les malades en fin de vie. Ils décident de se rassembler pour partager et diffuser le concept de soin qu'ils ont découvert au travers des écrits du père Patrick Verspieren, des cours et des conférences du Centre Laennec, mais également, sur le terrain, au Royaume-Uni et en particulier au St Christopher's Hospice de Londres ou encore au Canada, au Québec plus précisément, au Royal Victoria Hospital et à l'Hôpital Notre-Dame de Montréal. Pour beaucoup de ces femmes et de ces hommes, tout commence en effet en 1974, lors d'un voyage à Londres organisé par le père Verspieren[1]. Quelques praticiens – et futurs praticiens – en visite au St Christopher's Hospice sont alors confrontés à une autre manière d'appréhender les malades incurables. D'autres professionnels, à Montréal, constatent que les Canadiens ont une même approche qu'ils appellent soins palliatifs. Chacun dans leur pratique, en

1. Voir p. 75.

anesthésie, gériatrie, cancérologie ou médecine générale, ils vont faire bénéficier leurs malades de ces nouvelles pratiques en commençant par améliorer les traitements contre la douleur. Ils s'adressent aux malades hospitalisés et des consultations externes sont créées dès la fin des années 1970.

La SFAP, pour accompagner et soigner ensemble

Parallèlement, un formidable mouvement associatif se développe dès le début des années 1980 en Rhône-Alpes (JALMALV), à Paris (l'ASP fondatrice), en Aquitaine (Alliance), dans l'Est (Pierre-Clément) pour ne citer que les pionniers. Ces associations, réunissant des personnes issues de la société civile, proposent une nouvelle forme d'accompagnement des malades en fin de vie avec, aux côtés et en complément de l'équipe soignante, la présence de bénévoles. Les choses s'accélèrent quand en 1986, paraît la circulaire Laroque qui dresse le cadre des pratiques de soins palliatifs et donne une véritable impulsion au mouvement qui se développe. La première unité de soins palliatifs est ouverte en 1987 par le docteur Maurice Abiven à l'hôpital international de la Cité universitaire de Paris (14e). Une deuxième voit le jour en 1989 à l'initiative des docteurs Renée Sebag-Lanoe et Michèle-H. Salamagne à l'hôpital Paul-Brousse de l'Assistance publique-Hôpitaux de Paris (AP-HP), à Villejuif (Val-de-Marne) tandis qu'une première unité mobile est créée à l'Hôtel-Dieu (AP-HP, Paris 4e) par le docteur Jean Michel Lassaunière.

Dès l'émergence des soins palliatifs, tous les acteurs, professionnels de santé et bénévoles d'accompagnement, ont en commun de dénoncer le déni de la mort engendré par la société moderne et revendiquent la prise en compte du malade dans sa dimension globale, avec sa singularité et sa complexité. Ils s'accordent pour dire qu'il convient de le soulager physiquement tout en l'accompagnant humainement face à sa solitude. Rapidement, ils décident de conjuguer leurs efforts. Ils veulent représenter, ensemble, les intérêts du mouvement qui vient de naître, auprès des pouvoirs publics et être reconnus à la fois par les sociétés médicales et par le mouvement associatif. C'est ainsi qu'en 1989, ils créent la Société française d'accompagnement et de soins palliatifs. Le mot accompagnement est mis volontairement pour signifier qu'il n'est pas dissocié du soin. Le message de la Sfap, « accompagner et soigner ensemble », est adopté par les trente-et-un membres et les douze associations[2] qui signent les statuts le 13 octobre 1989 (voir en annexe). La définition des soins palliatifs est inspirée des textes de l'Organisation mondiale de la santé (OMS) et constitue le préambule de ces statuts. Le 24 novembre se tient, à l'Hôtel-Dieu de Paris, le premier conseil d'administration, sous la présidence du docteur Maurice Abiven.

Dès sa création, la Sfap devient incontournable

L'association, déclarée à la Préfecture de Paris le 26 janvier 1990[3], a pour objet de :

- développer et faire connaître les soins palliatifs et l'accompagnement des personnes en fin de vie, dans tous leurs aspects et particulièrement dans leurs implications scientifiques, cliniques, sociales et humaines concernant la pratique, l'information, la sensibilisation, l'enseignement, la formation, la recherche ;
- réunir en une association nationale les personnes, groupes, associations ou groupes d'associations qui adhèrent aux présents statuts et à leur préambule ;

2. Membres fondateurs : Maurice Abiven (Paris), Éric Barthelme (Metz), Madeleine Berclaz (Paris), François Binot (Paris), Serge Blond (Lille), Benoit Burucoa (Bordeaux), Brigitte Champenois (Paris), Geneviève Delachanal (Paris), Claude Deronzier (Vaison-La-Romaine), Robert Fresco (Marseille), Marie-Thérèse Gatt (Bobigny), Jean-Marie Gomas (Paris), Michèle Grosclaude (Strasbourg), Françoise Hennequin (Longeville-Les-Metz), Jean-Michel Lassaunière (Paris), Nicole Ledaguenel (Leffrinckoucke), Patrick Métais (Metz), Jeanne Munch(Strasbourg), Francine Petit (Metz), Ghislaine Pierre (Saint-Malo), Anne-Marie Portuondo (Binache), Luc Revillon (Saint-Malo), Marie-Sylvie Richard (Paris), Monique Robert (Montreuil), Jean-François Roche (Olivet), Michèle-Hélène Salamagne (Villejuif), Renée Sebag-Lanoe (Villejuif), Marie-Hélène Shanahan (Saint-Maur-des-Fossés), René Schaerer (Grenoble), Bernard Wary (Thionsville), Robert Zittoun (Paris). Associations fondatrices : Accompagner (Nancy), L'Accompagnement (Longeville-Les-Metz), Alliance (Bordeaux), Pierre Clément (Strasbourg), Les dames du Calvaire (Paris), JALMALV (fédération nationale), Omega-Lille (Lille), Aspaljo (Paris), ASP Fondatrice (Paris), ASP de la Côte d'Emeraude (Saint Malo), Vieillir ensemble (Villejuif), Œuvres des Diaconesses de Reuilly (Versailles).

3. *Journal officiel* du 28 février 1990. Voir les statuts actuels et les présidents en annexe.

– être une instance représentative auprès des décideurs et des pouvoirs publics ;
– donner à ses membres un terrain de rencontres et d'action commune au niveau national, en respectant l'originalité, l'indépendance, la disposition des moyens propres de chacun ;
– coopérer au niveau international, et en particulier européen, avec les associations ou mouvements nationaux qui poursuivent les mêmes buts.

La SFAP représente désormais le mouvement des soins palliatifs en France. Elle souhaite avant tout sensibiliser et mobiliser tous les publics, qu'ils soient professionnels, bénévoles, associatifs, institutionnels, afin de diffuser la culture des soins palliatifs et de l'accompagnement. Dès ses débuts, elle s'organise autour de quatre collèges reflétant la diversité des membres qui la composent : le collège médical, le collège associatif et bénévole, le collège sanitaire et social, le collège interdisciplinaire. Ils se réunissent pour élaborer des réponses aux questions que peuvent se poser les équipes de soignants ou de bénévoles. L'objectif est aussi de partager des expériences, les difficultés et… les réussites.

À la demande de l'association européenne de soins palliatifs (*European Association for Palliative Care*, EAPC), la SFAP organise le premier congrès européen de soins palliatifs à Paris[4]. Le succès de cette manifestation amène la SFAP à organiser un congrès tous les deux ans, en alternance avec une journée nationale réservée à ses adhérents. Devant l'ampleur de la demande, le congrès devient cependant annuel à partir de 2002.

La SFAP est très rapidement incontournable dans le domaine de l'accompagnement et des soins palliatifs. C'est tout naturellement qu'elle participe au rapport sur le développement des soins palliatifs que le ministre de la Santé, Claude Évin, confie au docteur Henri Delbecque[5]. Pour garantir la qualité des soins prodigués, elle propose d'établir des normes planchers pour accorder l'appellation d'unité ou de centre de soins palliatifs.

4. Voir p. 123.

5. Voir p. 145.

L'association prône également la formation aux soins palliatifs dans les écoles de soignants et en faculté de médecine, ainsi que la reconnaissance d'un temps de coordination pour les équipes de soins.

S'affranchir des pouvoirs publics et de l'industrie pharmaceutique

C'est aussi tout aux débuts des années 1990 que la SFAP noue un partenariat durable avec la Fondation de France. Ce soutien permet à l'association de développer ses activités et de monter de nouveaux projets, tout en préservant son indépendance financière à l'égard des pouvoirs publics et de l'industrie pharmaceutique. En 1992, la SFAP s'installe dans les locaux de la maison médicale Jeanne Garnier à Paris et en 1993, après quatre ans de mandat, le docteur Maurice Abiven passe le relais au docteur Michèle-H. Salamagne. Cette dernière présidera la SFAP jusqu'en 1996. C'est elle qui, en 1994, à Strasbourg lors du quatrième congrès, reçoit du ministre de la Santé, Philippe Douste-Blazy, la réaffirmation de l'engagement de l'État dans « le développement de cette démarche de soins et de lutte contre la douleur ».

Pour personnaliser ses publications, la SFAP crée un logo à partir de mots-clés : *soins*, *empathie*, *écoute*. Ce logo comporte en son centre un caducée entouré d'un cœur à gauche et d'une oreille à droite. Emblème de la science médicale, c'est le caducée d'Hermès formé d'une baguette – de laurier ou d'olivier – surmontée de deux courtes ailes et entourée de deux serpents entrelacés qui est choisi. Les initiales de l'association sont placées devant le logo pour annoncer « la trajectoire de rencontre soignants soignés par l'écoute et l'accompagnement », une représentation de l'implication des soignants (médicaux et paramédicaux) et des bénévoles. Les valeurs-force, celles qui rassemblent chacun des membres de l'association, sont ainsi symbolisées. Tout ce qui est publié par l'association, publications scientifiques, répertoire des structures de soins palliatifs, documents de présentation de l'association, courriers, etc. reprend ce logo qui évolue, en 2009, à l'occasion des vingt ans de la SFAP. Les initiales de l'association représentent désormais les ailes du caducée d'Hermès tandis que le cœur et l'oreille sont, tout comme les serpents, préservés. Plus stylisé, sans pour autant perdre son sens symbolique, ce logo figure la diversité des membres rassemblée autour des mêmes valeurs, celles énoncées par les pionniers.

Une évolution nécessaire face à de nouvelles attentes, de nouveau besoins

Considérés au départ comme des soins concernant uniquement les personnes au stade terminal, les soins palliatifs s'ouvrent progressivement à d'autres situations. Les équipes mobiles sont appelées à intervenir beaucoup plus tôt au cours de la maladie et jouent un rôle essentiel dans cette évolution. Progressivement, l'accent est mis également sur le développement des soins palliatifs et de l'accompagnement à domicile, pour permettre à ceux qui le souhaitent de rester dans leur lieu de vie habituel le plus longtemps possible. Aussi, en 1996 à Toulouse, sous la présidence du docteur Michèle-H. Salamagne, l'assemblée générale de la SFAP accepte-t-elle d'actualiser sa charte qui figure en préambule de ses statuts. Tout en restant fidèle à ses valeurs fondatrices, l'association s'adapte aux situations nouvelles que rencontrent les professionnels et les bénévoles comme le démontre le texte adopté :

> Les soins palliatifs sont des soins actifs délivrés dans une approche globale de la personne atteinte d'une maladie grave évolutive ou terminale. Leur objectif est de soulager les douleurs physiques ainsi que les autres symptômes et de prendre en compte la souffrance psychologique, sociale et spirituelle.
> Les soins palliatifs et l'accompagnement sont interdisciplinaires. Ils s'adressent au malade en tant que personne, à sa famille et à ses proches, à domicile ou en institution. La formation et le soutien des soignants et des bénévoles font partie de cette démarche.
> Les soins palliatifs et l'accompagnement considèrent le malade comme un être vivant et la mort comme un processus naturel. Ceux qui les dispensent cherchent à éviter les investigations et les traitements déraisonnables. Ils se refusent à provoquer intentionnellement la mort. Ils s'efforcent de préserver la meilleure qualité de vie possible jusqu'au

décès et proposent un soutien aux proches en deuil. Ils s'emploient par leur pratique clinique, leur enseignement et leurs travaux de recherche à ce que ces principes puissent être appliqués.

Une loi garantissant le droit à l'accès aux soins palliatifs

En 1998, à Lyon, lors du sixième congrès national à Lyon, le docteur Gilbert Desfosses, président de l'association de 1996 à 2000, accueille le ministre de la Santé, Bernard Kouchner. Celui-ci reconnaît l'insuffisance du nombre de structures de soins palliatifs et annonce son intention de remédier à cette carence. Dès lors, la SFAP contribue à l'élaboration du premier plan triennal de développement des soins palliatifs (1999-2001). Ce plan permet la création de nouvelles structures de soins et la mise en place d'actions de formation, particulièrement dans les facultés de médecine et dans les instituts de formation aux soins infirmiers.

Le travail d'information et de proposition effectué par l'association ne s'arrête pas là : il s'agit alors de faire reconnaître la place des soins palliatifs, de renforcer les acquis et de promouvoir des mesures concrètes. La SFAP reçoit alors un autre soutien politique en la personne de Lucien Neuwirth, sénateur de la Loire. Celui-ci consulte de nombreux acteurs du mouvement des soins palliatifs, travaille avec les responsables de la SFAP et publie au Sénat un rapport d'information qui aboutit à une proposition de loi. Votée à l'unanimité, cette loi du 9 juin 1999 visant à garantir le droit à l'accès aux soins palliatifs à toute personne en fin de vie, est une vraie reconnaissance des soins palliatifs sur le plan sociétal et juridique. Elle marque un tournant dans l'histoire du mouvement des soins palliatifs en France qui, en une décennie, a pris de l'ampleur. Les initiatives des soignants se multiplient dans toute la France avec cependant des réalisations très différentes du fait de la personnalité des acteurs locaux et des moyens très inégaux d'une région à une autre. De même, les associations de bénévoles se développent un peu partout avec parfois une collaboration entre elles insuffisante. Il est nécessaire de maintenir la cohésion du mouvement afin de représenter tous les acteurs, avancer ensemble et avoir un poids vis-à-vis des décideurs. C'est un objectif constant des responsables de l'association.

Les pionniers peuvent cependant être fiers de ce qu'ils ont impulsé et du travail réalisé. Après dix années d'existence, l'association compte cinq cents adhérents individuels et cent quarante associations de bénévoles d'accompagnement. Elle prend des initiatives tant dans le champ politique que dans les champs scientifique et sociétal avec un objectif prioritaire : faire vivre la loi de juin 1999.

Sous la présidence du docteur Daniel d'Hérouville (2000-2003), la SFAP contribue activement à l'élaboration de la circulaire du 19 février 2002 relative à l'organisation des soins palliatifs et de l'accompagnement. Unités de soins palliatifs (USP), équipes mobiles de soins palliatifs (EMSP), lits identifiés « soins palliatifs », associations de bénévoles d'accompagnement, cette circulaire structure les soins palliatifs et permet la collaboration entre les différents acteurs, dans les établissements de santé ou à domicile. Elle définit également les rôles de chacun en termes d'enseignement et de recherche[6].

Formation des bénévoles, formation des praticiens, recherche : la SFAP sur tous les terrains

En application de la loi de 1999, la Caisse nationale d'assurance maladie des travailleurs salariés (CNAMTS) crée une dotation pour soutenir la formation des bénévoles d'accompagnement. La gestion de ces fonds est confiée à la SFAP qui établit le cahier des charges et instruit les demandes de subvention. Depuis l'année 2000, c'est un million et demi d'euros qui a été alloué aux associations pour former leurs bénévoles. Cela va dans le bon sens, tout comme d'ailleurs l'évolution du programme qui détermine le financement des séjours hospitaliers en vue d'une meilleure valorisation de l'activité soins palliatifs

6. D. d'Hérouville, coll. Histoire de la SFAP, *JALMALV*, n° 69, juin 2002.

pour laquelle milite l'association. En plus de la durée d'hospitalisation, il s'agit de prendre en compte la réalité des situations, l'intensité des ressources mobilisées et le travail effectué auprès de l'entourage des personnes malades.

La SFAP participe encore très activement à la préparation du deuxième plan national de développement des soins palliatifs 2002-2005. Elle contribue aux groupes de travail qui représente les trois axes du plan : développement des soins palliatifs à domicile, renforcement et création de structures spécialisées, sensibilisation et information de l'ensemble du corps social à la démarche palliative. Cette collaboration avec le ministère de la Santé permet à l'association de témoigner des réalités de terrain, d'apporter un regard critique face aux carences ou aux dérives, tout en étant une force de propositions sur le plan politique et financier. De la même façon, par sa représentativité nationale, la SFAP peut stimuler et soutenir les différentes politiques mises en place dans les régions. Dans le domaine de la formation, tant en médecine qu'en soins infirmiers, elle avance de nombreuses propositions : reconnaissance universitaire des soins palliatifs, recommandations de programmes pour le deuxième cycle, pour les DU (diplômes universitaires) ou les DIU (diplômes interuniversitaires).

Des relations sont tissées avec des sociétés savantes représentant d'autres disciplines médicales, d'autres spécialités (gériatrie, cancérologie, réanimation, pédiatrie, douleur, etc.). Ces échanges élargissent la réflexion et permettent des actions conjointes. Dans cet esprit, les congrès de la SFAP s'ouvrent à des sociétés savantes pour des journées thématiques : soins palliatifs et douleur, soins palliatifs et pédiatrie, soins palliatifs et gériatrie, etc.

Restructuration interne et politique de communication

Sous la présidence du docteur Régis Aubry (2003-2005), la SFAP se restructure en cinq pôles d'activité : développement des soins palliatifs et de l'accompagnement, qualité de vie des soins et de l'accompagnement, réflexion éthique et recherche, formation, information et communication. Les membres de l'association sont désormais regroupés en huit collèges : médecins, collectifs professionnels de la santé (sociétés savantes, réseaux de santé, etc.), acteurs en soins infirmiers, psychologues, travailleurs sociaux, autres acteurs de soins, bénévoles et associations de bénévoles d'accompagnement et aux côtés de l'ensemble de ces acteurs très engagés, usagers du système de santé et personnalités qualifiées dans l'esprit de la loi du 4 mars 2002 sur les droits des malades, dite loi Kouchner. Cette réorganisation vise deux objectifs : en interne, créer des dynamiques de travail entre les groupes dont les thématiques sont proches, tout en conservant une vision globale et cohérente du projet associatif ; en externe, permettre de mieux comprendre la richesse et la diversité du travail réalisé par l'association. Cette réforme s'accompagne d'une modification des statuts votée à l'assemblée générale de juin 2004 et un peu plus tard, sous la présidence du docteur Bernard Devalois (2005-2007) de la mise en œuvre d'une politique de communication avec la refonte du site Internet et du répertoire des structures de soins palliatifs. Sous la présidence du docteur Godefroy Hirsch (2007-2009), il est décidé de transformer le bulletin à destination des adhérents et d'améliorer les outils Internet pour une meilleure communication avec les adhérents (*newsletter*, listes de discussion, Internet communautaire, etc.). Événement majeur dans l'histoire de la SFAP, le 24 juin 2008, elle est reconnue d'utilité publique.

Quand arrive à échéance le deuxième plan triennal de développement, l'accès des soins palliatifs pour tous ceux dont l'état le requiert, est encore loin d'être acquis. La SFAP agit au niveau des décideurs politiques pour mettre en œuvre un troisième plan (2008-2012) qui comprend trois axes : développement de l'offre hospitalière et essor des dispositifs extra-hospitaliers, formation et recherche, soutien des proches et communication. Lorsqu'il quitte la présidence, le docteur Régis Aubry prend en charge la coordination d'un comité de suivi de ce troisième plan. La présence au ministère d'un professionnel de terrain est un atout pour la réalisation de ce plan. Les responsables de la SFAP, professionnels de santé, médecins, infirmiers, mais aussi bénévoles participent à ce comité de suivi.

Des débats sur la fin de vie à la loi Leonetti

2004-2005 sont des années importantes dans la vie de la SFAP et cela d'autant plus que s'amorce un débat sociétal sur l'euthanasie. Au cours de son histoire, l'association a dû, à plusieurs reprises, réaffirmer clairement sa position. La question revenant souvent dans les médias et la confrontation à des malades réclamant la mort, incite la SFAP à choisir l'euthanasie comme thème de son dixième congrès national (2004) sous la présidence de Régis Aubry. Dans les débats, les représentants de l'association insistent sur la nécessité de clarifier les différents termes utilisés et sur l'importance de ne pas faire d'amalgame entre toutes les situations de fin de vie. Il faut éviter la confusion dans l'esprit du grand public.

Dans le même sens, de nombreux acteurs de la SFAP participent, en 2004, au débat national sur la fin de vie. Ils sont auditionnés par la mission parlementaire sur l'accompagnement de la fin de vie présidée par le député Jean Leonetti dont les recommandations sont reprises par la loi du 22 avril 2005 relative aux droits des malades et à la fin de vie. Malgré les efforts de la SFAP pour diffuser cette loi, elle reste mal connue et mal appliquée et les propositions de loi pour dépénaliser l'euthanasie et le suicide assisté se succèdent à l'Assemblée et au Sénat. À chaque fois, les responsables de l'association rappellent inlassablement la nécessité de clarifier les termes utilisés. L'opposition de la SFAP à toute légalisation ou dépénalisation de l'euthanasie ou du suicide assisté reste ferme : donner la mort ne relève pas d'un acte soignant et ne constitue pas une réponse aux inquiétudes exprimées par les malades. Quelle que soit l'évolution de la législation, la SFAP continue de représenter le mouvement des soins palliatifs. Elle préserve les valeurs énoncées dans ses statuts et maintient la cohésion entre tous les acteurs concernés. Elle continue à œuvrer pour qu'émerge une véritable culture palliative. Dans cet esprit, elle soutient l'enseignement spécialisé dispensé aux étudiants qui préparent un DU ou un DESC (diplôme d'études spécialisées complémentaire). Elle cherche aussi à unifier l'enseignement au sein du cursus des études médicales. Il reste pourtant très inégal selon les régions. La nomination des six premiers professeurs de médecine palliative témoigne cependant de la reconnaissance de la discipline au niveau universitaire. La Sfap s'en félicite mais ne s'en étonne pas car elle œuvre depuis longtemps dans ce sens. C'est ainsi que pour avoir plus de poids encore dans les milieux scientifiques et médicaux comme dans ceux de la recherche, et parce qu'elle souhaite que soient validés les travaux parfois très techniques des groupes de travail et le programme scientifique de ses congrès, elle se dote en 2008 d'un comité scientifique. Il est composé de vingt membres désignés pour leur expertise et leurs travaux. Ils représentent des professions différentes et sont placés sous la présidence du docteur Guillemette Laval. La mission de ce comité est de donner des avis sur la politique scientifique générale de l'association et sur le programme des congrès nationaux comme sur les travaux et publications des groupes de travail. Les travaux de recherche lui sont également soumis. Avec ce comité scientifique, la Sfap est en mesure de remplir pleinement son rôle de société savante et elle est reconnue comme telle.

***

En 2010, la Sfap fête ses vingt ans. Le chemin parcouru depuis sa création est immense : les structures se sont multipliées, le nombre de professionnels concernés a considérablement augmenté, le contexte réglementaire et législatif dans le domaine de la fin de vie a évolué, la nécessité des soins palliatifs pour les personnes en fin de vie est reconnue, un cadre pour les décisions difficiles de fin de vie est défini et de nouvelles instances, l'Observatoire national de fin de vie, le Centre national de ressource soin palliatif, ont vu le jour. Le mouvement est entré dans une nouvelle ère. Le militantisme laisse la place à une institutionnalisation des structures et à la professionnalisation des acteurs. Aussi semble-t-il important à la Sfap de redéfinir son projet associatif pour redonner force au mouvement des soins palliatifs et maintenir une cohésion entre les membres de l'association. Pour cela, le conseil d'administration réalise un état des lieux à partir d'un travail de diagnostic et d'une enquête réalisée lors du congrès de Marseille en 2010, pour recueillir les attentes des professionnels et des bénévoles d'accompagnement. Les éléments fondateurs, en particulier la définition des soins palliatifs, sont totalement reconduits. Les valeurs mises en avant sont celles qui s'expriment déjà à la création de la SFAP : approche solidaire, respect de l'autonomie et de la dignité des personnes fragiles et vulnérables, approche attentive à chacun avec respect de la qualité et de la vie jusqu'à son terme, attention au travail d'équipe en interdisciplinarité, équité d'accès aux soins palliatifs, laïcité et neutralité politique. La phrase-clé des pionniers, « accompagner et soigner ensemble » reste d'actualité. La SFAP représente le mouvement des soins palliatifs et en assure la promotion. Elle est garante des valeurs, de l'éthique et des principes d'action de ce mouvement. Elle s'attache à les transmettre au plus grand nombre. En 2011, en tant que présidente, je fais voter un nouveau projet associatif et définis quatre orientations d'action :

- mobiliser les acteurs ;
- développer et transmettre les savoirs ;
- promouvoir l'accès aux soins palliatifs et à l'accompagnement ;
- diffuser la culture palliative.

Grâce à la dynamique impulsée par les membres fondateurs, la SFAP dispose toujours d'une représentativité nationale incontestable. C'est tout à la fois une société savante qui développe la réflexion, les connaissances cliniques et la recherche et un mouvement social qui se mobilise activement pour encourager les pouvoirs publics à prendre des initiatives et faire évoluer les mentalités. Aujourd'hui sous la présidence du docteur Vincent Morel, comme hier, la richesse de la SFAP est le résultat du travail de l'ensemble de ses adhérents : partout en France, venant de tous les horizons socio-professionnels, des hommes et des femmes s'engagent au quotidien près de chez eux ou dans les groupes de travail nationaux. Cette mobilisation, à la fois individuelle et collective, a permis une avancée considérable des soins palliatifs et de l'accompagnement.

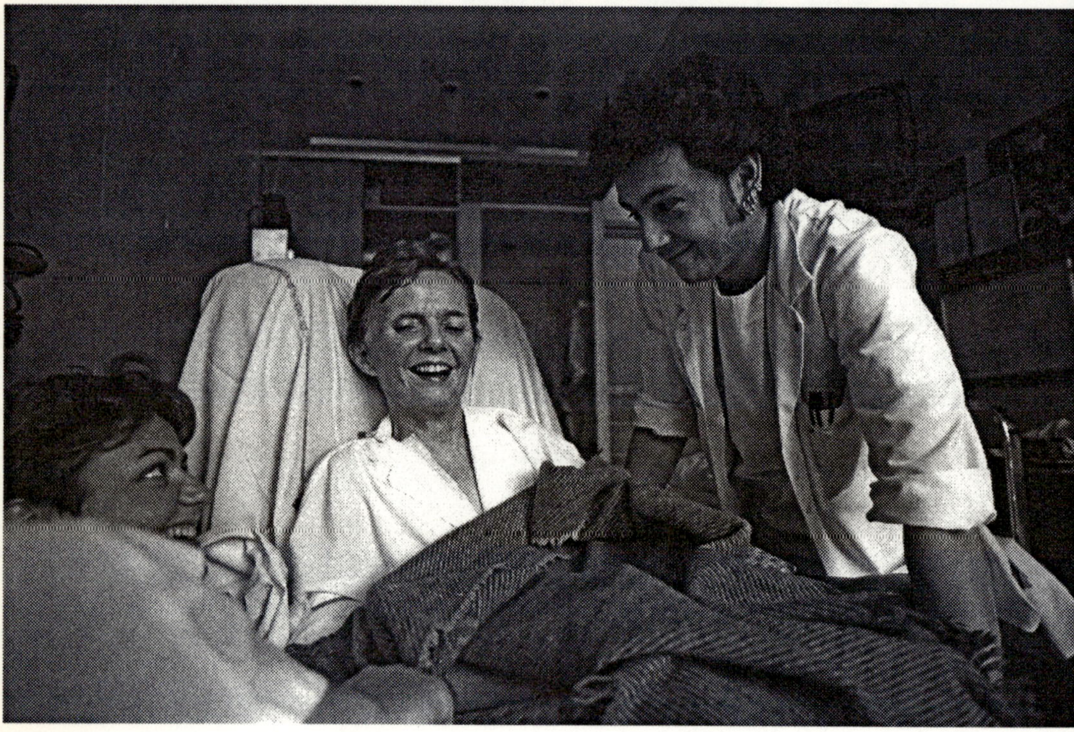

DEUXIÈME PARTIE

DE L'INSTITUTIONNALISATION DES SOINS PALLIATIFS À LEUR STRUCTURATION

11

Les prémices d'une réglementation

La commission Laroque et la circulaire de 1986

Robert Zittoun

Dans les années 1980, surtout si l'on compare à ce qui existe en Grande-Bretagne où le mouvement des hospices a pris une place importante, la France est en retard dans la prise en charge des patients en phase avancée ou terminale de leur maladie. La mort est ignorée, au prix d'une souffrance ressentie autant par les patients et leurs proches que par les soignants eux-mêmes. Elle provoque une véritable attitude d'évitement de la part de médecins formés à une médecine technoscientifique dont l'objectif essentiel est la rémission ou la prolongation de la durée de la vie sans considération de sa qualité, notamment à l'approche de la mort. Cette lacune est dénoncée par certains professionnels et par des cercles de réflexion sur la médecine et le soin, et cela d'autant plus qu'on ne manque plus d'informations sur le sujet grâce, notamment, aux conférences d'Elisabeth Kübler-Ross publiées dans les *Cahiers Laennec* en 1974, ainsi que celles du professeur Balfour Mount sur le traitement de la douleur et les soins palliatifs prodigués dans des unités spécialisées au Québec[1].

1. Voir p. 88.

Répondre au plus vite à l'activisme des pro-euthanasie

La sensibilisation à la souffrance des patients et de leurs proches se traduit dans certains services, comme celui que je dirige à l'Hôtel-Dieu (Assistance Publique – Hôpitaux de Paris), par une attention particulière portée à la psychologie et à la qualité de vie des patients, conduisant à la mise en place de réunions hebdomadaires des équipes soignantes animées par une psychologue. Les problèmes qui nous préoccupent le plus sont ceux des malades en phase avancée ou terminale de leurs hémopathies malignes. Nous restons cependant techniquement bien démunis face à la douleur et aux autres symptômes pénibles, ayant recours aux opiacés sans grande expertise, ni aide.

Néanmoins cette sensibilisation aux soins de fin de vie de quelques médecins et autres professionnels de santé, rejoints dans leur préoccupation par des intellectuels et des acteurs sociaux, va bientôt rencontrer un écho médiatique. L'activisme des partisans de la légalisation de l'euthanasie conduit à prendre des positions publiques vis-à-vis des pratiques et des insuffisances portant sur les soins aux patients en fin de vie, ainsi que sur les risques que comporterait le recours officiel à l'euthanasie. C'est ainsi que le père Verspieren dénonce la pratique de cocktails lytiques, répandue dans de nombreux services et correspondant de fait à une euthanasie occulte[2]. Au même moment, certains auteurs condamnent l'acharnement thérapeutique, une autre forme d'activisme.

C'est dans ce contexte qu'a lieu, du 21 au 23 septembre 1984 à Nice, le congrès de l'association pour le droit de mourir dans la dignité (ADMD). J'y suis invité avec deux autres médecins et un psychanalyste. Ce congrès donne une double vision de l'euthanasie : elle est présentée comme une solution acceptable pour des patients confrontés à des souffrances terribles, mais aussi par anticipation afin d'éviter une agonie douloureuse. Il

2. Voir pp. 90-92.

nous apparaît qu'il y a mieux à faire en France que de promouvoir cette solution extrême et qu'il est urgent de réfléchir à la problématique des soins palliatifs. Ce sentiment de devoir rapidement promouvoir cette alternative amène à la création en 1985 du groupe Fonction Soignante et Accompagnement[3] qui se réunit régulièrement pendant plus de deux ans à l'Hôtel-Dieu, permettant des échanges riches et passionnants sur la base de conférences données par des orateurs invités sur des thèmes variés, allant de la philosophie et de l'éthique à la sociologie, à la pratique des soins et à l'accompagnement. Au même moment se constitue la commission Laroque.

La commission Laroque, une avancée sans précédent

Installé en février 1985 par Edmond Hervé, secrétaire d'État à la Santé dans le gouvernement dont Laurent Fabius est le Premier ministre, le groupe de travail Aide aux mourants est chargé de réfléchir sur les conditions de la fin de vie et de proposer des mesures concrètes pour améliorer l'accompagnement des mourants. Il comprend vingt-quatre membres et est présidé par Geneviève Laroque, alors adjoint au directeur général de la santé.

Le groupe de travail est constitué en majorité de professionnels de santé (médecins, psychologues, infirmiers, assistantes sociales, etc.) mais également de responsables institutionnels et de membres de différentes associations dont l'ADMD. Certains membres ont une expérience et/ou un engagement dans le domaine des soins palliatifs : le docteur Maurice Abiven, médecin interniste à l'hôpital international de la Cité universitaire de Paris, Nicole Alby, psychologue du service d'hématologie de l'hôpital Saint-Louis (AP-HP, Paris), le docteur Michèle-H. Salamagne, médecin anesthésiste à l'hôpital de la Croix-Saint-Simon (Paris), le docteur Renée Sebag-Lanoë, chef du service de

3. Graphie usitée.

gériatrie à l'hôpital Paul-Brousse (AP-HP, Villejuif, 94) et le père Patrick Verspieren, jésuite et directeur de la revue *Études*[4].

Geneviève Laroque a occupé des postes de responsabilité au ministère de l'Éducation nationale, puis à l'Assistance publique-Hôpitaux de Paris (AP-HP), où, comme directeur délégué pour les établissements de moyen et de long séjour, elle a joué un rôle important dans l'humanisation de ces établissements. C'est comme inspecteur général des affaires sociales (IGAS) qu'elle préside la commission. Plus tard, elle présidera la fondation nationale de gérontologie, contribuant ainsi au développement de la recherche et à la mise en œuvre des dispositions prises en faveur des personnes âgées dépendantes. Personnalité attachante, son intérêt pour les soins palliatifs ne s'est jamais démenti et s'est traduit par des prises de position publiques marquées par la franchise. Elle considère notamment que l'euthanasie ne doit pas être réglementée, tout en admettant que certaines situations peuvent conduire des professionnels à la transgression. Nul doute que les travaux de la commission n'auraient pu être menés à bien sans sa clarté de vue et son autorité amicale et souriante.

La commission se réunit une fois par mois à partir de mai 1985 à Vanves, dans une annexe du ministère de la Santé,

---

4. Liste complète de la commission : Mme Geneviève Laroque, chef de service, adjoint au directeur général de la santé ; docteur Maurice Abiven, chef de service à l'hôpital de la Cité Universitaire (Paris) ; Mme Nicole Alby, psychologue, hôpital Saint-Louis (Paris) ; Mme de Bremond d'Ars, hôpital Saint-Louis (Paris) ; docteur Claudine Baschet, membre de l'ADMD ; Mme Chéry, infirmière, hôpital Raymond Poincaré (Garches) ; Pr Henri Choussat, gérontologue, université de Bordeaux ; Mme Clément, infirmière au service des brulés, hôpital Saint-Antoine (Paris) ; docteur Emmanuel Goldenberg, psychiatre, hôpital Saint-Louis (Paris) ; Mme Destors, infirmière à la Croix-Rouge française ; Mme Duleu, directrice du service d'hospitalisation à domicile de l'AP-HP ; docteur Claude Gubler, médecin généraliste ; docteur Guillet, médecin généraliste, gériatre ; Mme Nguyen Kim, infirmière générale à l'AP-HP ; Pr Dominique Laplane, neurologue, chef de service à l'hôpital Pitié-Salpêtrière (Paris) ; Mme Louage, Secrétaire générale de la fondation des Petits Frères des Pauvres ; Mme Orphelin, assistante sociale à l'Institut Curie (Paris) ; Mme Patron, directrice du Centre national d'études et de recherches sur les handicapés et les inadaptations ; docteur Évelyne Pichard, médecin anesthésiste à l'Institut Gustave Roussy (Villejuif) ; docteur Rougier, Institut Gustave Roussy (Villejuif) ; docteur Michèle-H. Salamagne, anesthésiste, hôpital La Croix-Saint-Simon (Paris) ; docteur Renée Sebag-Lanoë, chef du service de gériatrie, l'hôpital Paul-Brousse (Villejuif) ; Père Patrick Verspieren, jésuite, Centre Sèvres d'éthique biomédical et directeur de la revue Études ; docteur Didier Weil, secrétariat d'État aux Personnes âgées ; Pr Robert Zittoun, chef du service d'hématologie, Hôtel-Dieu (Paris).

avec une une participation active de ses membres, en général en formation plénière. Cependant quelques sous-groupes sont constitués sur des thèmes spécifiques : lutte contre la douleur, formation, décès des enfants, etc. Malgré des points de vue parfois très divergents, liés à des expériences vécues de façon parfois passionnelle et aux enjeux éthiques sous-tendus par le sujet, les échanges sont courtois et constructifs. La présidence de Geneviève Laroque permet toujours d'aboutir à un texte consensuel.

La circulaire du 26 août 1986, une avancée sans précédent

Le rapport de la commission[5] est à l'origine d'une circulaire ministérielle « relative à l'organisation des soins et à l'accompagnement des malades en phase terminale », qui est entérinée et adressée le 26 août 1986 par Jean-François Girard, directeur général de la santé et Jean de Kervasdoué, directeur des hôpitaux, aux préfets et aux directions régionales et départementales des Affaires sanitaires et sociales. Elle est rendue publique le 24 octobre 1986 par Michèle Barzach, ministre délégué chargé de la Santé et de la Famille. Ce premier texte gouvernemental concernant les soins palliatifs reçoit *de facto* le double patronage de la gauche et de la droite qui se succèdent au pouvoir en mars 1986. C'est un document de sept pages qui s'insère dans une série de textes réglementaires portant sur l'accueil et le soin global des plus vulnérables, des enfants, des sujets âgés et, avec la circulaire donc, des personnes parvenues au terme de leur existence. À sa relecture, on peut dire qu'elle pose les bases de la mise en place et du développement des soins palliatifs en France. Pour commencer, elle définit ces soins comme l'ensemble

5. Outre le projet de circulaire, le rapport du groupe de travail comporte : un chapitre introductif intitulé « Soigner et accompagner jusqu'au bout : soulager la souffrance », insistant sur l'importance de l'accompagnement du malade et de son entourage, tout en décrivant les principales méthodes de traitement de la douleur et des autres symptômes source de souffrance, un document proposant des mesures en matière de formation et d'information, et une courte bibliographie.

des techniques de prévention et de lutte contre la douleur, entendue comme souffrance globale, et des mesures à prendre pour répondre aux problèmes individuels psychologiques, sociaux, et spirituels des patients, tout en insistant sur la dimension d'écoute et d'accompagnement. La circulaire souligne la nécessité de ne pas changer, autant que faire se peut, le cadre dans lequel la personne est soignée, aussi bien à domicile que dans les établissements sanitaires et sociaux. Aussi envisage-t-elle d'abord les conditions des soins d'accompagnement au domicile du malade afin d'assurer un environnement psychologique et matériel adéquat, la formation et le soutien des intervenants, notamment du médecin traitant, et la liaison permanente hôpital-domicile. Elle reconnaît cependant que les malades terminent en majorité leur vie dans les établissements de soins, avec un taux élevé de décès dans certaines unités. Elle recommande par conséquent un certain nombre de mesures, en particulier la formation de tous les membres des équipes soignantes qui doivent se voir proposer des réunions régulières avec des psychologues et des psychiatres afin d'analyser leurs réactions face à de telles situations et développer un réel accompagnement. Sont également abordés les thèmes du recours à l'expertise et à l'aide de centres de la douleur, l'organisation du travail en lien avec les besoins des malades et l'accueil des familles qui peuvent ainsi participer à certains actes de soins avec la possibilité d'un hébergement sur place. L'équipe soignante est incitée à assurer un accompagnement du deuil après le décès du patient.

Des premières USP au droit pour tous à l'accès aux soins palliatifs

La circulaire évoque ensuite les unités de soins palliatifs (USP) dont la création, en nombre limité dans un premier temps, s'impose, avec comme justification essentielle, la tâche d'assurer la formation des soignants et d'approfondir les recherches. Deux types d'USP sont envisagées d'emblée : les unes fractionnées dans les services hospitaliers à taux élevés de mortalité (ce qui préfigure les lits identifiés en soins palliatifs), les autres, d'une dizaine de lits regroupés géographiquement, afin d'assurer une organisation plus élaborée du travail d'équipe. Dans les deux cas, les membres de l'USP interviennent sur demande dans les services en tant que consultants et répondent aux appels extérieurs, assurant des consultations et un soutien téléphonique. L'équipe, dirigée par un médecin, est définie comme regroupant plusieurs intervenants: médecins, infirmiers, aides-soignants, psychologues, kinésithérapeutes et assistants sociaux. Elle a également recours à des diététiciens et des pharmaciens et peut proposer aux malades qui le souhaitent l'intervention des ministres du culte. Elle peut enfin s'adjoindre des bénévoles formés à cet effet et s'engageant à assurer leur fonction avec régularité. Dans sa tâche de formation, de recherche, et de conseil, l'USP constitue de plus un centre de documentation[6].

En 1987, la première unité de soins palliatifs est créée à l'hôpital international de la Cité universitaire à Paris (14e arrondissement). Elle est inaugurée en présence du président de la République, François Mitterrand. De son côté, l'Assistance publique-Hôpitaux de Paris (AP-HP) s'interroge sur les différents types de structures à mettre en place. Finalement deux premiers projets sont retenus: une USP avec des lits d'hospitalisation à l'hôpital Paul-Brousse (Villejuif) sous la direction des docteurs Renée Sebagh-Lanoë et Michèle-H. Salamagne, et une équipe mobile de soins palliatifs créée à mon initiative à l'Hôtel-Dieu de Paris avec deux lits d'hôpital de jour, sur le modèle des *Palliative care support teams* britanniques. Ce centre de soins palliatifs, inauguré en 1989 par le secrétaire d'État auprès du Premier ministre, chargé de l'action humanitaire, le docteur Bernard Kouchner, est placé sous la direction du docteur Jean-Michel Lassaunière. La même année est fondée la Société française d'accompagnement et de soins palliatifs (SFAP) que préside le docteur Maurice Abiven jusqu'en 1993.

6. Les soins palliatifs des enfants ne se conçoivent que dans les services hospitaliers où ils sont traités, ce qui implique une compétence spécifique de l'équipe soignante et des relations privilégiées avec les familles afin de préserver autant que possible l'équilibre familial avant et après le décès. Voir p. 375.

***

Il faut encore attendre plus de dix ans pour voir promulguer la loi du 9 juin 1999 visant à garantir le droit à l'accès aux soins palliatifs enfin inscrits dans le code de la santé publique. Trois ans plus tard, la circulaire du 19 février 2002 porte sur l'organisation des soins palliatifs et de l'accompagnement, définissant les différentes structures nécessaires, notamment les réseaux et les lits identifiés de soins palliatifs. Ces dispositions viennent compléter les USP et les équipes mobiles qui sont déjà en pleine expansion. La France est en train de compenser son retard par rapport à la situation qui prévalait au début des années 1980, grâce à l'engagement militant de nombreux professionnels de santé et de bénévoles. Les problèmes éthiques rencontrés dans les services à taux élevé de mortalité peuvent être abordés avec l'expertise et les valeurs des soignants en soins palliatifs. Ils conduisent à la loi du 22 avril 2005, dite loi Leonetti, relative aux droits des malades et à la fin de vie. Ainsi, dans ce mouvement continu associant les professionnels engagés, la société civile, le législateur et les pouvoirs publics, notre société et l'ensemble du monde soignant se trouvent mieux à même d'affronter tant individuellement que globalement les situations difficiles des patients en fin de vie.

12

Le rapport Delbecque de 1983

Un état des lieux sur les soins palliatifs en France

Henri Delbecque

Lors du premier congrès international de l'association européenne des soins palliatifs (*European Association for Palliative Care*, EAPC) organisé à Paris en octobre 1990 par la Société française d'accompagnement et de soins palliatifs, le docteur Maurice Abiven, président de la Société française d'accompagnement et soins palliatifs (SFAP), invite le ministre des Affaires sociales, de la Solidarité et de la Santé, Claude Évin, à ouvrir le congrès et à faire connaître le projet politique du gouvernement sur les soins palliatifs. Malgré la publication de la circulaire Laroque de 1986, ce domaine est resté quasiment inconnu du public et des professionnels. Il est, en partie, négligé par les pouvoirs publics qui ne prennent pas les textes nécessaires et ne réunissent pas les moyens pour faire appliquer cette circulaire de 1986 et par les responsables sanitaires et universitaires qui n'en n'ont pas pris l'exacte mesure.

Le ministre me charge, en tant que conseiller technique de son cabinet, de préparer son intervention : ce que je fais avec le concours de quelques-uns des acteurs les plus engagés, médecins, représentants des associations de bénévoles d'accompagnement et avec Geneviève Laroque, directrice adjointe de la direction générale de la santé (DGS)[1]. Claude Évin, accompagné de Bruno Durieux, nouvellement nommé ministre délégué à la Santé, déclare en ouverture du congrès :

> Il n'est pas acceptable aujourd'hui alors que la médecine est si puissante, que trop de patients souffrent [...]. L'entraide médicale devrait, face à la douleur physique, dépasser les frontières de l'indifférence, de l'ignorance, de l'argent. L'une des priorités de mon ministère est de faire valoir les droits des malades à être soulagés de leurs douleurs physiques et des sensations de vie pénibles. La priorité est de tenir compte des réalités que vivent les malades [...]. Ma conviction, en écoutant votre témoignage, est de reconnaître aux soignants, aux médecins, aux infirmières en particulier, que leur métier demande davantage que les seules approches techniciennes. Il appartient aux hommes et aux femmes qui ont la connaissance médicale et donc investis d'un pouvoir devenu véritablement extraordinaire, mais aussi à chacun d'entre nous, d'être attentifs à la condition de ceux qui achèvent, sans espoir de guérison, leur existence, et de respecter la dignité humaine [...]. La démarche palliative conduit à voir se généraliser un mode relationnel plus humain avec ceux qui vivent la maladie, le vieillissement dans les hôpitaux ou les établissements médico-sociaux [...]. La prise en charge d'un malade qui demande beaucoup de soins, nécessite un minimum de coordination et de cohérence dans les soins, entre le médecin traitant et l'établissement de soins. Les soins palliatifs exigent une équipe pluridisciplinaire qui se connaît et qui prend du temps [...]. Le malade a autant de besoin de soins que de présence amicale et attentive. Il lui faut les deux.

François Mitterrand, président de la République, intervient le lendemain et situe la démarche des soins palliatifs dans un projet de société. Il souhaite « [...] que notre société soit inspirée par la leçon et la philosophie des soins palliatifs afin que désormais, dans chaque foyer, partout où l'homme meurt, on sache approcher la mort autrement ». Pour le président de la République, « c'est une tâche qui passe avant beaucoup d'autres et qui est encore trop souvent ignorée », des propos que les congressistes

1. Pour informer le ministre, sont consultés le docteur Maurice Abiven, le Pr Robert Zittoun, le docteur Jean-Michel Lassaunière, le docteur Jean-Marie Gomas, le Pr René Schaerer, des représentants des associations de bénévoles d'accompagnement, Jean Faveris et François Binot de la fédération ASP et Geneviève Delachenal de la fédération Jusqu'à la mort accompagner la vie (JALMALV).

reçoivent comme un engagement politique en faveur du développement des soins palliatifs.

Une réflexion et une concertation sur l'accompagnement

Déjà Claude Évin avait présenté en conseil des ministres, le 12 avril 1989, une communication sur les grandes orientations de la politique de santé pour les trois ans à venir. Il souhaitait notamment garantir par la loi les droits et le respect des malades.

Les ministres en charge de la Santé me confient, le 19 décembre 1990, la mission « de conduire une réflexion et une concertation sur la manière concrète dont sont accompagnés les malades en phase terminale et leurs familles ». Cette mission doit être menée selon plusieurs axes : enseignement, recherche, structures et offre de soins palliatifs et d'accompagnement au domicile ou en établissement, place d'unités spécifiques de soins palliatifs. La lettre de mission s'interroge enfin sur le bien-fondé de prendre une éventuelle disposition législative « sur un sujet aussi grave en matière d'euthanasie et qui relève de la primauté du respect absolu de la personne humaine ».

Le Premier ministre, Michel Rocard, présente sa démission et celle de son gouvernement en mai 1991 au moment même où j'entreprends ma mission. Il m'est cependant donné de la poursuivre, de l'achever et d'en présenter les conclusions en janvier 1993 à Bernard Kouchner qui est alors ministre de la Santé et de l'Action humanitaire[2]. C'est trop tard pour qu'il puisse en mettre en œuvre les recommandations, ce qu'il fera après la publication de la loi de juin 1999. Entre-temps, différents ministres ou secrétaires chargés de la santé se sont succédés, sans poursuivre l'impulsion et donner les moyens nécessaires qui auraient permis une généralisation de la démarche palliative dans tout le pays.

2. Voir annexe 2 : « Un projet politique autour des soins palliatifs ».

Des êtres libres et égaux en droits jusqu'au bout de la vie

Ce premier état des lieux, réalisé au début des années 1990, est destiné à faire le point sur le développement des soins palliatifs et sur les insuffisances dans la mise en application de la circulaire Laroque. Dès l'introduction, le rapport note qu'il « s'inscrit dans la volonté de l'État de favoriser, pour ce qui le concerne, les changements des conditions du mourir et d'encourager la généralisation des soins palliatifs ». L'État doit pouvoir se porter garant que tout citoyen en phase terminale puisse accéder à des soins de qualité et qu'une organisation des soins d'accompagnement permette « au délicat de s'accomplir ». Le terme de soins d'accompagnement est celui utilisé par le groupe de travail Aide aux mourants et dans la circulaire Laroque. La mission constate qu'« un mouvement minoritaire aujourd'hui [...] propose une réappropriation de l'idée de la mort et une réintroduction des malades qui doivent vivre et demeurer "libres et égaux en droits" jusqu'au bout, dans la communauté des vivants ».

À cette époque, l'enseignement des futurs professionnels de santé est très inégal et globalement insuffisant dans le domaine du traitement de la douleur, des soins palliatifs et de l'éthique. Face au pouvoir discriminant d'une fraction du corps médical qui reste exclusivement centré sur la compétence et les progrès de la technique médicale, il faut apporter une documentation actualisée, étendue et approfondie grâce aux informations rassemblées, à partir des nombreuses initiatives prises dans le pays et aux modèles importés, déjà largement élaborés, légitimes et validés. Le rapport s'appuie sur le travail du groupe « Aide aux soignants » et sur la circulaire Laroque, mais également sur les travaux et programmes de l'Organisation mondiale de la santé (OMS). L'essentiel est de conduire un changement de regard sur l'homme malade considéré et reconnu dans sa globalité et sa singularité d'une part et d'autre part d'intégrer la pratique des soins palliatifs et d'accompagnement, les valeurs éthiques dans la démarche soignante quelle que soit la pathologie.

L'émergence de la démarche palliative

Concernant la circulaire Laroque, le rapport énonce :

> Quatre raisons principales expliquent [sa] modeste performance d'une circulaire, pourtant très explicite :
> - l'absence de soutien d'une opinion publique distraite et mal informée ;
> - la très grande prudence des décideurs institutionnels, à l'égard d'un texte non contraignant, peu informés et sans estimation du coût des soins palliatifs. Seuls les malades atteints du sida ont bénéficié d'une importante allocation de ressources nouvelles[3] ;
> - le cloisonnement entre le sanitaire et le social, le morcellement des soins techniques spécialisés, l'absence de reconnaissance du temps passé au chevet du malade, la méconnaissance des possibilités de la prise en charge des soins palliatifs au domicile dont la réappropriation était recommandée par la circulaire ainsi que le décloisonnement entre l'hôpital et la ville, l'absence de conception d'un projet cohérent de santé globale conduit à faire des impasses, à réduire la marge de sécurité et les possibilités de choix des malades contribuant à un détournement coûteux et inadéquat vers des hospitalisations indues ;
> - les formations aux soins palliatifs et aux sciences humaines ainsi que l'enseignement de l'éthique sont restés partiellement ou totalement insuffisantes.

Cette analyse ne doit pourtant pas faire oublier « le rôle déterminant de la circulaire de 1986 dans la reconnaissance et le développement des soins d'accompagnement dans notre pays, l'un des tout premiers à avoir donné des directives officielles ». La mission a en effet pu constater les débuts de la construction de la démarche palliative née des initiatives militantes de quelques-uns.

Les soins palliatifs inscrits dans la loi

La formation et la conviction de soignants et de bénévoles qui sont allés observer les acquis des pratiques professionnelles et du bénévolat en Grande-Bretagne, au Canada, en Suisse, la bonne

3. La circulaire Laroque précise que « les soins palliatifs ne sauraient en aucun cas se concrétiser par une médecine au moindre coût » mais que « les moyens nécessaires à la mise en application des soins d'accompagnement des mourants seront recherchés par le redéploiement des moyens existants ». Ce n'est qu'à partir de 1999, grâce aux financements par des crédits fléchés et sanctuarisés de trois plans successifs de développement pour cette activité nouvelle, que d'importants changements structurels ont pu se déployer dans l'ensemble du pays.

volonté de directeurs hospitaliers, de conseils d'administration, la volonté d'élus, d'un préfet, d'une congrégation religieuse ou de mutualités, l'autorisation et le soutien de directions départementales ou régionales des affaires sanitaires et sociales ont permis, dans cette première étape qualifiée d'expérimentale, de créer des centres de soins palliatifs à l'exemple de la première unité de soins palliatifs (USP) qu'ouvre, en 1987, le docteur Maurice Abiven au sein de l'hôpital international de la Cité universitaire de Paris et qui est financée par des caisses de retraite. Bien avant la circulaire Laroque, quatre cliniques créées, à l'image de Jeanne-Garnier à Paris[4], par des congrégations religieuses accueillent déjà des malades « incurables ». L'ensemble de ces institutions et les premières USP jouent un rôle essentiel lors de la survenue de l'épidémie de sida des années 1980-1990. Elles accueillent de très nombreux patients atteints par cette maladie alors très rapidement mortelle. Dans le même temps, elles jouent le rôle de têtes de pont en matière de formation, créant les premiers diplômes universitaires, mettant en pratique les moyens de lutte contre la douleur proposés par l'OMS qui mène une stratégie politique mondiale très positive en ce domaine, et le soulagement des inconforts, enseignant les valeurs éthiques de la démarche palliative, celles des chartes des associations de bénévoles et celle de la SFAP.

Le rapport relève que « le caractère, jusqu'alors aléatoire, des créations de structures ou d'USP a laissé des zones entières du territoire sans solution satisfaisante » et que la répartition de l'offre de soins palliatifs, le plus souvent réduite à des soins en milieu hospitalier, reste inéquitable. Pourtant, les soins palliatifs étaient déjà inscrits – une première ! – dans la loi hospitalière du 31 juillet 1991 préparée par Claude Évin. Celle-ci édicte que « les établissements de santé assurant le service public hospitalier dispensent aux patients des soins préventifs, curatifs ou palliatifs que requiert leur état et veillent à la continuité de ces soins à l'issue de leur hospitalisation ou de leur hébergement ». Cette obligation conduit très rapidement à former les étudiants

4. Voir p. 48.

infirmiers aux soins palliatifs dans les instituts de formation en soins infirmiers (IFSI) et à soutenir la création des premiers diplômes universitaires (DU)[5].

Quatre-vingt-huit recommandations

Ce rapport ministériel rendu public en mars 1993 aura été élaboré à partir de témoignages recueillis dans la presque totalité des trente-deux unités ou équipes mobiles existantes, créées et autorisées en France, mais également auprès du professeur Christian Deckers (unité de soins continus et palliatifs des cliniques universitaires Saint-Luc – Bruxelles) et de David Oliviere (St Christopher's Hospice, Londres). Il donne lieu à quatre-vingt-huit recommandations qui apparaissent aujourd'hui, le plus souvent, largement admises sinon mises en pratique. L'enquête rend compte des réalités vécues par les malades, les premières réalisations et le bouillonnement des idées et des recherches tant médicales que sociales, philosophiques, sociologiques. La mission aura été ainsi le premier observatoire national :

- des innovations et des réalisations créées par les acteurs les plus concernés, gériatres, pédiatres, réanimateurs, infirmiers, par les associations JALMALV, l'ASP fondatrice, Aides (association de lutte contre le VIH/sida et les hépatites) ;
- du recul des pratiques de l'euthanasie ;
- de l'augmentation de la consommation des antalgiques et des morphiniques ;
- du rôle des séminaires et des enseignements ;
- de la réflexion de l'éthique comme du nouvel intérêt de la littérature pour la fin de la vie ;
- de la force fédératrice et de la vigilance de la SFAP, porte-voix des progrès de l'humanité de la médecine ;

5. Dans le cadre de la mission, il a par ailleurs été établi une collaboration entre le ministère de l'Éducation nationale et le ministère de la Santé qui aboutit à l'élaboration de la réforme des trois premières années des études médicales. C'est ainsi que l'arrêté du 18 mars 1992 réintroduit les sciences humaines, l'éthique médicale et la déontologie, un module de culture générale. L'enseignement de la psychologie est à nouveau réaffirmé dans les textes.

– de la revendication du respect des malades et de leur vie comme de la qualité de la prise en charge des malades.

Cette observation permet de constater que « les soins palliatifs sont en panne d'une planification médico-sociale que devraient permettre les Schémas régionaux d'organisation sanitaire (SROS) ». Les progrès nécessaires et prioritaires pour accéder, en tout lieu et en toute équité, à une démarche palliative de qualité et à l'humanité de l'accompagnement des personnes en fin de vie, restent encore à accomplir. À la suite du rapport paraît la quatrième édition du Code de déontologie médicale (1995) puis est adoptée une législation sur les droits des malades dont les artisans sont notamment Claude Évin comme rapporteur au sein du conseil économique et social du droit des malades (1996), Lucien Neuwirth, le persévérant président de la commission des Affaires sociales du Sénat, qui prépare la loi édictant que « les établissements de santé doivent mettre en œuvre les moyens propres à prendre en charge la douleur des patients qu'ils accueillent » (1995) et est le rapporteur du projet de loi sur l'accès aux soins palliatifs que Bernard Kouchner, secrétaire d'État auprès de la ministre de l'Emploi et de la Solidarité, chargé de la Santé et de l'Action sociale, fait adopter en juin 1999[6]. Bernard Kouchner, ministre de la Santé dans le gouvernement de Lionel Jospin, est aussi à l'origine de la loi du 4 mars 2002 relative aux droits des malades et à la qualité du système de santé.

***

Au terme de la mission, six ans après la publication de la circulaire Laroque, et aujourd'hui encore dans les années 2010 trois conclusions peuvent être tirées. D'abord, les professionnels et les bénévoles, pionniers des soins palliatifs, ont su convaincre de la pertinence et de la nécessité impérieuse de la démarche palliative pour soulager la douleur et des symptômes pénibles

6. Loi du 9 juin 1999 visant à garantir le droit à l'accès aux soins palliatifs et à l'accompagnement des malades dont l'état le requiert.

rencontrés au cours de maladies graves, mais également de l'accompagnement de toute personne confrontée à l'épreuve de la souffrance, des pertes et la proximité de la mort. La formation, l'enseignement doivent permettre une large diffusion de leurs pratiques.

Ensuite, la recherche de la performance et du toujours mieux contre la maladie – certainement indispensable et bénéfique –, devient nocive si l'on s'obstine à nier les besoins et les limites de la condition humaine. L'exercice de la médecine est une mission au service de l'être humain dans sa dignité et sa liberté d'une part, et de la collectivité, d'autre part. La démarche palliative rétablit la personne malade dans ses droits qu'il fallait faire institutionnaliser et qu'il faut continuer à défendre notamment en valorisant le rôle de la médecine générale pour assurer le parcours continu des soins dans un projet de vie, de préférence dans le lieu naturel de vie.

Enfin, prenant le relais du groupe de travail Aide aux mourants qui affirmait déjà l'essentiel, la mission dresse le constat des insuffisances globales de l'application des textes et surtout de l'enseignement des futurs médecins et soignants qui doit devenir « une urgence et une priorité ». Aujourd'hui, il faut encore mettre l'accent sur la nécessité d'avoir les femmes et les hommes indispensables pour les mettre en œuvre, pour soigner et accompagner. Le suivi des avancées est dévolu à l'Observatoire national de la fin de vie dont le rapport aura été le précurseur. L'ensemble des recommandations formulées aurait dû amener les pouvoirs publics et notamment les responsables de l'Enseignement supérieur à s'engager plus fermement. En effet, au-delà des grandes insuffisances et des inégalités du dispositif de santé et de la formation universitaire qu'il met en lumière, beaucoup d'administratifs et de décideurs ont trouvé — ou découvert — à leur lecture, les orientations et les propositions qui contribueront à l'adoption des lois sur les droits des malades.

13

Les équipes mobiles de soins palliatifs

Une nouvelle avancée

Isabelle Marin

En France, dans les années 1980, la société civile, émue de la place faite à la mort dans les institutions soignantes, a porté le mouvement des soins palliatifs et soutenu les recherches et la réflexion des quelques soignants rebelles. Ces derniers, des pionniers et des militants, voient l'avenir se dessiner de belle façon avec la création en 1987 de la première unité de soins palliatifs (USP) à l'hôpital de la Cité universitaire de Paris. Succède le temps des premières équipes mobiles de soins palliatifs (EMSP). Souvent très réduites (parfois à une ou deux personnes cumulant péniblement un mi-temps) disséminées sur l'ensemble du territoire, isolées mais très dynamiques, elles ont pour mission d'aider les équipes de soin à prendre en charge les malades et leurs familles. Elles ont une vocation d'expertise, pouvant dispenser des conseils thérapeutiques et des formations, mais aussi de soutien, participant aux réflexions éthiques et décisionnelles et animant des groupes de réflexion ou d'analyse des pratiques. Enfin, elles aident à la continuité des soins en suivi du malade tout le long de son parcours de soins. Partie intégrante du mouvement des soins palliatifs, les EMSP sont comme ce dernier en général peu reconnues par les universitaires, mais mieux accueillies par les hôpitaux généraux et les établissements de santé privés participant au service public.

Quand nous créons les EMSP, pour ma part en 1989 à l'hôpital Delafontaine à Saint-Denis[1], nous pensons en toute bonne foi que ces structures sont transitoires : une fois la culture palliative diffusée, l'ensemble des professionnels formés, il n'y aura plus besoin d'EMSP... Nous croyons également que les professionnels à même d'y travailler doivent avoir une expérience dans le domaine des soins mais ne pas s'y installer. Progressivement, nous nous apercevons que les équipes mobiles vont perdurer : la culture palliative peut en effet s'inscrire dans l'institution hospitalière, mais dans une tension permanente avec la culture curative. Quelle que soit l'acculturation des soignants, il y a toujours débat entre deux conceptions de la santé et du soin. Le dispositif créé par les EMSP permet ce débat sans que le curatif perde son efficience et que le palliatif ne s'édulcore.

Le modèle de départ, celui de la cancérologie, se focalise sur la question de la décision du passage en soins palliatifs (sous-entendu sur l'arrêt du curatif et des traitements cancérologiques). Ce passage est matérialisé par le transfert en unités de soins palliatifs qui sont alors très peu nombreuses et inégales en qualité et en moyens. L'épidémie de sida donne une nouvelle impulsion au mouvement qui se développe. Les enveloppes fléchées permettent d'établir et de renforcer les équipes mobiles, mais surtout le modèle du soin continu s'impose chez les acteurs des soins palliatifs qui cherchent à collaborer avec les équipes dès le diagnostic. Une discussion s'engage avec la vision plus classique des cancérologues préférant cantonner les soins palliatifs à la phase terminale. Le développement des USP est plus discret mais mieux accepté par la communauté cancérologique qui réclame un aval pour ses malades.

De la mobilisation des associations à la professionnalisation des bénévoles

Les grandes associations comme l'association pour le développement des soins palliatifs (ASP) et Jusqu'à la mort accompagner

1. L'EMSP pilote de l'Hôtel-Dieu créée par le Pr Robert Zittoun et dirigée par le docteur Jean Michel Lassaunière et celle de Grenoble à l'initiative du Pr René Schaerer, voient le jour la même année.

la vie (JALMALV) qui regroupent soignants et membres de société civile, se mobilisent pour faire une nouvelle place à la mort dans notre société. Elles aident à la création des premières USP, lancent des actions de formation, de sensibilisation et soutiennent les professionnels qui s'investissent dans cette aventure. La naissance de la Société française d'accompagnement et de soins palliatifs (SFAP) regroupant professionnels, bénévoles et membre de la société civile témoigne de ce dynamisme. Une fois les USP créées, les associations s'engagent dans le bénévolat d'accompagnement au côté des soignants, déclinant à la manière française la solidarité civile promue par les Britanniques.

Au fil du temps, encouragées par les financements de la Sécurité sociale, les associations exigent de leurs bénévoles une quasi-professionnalisation qui comprend une formation initiale puis une formation continue, un engagement sur la durée, une participation aux groupes de parole, etc. Leurs activités de promotion/sensibilisation sont passées au deuxième plan. Au sein de la SFAP, ils doivent défendre leur place alors qu'ils en sont fondateurs. La vague de spécialisation ou de médicalisation des soins palliatifs a déplacé les équilibres. Singulièrement, ces associations reproduisent les modèles médicaux : elles répartissent les bénévoles selon les catégories qui existent dans le monde médical : bénévoles à domicile et bénévoles en institution, spécialisation en fonction des spécialités, etc. Leur rôle reste essentiel et elles savent se faire entendre dans le débat public autour de la fin de vie et de la mort en particulier.

De l'institutionnalisation des soins palliatifs à la naissance des réseaux

En ville, dans les années 1990, les réseaux de soins puis les réseaux de santé prennent de l'essor. C'est l'épidémie de sida[2] qui impose ces organisations transversales, souples. Les premiers réseaux, rares et expérimentaux, montrent la pertinence de cette

2. Les premiers réseaux de soin ont été créés au temps de la tuberculose, maladie mortelle, inavouable, pour tenter de protéger la société autant du danger biologique réel que du symbolique.

approche pour assurer la continuité des soins entre la ville et l'hôpital dans les champs du Sida et des soins palliatifs. À partir de 2000, les réseaux couvrent presque tout le territoire. Les modèles varient suivant les régions, mais la qualité de la prise en charge en ville est notablement améliorée. Malheureusement, les financements qui sont différents entre la ville et l'hôpital, les réseaux et les EMSP ne permettent souvent pas une coordination et finalement la coupure ville/hôpital est reproduite.

En Ile-de-France par exemple, la croissance des réseaux de cancérologie qui se manifeste depuis 1997 à partir d'expériences de terrain variées, est accompagnée par l'agence régionale d'hospitalisation (ARH). Sans modèle préétabli, elle remet cependant, discrètement, en cause la structure pyramidale de la région et la prédominance de l'Assistance publique-Hôpitaux de Paris (AP-HP), l'APcentrisme. Leurs homologues, les réseaux en soins palliatifs, sous la houlette de l'union régionale de la caisse d'assurance maladie (URCAM) évoluent très tôt vers un cadre unifié et la fédération des réseaux de santé en soins palliatifs d'Ile-de-France, la Respalif, défend leurs intérêts, mutualise leurs expériences et les représente. Le réseau régional de cancérologie, Oncorif, met plus de temps à se constituer pour respecter la diversité des intervenants. Il inclut les réseaux de soins palliatifs comme partenaires à part entière. C'est d'autant une nécessité que la couverture territoriale mixte a fait apparaître des complémentarités, des redondances et quelques… conflits. Plusieurs réseaux mixtes voient le jour, venus essentiellement de la cancérologie.

La crise aidant, les politiques de santé publique se recentrent sur l'hôpital comme garant du parcours de soins et désinvestissent le mouvement des réseaux. Les budgets diminuent, les pouvoirs publics réclament des mutualisations et redonnent aux EMSP des missions sur les territoires. Dans ce contexte, les réseaux doivent se réorienter vers des missions de coordination, abandonnant les missions d'expertise et de soutien aux soignants.

Du concept de LISP aux questions posées par leur développement

Les soins palliatifs sont cependant devenus un incontournable du paysage de la santé, à la demande du public et des soignants, mais toujours avec une très grande résistance de la communauté médicale, en particulier dans les milieux universitaires et en cancérologique. Les infectiologues qui, avec le sida, ont donné au mouvement des réseaux en soins palliatifs une légitimité universitaire, se sont totalement retirés dès l'apparition des traitements actifs avec comme pour conséquence un refus d'admettre les malades dits en soins palliatifs dans les services. « Allez mourir ailleurs », semble-t-on dire aux urgences ou dans les divers services de spécialités qui paraissent justifier ce rejet par la création des USP et le mouvement des réseaux: la mort doit se passer à domicile, accompagnée par les professionnels de ville ou dans les services de soins palliatifs.

Le concept de lits identifiés en soins palliatifs (LISP) est adopté en 2002. Ces lits doivent remédier aux difficultés d'hospitalisation de ces malades et cela sans créer d'USP jugées trop coûteuses. Les services qui ont développé une culture palliative et qui répondent à des critères de qualité (accompagnement, passage d'une EMSP, place de la famille, transmissions pluridisciplinaires, etc.) s'engagent à accepter directement de la ville des malades de soins palliatifs. Ils se voient alors accorder une aide tarifaire par l'ARH. En 2007, l'adoption de la tarification à l'activité (T2A) pour le financement des établissements de santé, *booste* le dispositif. Le tarif accordé aux LISP est en effet particulièrement attractif. Il s'en suit un vif débat au sein de la communauté palliative car, le plus souvent, les LISP sont purement formels et ne servent qu'à améliorer les finances des hôpitaux et à afficher une vitrine honorable sans proposer une réelle qualité de la prise en charge. Le dispositif a pourtant l'immense mérite de permettre l'hospitalisation de malades jusque-là refusés par les services et les EMSP peuvent se servir de ce levier pour tenter de mieux diffuser la culture palliative auprès des équipes hospitalières les plus récalcitrantes.

La vigilance s'impose pour que la démarche palliative soit effective.

D'autres problèmes apparaissent dans les centres de cancérologie et dans le secteur privé notamment. La diminution globale des lits d'hospitalisation et l'accroissement de l'activité ambulatoire augmentent la proportion de malades en soins palliatifs hospitalisés. Elles rendent urgent le besoin de prise en charge identifié par le milieu cancérologique d'abord comme un besoin d'USP. Le déploiement des LISP (avec leur tarification spécifique) permet la continuité des soins au sein d'un même service et une meilleure intégration de la culture palliative, non plus comme une obligation légale mais bien comme une activité clinique indispensable.

Le premier plan cancer (2003-2007) modifie très profondément la culture des cancérologues et de leurs services : le dispositif d'annonce de la maladie donne une place aux infirmières et aux psychologues et le programme personnalisé de soin (PPS), même s'il est peu mis en œuvre, éclaire autrement le dialogue avec le malade. Les réseaux par ailleurs changent les relations et la mentalité des professionnels parce que les soins palliatifs y ont une place reconnue et… financée.

Des soins de support à la normalisation des soins palliatifs

Quant aux « soins de support »[3], ils soulèvent bien des questions. Proposés pour regrouper tous les soins non curatifs qui s'intéressent plus au sujet malade qu'à la maladie cancéreuse elle-même, ne permettent-ils pas de faire des soins palliatifs sans les nommer et en conservant la fiction de la guérison ? Des départements de soins de support voient ainsi le jour surtout dans les centres de lutte contre le cancer pour coordonner les prises en charge et l'ensemble des acteurs : psychologues, diététicien (ne) s, kinésithérapeutes, stomathérapeutes, praticiens de la

3. Le terme de *supportive care* laisse planer une ambiguïté. S'agit-il de permettre au malade de supporter sa maladie, son traitement, voire son cancérologue ?

douleur et de soins palliatifs. L'aspect radical des soins palliatifs est ainsi normalisé. Le risque est alors de perdre non seulement l'horizon de la mort qui relativise les enjeux des traitements mais également la dimension globale et holistique de cette médecine palliative au profit d'une multi-consommation. Il n'en reste pas moins qu'en cancérologie, les soins palliatifs ont acquis une légitimité et une reconnaissance dont les professionnels de terrain n'ont pas toujours conscience tant ils sont pris par le travail local et coupés du monde de la cancérologie.

Dans les autres spécialités (neurologie, cardiologie, réanimation, etc.), la démarche palliative diffuse avec moins de heurts grâce aux EMSP. Les questions qui se posent sont plutôt celles de l'arrêt de traitement et de l'hébergement (hospitalisations longues, séjours de répit, etc.) encore mal résolues par les structures classiques : soins de suite ou USP. La pédiatrie s'ouvre à la culture palliative, depuis très peu de temps, et sous l'égide de l'onco-pédiatrie tandis qu'en gériatrie, les pratiques sont souvent proches des soins palliatifs. Les limites des champs d'intervention sont difficiles à préciser et les moyens très modestes. Les nouvelles structures, les établissements d'hébergement pour personnes âgées dépendantes (EHPAD), accueillent des malades souvent très dépendants avec des équipes peu nombreuses et dont les conditions de travail sont difficiles. Dans le dernier plan de développement des soins palliatifs (2012), il est recommandé aux EMSP d'œuvrer au sein de ces établissements pour accompagner et former le personnel afin d'éviter le passage et la mort aux urgences des résidents en fin de vie. L'objectif est immense et les moyens dérisoires.

***

Depuis plusieurs années, les USP se sont développées. Plus nombreuses même si elles restent en nombre insuffisant, elles peuvent assumer des missions nouvelles. Il existe aujourd'hui des lits d'hôpital de jour et les USP peuvent, par exemple, assurer des hospitalisations de répit pour les malades atteints de maladies neuro-dégénératives même si, souvent, ces patients se heurtent à l'image connotée de ces unités, une image qui les renvoie à la phase terminale de leur maladie. On le voit, les soins palliatifs oscillent ainsi entre une place symbolique forte (la présence de la mort dans l'hôpital, l'affirmation de la limite de la toute-puissance hospitalière) et une position plus technique d'utilité, voire d'efficience (la prise en charge des malades, de leurs symptômes, de leurs familles, leur accompagnement). Leurs organisations sont marquées par ces deux courants. Elles sont obligatoires et reconnues dans tous les documents officiels d'une part, fragiles et menacées – les USP comme les réseaux en position instable par la diminution de leurs financements, les EMSP par leur taille, très, trop petite – d'autre part. Il est par conséquent tentant pour le milieu des soins palliatifs de revendiquer des structures bien spécifiques, parfaitement identifiées, garantes des valeurs, séparées cependant du reste de l'environnement socio-sanitaire. Le danger, pointé par le rapport de la commission de réflexion sur la fin de vie confiée au professeur Didier Sicard en 2012, serait d'abandonner la diffusion de la culture palliative et de s'orienter sur une fin de vie à deux vitesses. Une autre voie serait de fédérer les diverses structures ce qui permettrait de rassurer les acteurs et d'augmenter leur visibilité, à l'instar de ce qui se passe en Belgique où des plates-formes réunissant équipes mobiles, réseaux et USP permettent de proposer, sur un territoire donné, une offre de soins palliatifs continue et coordonnée, de rassembler les professionnels et d'avoir une entrée unique pour les malades, les familles et les professionnels. Des expériences ont bien eu lieu en France : elles se sont cependant heurtées aux modes de financement, différents et parfois concurrentiels, et aux résistances individuelles.

14

Les soins palliatifs à domicile

Des premières expériences à la conceptualisation

Jean-Marie Gomas

Il est banal d'entendre dire que trois malades sur quatre préfèrent mourir chez eux. Bien que semblant naturel, ce souhait est très loin de la réalité : ainsi en 1985, si 52 % des patients atteints de cancer meurent à leur domicile en Corrèze, à peine 25 % des Parisiens finissent leur vie chez eux… Le lieu géographique exact du dernier souffle ne rend d'ailleurs pas forcément compte de toute la complexité de la trajectoire qui précède les soins dans les dernières semaines. L'exemple de la Grande-Bretagne est, dans ce domaine, significatif : à l'époque, beaucoup de patients sont soignés à domicile jusqu'à leurs derniers jours, puis finalement hospitalisés *in fine* dans des hospices ou des services de médecine.

Parler des soins palliatifs à domicile nécessite d'évoquer par conséquent le contexte sociologique et géographique dans lequel a lieu cette prise en charge de patients en fin de vie. Si nous n'avons pas la prétention d'aborder la totalité des questions posées par la mise en place des soins palliatifs à domicile, nous témoignerons en revanche de notre expérience, autrement dit de leur conceptualisation, innovante, à partir d'une pratique libérale à Paris dans les années 1980.

Depuis le XIXe siècle, des médecins se sont impliqués dans les soins aux malades en fin de vie. La tradition du soin à domicile s'y est cependant intéressée plus tardivement, notamment en raison de la peur liée à l'usage des morphiniques[1] qui paralyse son emploi dès le début du XXe siècle[2]. De plus, la médecine générale n'a pas assez, voire pas du tout, pris en compte la notion d'accompagnement et le traitement de la douleur. Quelques personnes portées par leurs propres valeurs et leur richesse intérieure, font ce qu'elles peuvent en matière d'« accompagnement du mourant », mais aucune publication significative ne vient relayer leur savoir.

De premières expériences isolées

Au lendemain de la seconde guerre mondiale, la mise en place du carnet à souche n'a fait que renforcer les craintes des professionnels et la réticence des patients à utiliser la morphine par voie orale. Il faut dire que les connaissances sur les morphiniques sont parcellaires et que le contrôle de la douleur est quasi impossible en ambulatoire. La délivrance des préparations magistrales de morphine en pharmacie est compliquée et l'enseignement universitaire inexistant ou fort incomplet[3]. Même le conseil de l'ordre des médecins, obsédé par la montée de la toxicomanie, n'a pas bien compris les enjeux : la surveillance des médecins consommateurs de carnets à souches est étroite et permanente ! Dans le même temps, le cancer reste tabou et 80 % des malades sont tenus dans l'ignorance de leur maladie.

Des expériences isolées sur l'organisation des soins palliatifs à domicile en milieu urbain sont réalisées dans les années 1980 par le docteur Monique Tavernier[4], anesthésiste qui, en fin de carrière, a effectué des visites à domicile en *free lance*, pour

1. J.-M. Gomas, « Les freins psychologiques à la prescription des morphiniques », *Revue AMD, Actualités de la maladie douloureuse*, n°7, Paris, 1994.

2. J.-M. Gomas, « Petite histoire de la douleur et de la morphine », *Le Courrier de l'algologie*, 2004, 3, pp. 59-65.

3. Lors de notre diplôme optionnel de psychopharmacologie en 1979, un pharmacologue qui dispensait le cours sur les opioïdes en pénalisant le médicament, nous recommandait d'en donner le moins possible puisque c'était dangereux.

4. M. Tavernier, *Les soins palliatifs*, PUF, coll. Que sais-je ?, Paris, 1986.

accompagner des malades. Ce médecin charismatique avait peu de lien avec les généralistes et les infirmières libérales. Elle a eu cependant le mérite de démontrer que des visites fréquentes à domicile et une bonne connaissance des antalgiques pouvait permettre de garder des patients longtemps à domicile, voire jusqu'à la fin de leur vie. Un autre précurseur de cette pratique est le docteur André Flachs, généraliste dans la région normande, qui publie au début des années 1980 un document sur quelques dizaines de patients accompagnés à domicile. Son travail, diffusé uniquement au sein de la Société française de médecine générale (SFMG), est resté confidentiel.

Premières gardes et premières confrontations à des situations insensées

Installé en 1981 dans un quartier populaire de l'Est parisien, je suis confronté dès mon premier week-end de garde à des situations qui me semblent « insensées » : des patients en fin de vie, submergés par l'angoisse, écrasés de douleurs et recevant chichement un demi Temesta® (un anxiolytique de la famille des benzodiazépines) matin et soir et quatre Di-Antalvic® par jour (un médicament composé d'un antalgique qui agit directement sur la perception de la douleur par le cerveau et de paracétamol qui empêche la transmission de la douleur)[5], sans aucun corticoïde. Ils sont par ailleurs abandonnés dans des appartements non adaptés avec des familles dépassées qui ne bénéficient d'aucun soutien pour faire face à ces situations extrêmes. Mes premières expériences d'accompagnement, dans les années 1981-1983, sont véritablement une révélation et un choc : le jeune cardiologue que je suis en cours de spécialisation, bien que passionné par la technique médicale, coronarographiste à l'hôpital Necker-Enfants malades (AP-HP) auprès du docteur Fleury et du professeur Jean-Philippe Metzger, se voit radicalement remis en question par ces malades porteurs de souffrances morales et de douleurs physiques non prises en compte.

5. Le Di-Antalvic® a été supprimé le 16 février 2011.

Mon investissement personnel dans la structuration des soins palliatifs à domicile doit beaucoup à une rencontre déterminante avec le docteur Michèle-H. Salamagne qui a ouvert quelques années auparavant, à l'hôpital de la Croix-Saint-Simon, la première consultation de soins palliatifs en France. Autour de cette personnalité hors du commun formée aux techniques anesthésiques et ayant tout à la fois de profonds acquis et une réflexion sur l'accompagnement, mais aussi une connaissance des expériences anglaise et canadienne, s'était rassemblé un petit groupe de médecins et de soignants qui seront parmi les principaux animateurs nationaux des soins palliatifs pour les quinze ans à venir. Le psychanalyste Michel Renaud les accompagne. Ce petit groupe de recherche sur l'accompagnement des malades (GRAM) sert de creuset à la future Société française d'accompagnement et soins palliatifs (SFAP) ; parmi ses membres figurent le secrétaire général fondateur et deux futurs présidents de cette société. C'est dire l'importance historique du GRAM dans la structuration du mouvement des soins palliatifs en France.

Une expérience des confrontations entre professionnels du curatif et du palliatif

Pour ma part, je participe pleinement à ce groupe de réflexion et ainsi formé, je peux, petit à petit, mettre en ordre les expériences cliniques de fin de vie auxquelles je suis confronté. Porté par ce groupe interdisciplinaire et son enseignement, j'organise les premiers accompagnements à domicile au cours de l'année 1983-1984. À cette époque, très peu de patients bénéficient d'un examen clinique approfondi en consultation ambulatoire, et plusieurs de mes collègues généralistes du quartier ne tiennent aucun dossier médical. Je suis d'ailleurs, pour l'anecdote, l'un des tout premiers médecins informatisés de France et dès le 4 septembre 1985, mes patients sortent de ma consultation avec une ordonnance imprimée. Une véritable surprise dans le quartier ! Je reçois des appels de pharmaciens ou de médecins hospitaliers éberlués de voir un patient sortant d'un cabinet de médecine générale et arrivant aux urgences ou en consultation hospitalière avec une ordonnance tapée à la machine. Ces petits détails permettent de mesurer à quel point le paysage a changé en vingt-cinq ans. Sur le fond, l'informatisation de mon cabinet représente une étape déterminante pour l'organisation de ma pensée et la rigueur de mes dossiers : je dispose, dès le début, d'un outil performant qui peut éditer des données croisées en analyse multivariée.

De 1985 à 1987, je travaille avec les responsables de l'Association pour le développement des soins palliatifs (ASP) à la mise en œuvre d'un projet d'équipe de bénévoles d'accompagnement intervenant à domicile. Le travail, avec Chantal Haegel, une infirmière clinicienne, est une révélation : comme n'importe quel jeune médecin généraliste de l'époque, je ne connaissais du bénévolat que les images caricaturales des prosélytes religieux. Un long travail de préparation et d'apprivoisement aboutit à la prise en charge du premier malade français accompagné à domicile en fin de vie par des bénévoles associatifs, structurés et préparés. Cette histoire, celle de la célèbre Mme C.[6], est racontée dans la *Revue ASP*. Elle nous révèle toute la complexité du maintien à domicile, ces exigences, sans compter les conflits avec mes confrères hospitaliers. Il faut dire que cette patiente manipule avec dextérité les différentes équipes qui s'occupent d'elle et qu'elle prend un malin plaisir à nous dresser les uns contre les autres. Une première expérience difficile de la multidisciplinarité entre les professionnels du curatif et ceux du palliatif !

Vers la conceptualisation des soins palliatifs à domicile

Entre 1981 et 1984, j'accompagne à domicile une centaine de patients. Cette confrontation à leur réalité, à leur quotidien, me contraint à une nouvelle remise en question : je réalise que ma formation ne me permet pas de calmer correctement leurs douleurs et surtout que mes connaissances en matière

6. J.-M. Gomas, Ch. Haegel, « Au domicile, les bénévoles ont leur place. Première expérience de l'association Présence à domicile », *Infokara*, n° 14, Paris 1989.

de cancérologie sont tout à fait insuffisantes. Je décide de m'inscrire à un diplôme universitaire (DU) de cancérologie. Comme stagiaire dans cette spécialité, je découvre la réalité hospitalière et la face cachée des situations rencontrées à domicile : difficulté à dire le diagnostic, absence de réflexion éthique, approche psychologique minimaliste des familles qui reçoivent les mauvaises nouvelles à travers de termes techniques souvent incompréhensibles, etc. Mon mémoire universitaire est consacré à l'« Accompagnement à domicile : réalité ou mission impossible ? »[7] Son impact est tel qu'on me demande d'en faire un livre pour le public et les professionnels de santé. Cet ouvrage qui est une sorte de manuel d'initiation aux soins palliatifs à domicile, est publié en 1988 et récompensé par un prix de recherche de la Société de médecine générale en 1989[8]. Ce livre servira, plus tard, de base à de nombreux travaux et à l'élaboration de recommandations en matière de soins palliatifs à domicile, mais également à la création d'enseignements et même à la conceptualisation du soin palliatif à domicile.

En fait, finir sa vie à domicile ne s'improvise pas : cela nécessite une adéquation entre les demandes du patient, celles de la famille et les réponses apportées par l'équipe de soins. Cela dépend également, et en bonne partie, des structures de santé existantes. Rester chez soi ou revenir à domicile lorsqu'on est gravement malade nécessite un minimum de conditions.

Quatre axes pour un accompagnement à domicile réussi

Pour que finir sa vie à domicile soit possible, il faut d'abord qu'il y ait *transfert de la confiance* (premier axe) : le patient doit avoir confiance en ce que l'équipe libérale peut faire pour sa qualité de vie, et cette confiance est directement proportionnelle

7. Mémoire universitaire pour le DU de cancérologie « Accompagnement des patients cancéreux en ville : réalité ou mission impossible », université de Paris VI, avril 1988.

8. J.-M. Gomas, *Soigner à domicile des malades en fin de vie*, coll. Recherches morales - Documents, Cerf, Paris, 1988. Préface du docteur Michèle-H. Salamagne, prix de médecine générale 1989 décerné par la Société française de médecine générale et *Le Généraliste*.

soit au travail préparatoire du service hospitalier lorsque la pathologie a nécessité une hospitalisation, soit au travail antérieur de sécurisation de l'équipe libérale. Cela pose le problème du sens de la vie de ce patient. Il vit au sein de sa famille et avec l'aide éventuelle d'une relation thérapeutique qui potentialise le sens de son maintien à domicile, son « chez lui » qui peut alors être le lieu de la sécurisation et de l'attache maximale. Cette vie ne trouve pas sa justification dans la visite de tel ou tel professionnel, mais dans le fait que le patient est là, vivant au milieu des siens et dans un environnement familier où son entourage lui témoigne que sa vie n'est pas nulle. Mais quel est le sens de la vie ? Gardons-nous d'y répondre à la place des patients qui, eux seuls, savent ce qu'il en est et qui dépend, au moins en partie, de ce qu'ils ont fait de leur existence, de tout de ce qu'ils portent en eux et aussi de tout ce qu'ils partagent avec les leurs. Bien souvent cependant, les patients ne donnent du sens à la vie, à leur vie qu'une fois qu'ils ont (plus ou moins) compris que cette vie justement est en danger à court terme.

La relation de confiance avec les soignants est alors déterminante. Il ne va pas forcément en parler, mais il le sait. Cela ne l'empêche pas de se battre, d'éventuellement faire des projets, des remarques et de critiquer, mais ce n'est pas aux professionnels de l'accompagnement de réagir. Ce qui fait le sel de la vie de ce patient, c'est à lui de le trouver et de le faire connaître à son entourage. Il n'appartient pas à l'équipe soignante de juger. Elle est là, au service du patient, pour l'accompagner sur son chemin et surtout ne doit jamais lui imposer une manière de faire ou de dire.

Sans *une famille coopérante* (deuxième axe) rien n'est possible. Cette famille doit être très disponible car elle sera très sollicitée. Méfions-nous et ne préjugeons pas de sa capacité à être là. Ce n'est pas à nous de décider à l'avance si elle est capable ou non d'accompagner son proche. Or, il n'y a quasiment pas de situation où la fin de vie ne puisse s'assumer à domicile, si les différents intervenants y ont été préparés de manière appropriée. Au sein de cette famille peut émerger une communication qui souvent préexiste, mais n'est pas suffisamment exprimée. La famille ne s'autorise pas à parler, à toucher le patient ou pense que cela ne vaut plus le coup ? Rappelons-lui l'importance de la communication verbale et de la communication non verbale. N'est-ce pas au domicile que cela sera plus facile à catalyser ? Une fois de plus, n'ayons pas la prétention de vouloir contrôler la communication familiale. J'ai vécu tant de situations où une analgésie correcte et un soutien adapté du patient et de la famille par l'équipe permettaient en deux ou trois jours de faire resurgir les échanges, refleurir les sourires, respecter cette fin de vie si négligée auparavant !

Cela ne se fait pas tout seul, mais avec une équipe soignante qui se doit, pour être efficace, d'être d'abord *attentionnée* (troisième axe).

Infirmières, aides-soignants, assistantes sociales, kinésithérapeutes, cadres de santé d'hospitalisation à domicile, médecins traitant, gériatres ou cancérologues hospitaliers, aide-ménagères, référents religieux, bénévoles en équipe, tous les membres de l'équipe domicile ont leur rôle, leur place et leur complémentarité. À domicile, le travail d'équipe est une nécessité : on ne peut pas faire de soins palliatifs tout seul car les demandes sont trop diverses, et changent d'heure en heure, de jour en jour, avec le cheminement de chacun. L'équipe est riche des potentialités de chaque professionnel et n'assure qu'une présence partielle : ce ne sont pas les heures passées dans l'appartement qui comptent, mais la qualité d'écoute et de présence ; c'est cette subtile alchimie de communication verbale et non verbale qui calme et qui rassure. Parfois de courte durée dans des accompagnements ultimes, parfois durant de très longs mois, cette vie d'équipe n'existe que par la volonté des soignants puisqu'en exercice libéral, aucune structure ne la soutient. Les structures d'hospitalisation à domicile (HAD) et de soins à domicile (SAD) permettent un meilleur fonctionnement de cette équipe… si le médecin joue le jeu. La transmission est primordiale et il faut insister sur l'importance déterminante du cahier de transmission à domicile, même hors HAD. Dans une équipe libérale, le profond respect du travail de l'autre est également essentiel et pas toujours facile à mettre en œuvre car il bat en brèche le pouvoir médical.

Un accompagnement à domicile réussi passe par *un référent thérapeutique compétent* (quatrième axe) : ce référent est le soignant investi spécialement de la confiance du patient, mais aussi de celle de la famille qui coopère et de l'équipe qui est à l'écoute de la personne prise en charge. À domicile, c'est le plus souvent le médecin libéral qui devient le référent. Sa tâche pour dynamiser l'équipe et respecter chaque soignant est capitale. Les soins palliatifs ne sont pas une médecine au rabais ! Le soignant doit être compétent, ce qui n'a pas seulement à voir avec de la bonne volonté. La compétence technique n'est certes pas seule en cause. Le savoir-faire tout comme le savoir-être sont indispensables. Comment transmettre cette part d'humanité dans la relation thérapeutique ? Comment supporter la mort d'autrui si angoissante puisqu'elle nous oblige à penser notre mort future ? Comment garder la juste distance sans être fusionnel et s'impliquer vraiment sans perdre notre objectivité ? Au domicile, immergé dans l'intimité des familles et l'environnement du malade, il y a des jours où la pression est forte et c'est pour cela qu'un groupe de parole est indispensable au bon fonctionnement de l'équipe soignante, surtout lorsque des accompagnements sont fréquemment assumés. Pour des professionnels libéraux, organiser ces groupes n'est pas simple, mais le résultat en vaut la peine. Ils permettent de vivre cette conversion intérieure nécessaire pour accepter d'être recentré sur le traitement symptomatique, de privilégier le confort, de pratiquer cette médecine qui ne guérit pas, de redécouvrir le sens caché, unique, de cet Autre avec qui nous entrons en relation, cet Autre qui nous embarque dans cet échange émotionnel sans échapper à notre responsabilité soignante. Les patients vivent, ils ont besoin de sourires et pas de têtes d'enterrement ! L'équipe soignante est au service du patient, au service de ses désirs, mais elle est aussi là en dispensatrice d'une technique de soins. Autrement dit, elle est à la fois présente en tant que savoir être et que savoir-faire. Soigner un malade dans sa globalité et aider à révéler, lorsque c'est possible, les potentialités des relations familiales, sont sûrement des motivations quotidiennes majeures pour les soignants du domicile.

Quand l'accompagnement à domicile est impossible

Il faut pourtant reconnaître qu'il existe des situations de fin de vie irréalisables au domicile. C'est particulièrement le cas des personnes vivant seules ou sans famille et de celles dont les douleurs ou d'autres symptômes ne sont pas contrôlés. Il semble enfin que cela soit pratiquement impossible également lorsque la famille et le patient ne sont pas préparés à ce retour. On estime ainsi à 15 % le nombre de patients dont la fin de vie nécessite un maintien en milieu hospitalier[9]. Il existe des patients et des familles qui n'acceptent pas le fait d'être chez eux alors qu'ils vont mal. Ils ont besoin de la présence de professionnels qui les rassurent. L'expérience montre cependant qu'un logement précaire n'est pas, en soi, un obstacle insurmontable au maintien à domicile d'un patient en fin de vie : les facteurs matériels peuvent être facilement transcendés par les motivations de l'entourage.

Mourir à domicile n'est jamais chose simple. Aussi faut-il parfois accepter de ré-hospitaliser un patient même tardivement, lorsque le malade et/ou sa famille. Il faut parfois accepter de ré-hospitaliser un patient même tardivement, lorsque le malade et/ou sa famille le demandent et ce, malgré le travail de soutien effectué par l'équipe soignante à domicile. Il ne peut être question de forcer qui que ce soit, à assumer cette fin de vie selon des normes imposées par les soignants. Une fin de vie ne peut se résumer à une consommation de médicaments, de matériel et à la présence de professionnels.

Quatre facteurs limitant l'accompagnement à domicile

Au cours des années 1980-1990, j'ai accompagné à domicile plus de cinq cents patients en fin de vie. Mon travail de

9. JM. Gomas, « Aspects techniques des soins palliatifs à domicile », *Biomequip, Revue du CNEH*, 1989, n°s 19-20, pp.19-20.

généraliste a continué jusqu'au milieu des années 2000[10]. Une expérience, qui m'aura mené à reconnaître que si les avantages du soin à domicile sont nombreux, il existe aussi des facteurs limitant qu'il faut savoir repérer.

L'épuisement familial est la première limitation du soin à domicile. Le médecin généraliste formé à cette technique palliative coordonne l'équipe médico-soignante. Il peut calmer les symptômes, sécuriser au maximum les angoisses de l'entourage et aller parfois au-delà de ses propres limites pour accompagner le malade à son domicile, souvent jusqu'à son dernier souffle. Mais si ce praticien ne sait pas calmer les symptômes ou s'il n'y parvient pas, il faut, dès les premières aggravations, envisager une ré-hospitalisation, généralement définitive.

Le deuxième facteur limitant est bien le médecin lui-même. De par sa capacité de coordination, de contrôle des symptômes, de réflexions éthiques, de suivi stratégique, il tient une place absolument centrale dans le soin palliatif à domicile. Dans un éditorial[11] de 2002, j'anticipais le fait que peu de médecins généralistes continueraient à s'investir autant dans le soin palliatif à domicile notamment en raison du manque de reconnaissance financière pour le temps passé, et de l'impact psychologique que cela peut avoir sur leur vie.

Le troisième facteur limitant est l'équipe soignante, dans l'idéal coordonné et/ou relevant d'un service d'HAD ou d'un service de soins infirmiers à domicile (SSIAD). On peut là aussi regretter que de moins en moins de soignants libéraux soient prêts à investir le temps et l'énergie nécessaires à accompagner les patients à domicile. J'ai, pour ma part, connu le bonheur d'une équipe libérale motivée et présente, mais l'évolution du système de santé le permettra sans doute de moins en moins dans l'avenir.

Le quatrième facteur limitant est, tout naturellement, le patient lui-même. Même bien calmé, même bien entouré, même

---

10. De 1985 à 2005, Corinne Seknazi, mon associée à partir de 1989 et moi-même, avons géré 13 600 malades différents, tous informatisés, totalisant plus de 115 000 actes analysables. L'auteur a effectué plus de 18 000 visites à domicile, accompagnant plus de 1000 patients cancéreux, près de 100 patients atteints du VIH et plus de 1 200 personnes âgées.

11. J.-M. Gomas, « Des soins palliatifs ... à domicile ? », *Concours Médical*, 2002, p.15.

bien accompagné, il peut parfaitement décider qu'il ne veut pas ou plus imposer cela à son entourage, qu'il se sent plus en sécurité à l'hôpital et qu'il demande une ré-hospitalisation. Il est absolument essentiel que les soignants du domicile comprennent que ce n'est pas là un échec !

***

Pour qu'un accompagnement à domicile soit réussi, quatre conditions au moins doivent être réunies. Même quand elles le sont, rien n'est joué d'avance et il faut savoir, dans tous les cas, qu'il existe des limites au soin à domicile. Accepter ces limites, c'est accepter qu'on ne peut pas tout faire et qu'un certain nombre de patients ou d'ensembles patient/famille nécessitent une hospitalisation pour être sécurisés et contrôlés sur le plan des symptômes. Il y a des patients qui ont besoin d'une unité de soins palliatifs pour avoir un bon contrôle des symptômes et d'autres qui, jusqu'au bout, sont dans une telle ambivalence, une telle demande de curatif que seuls les services de cancérologie peuvent assumer leur fin de vie.

Nous sommes bien là, une fois encore, dans le respect de l'éthique du singulier. Le praticien, et plus encore le praticien référent, n'est pas là pour imposer un catéchisme du soin à domicile, il ne doit pas obliger des familles à vivre des situations qu'elles ne peuvent pas supporter. Il est, tout au contraire, au service de la trajectoire unique d'un patient qui a son histoire, ses racines, et qui parfois, s'il est bien calmé, accepte de partager sa fin de vie avec ses proches, ce qui reste toujours, et dans l'idéal, une décision personnelle et unique.

En réalité, tous les soignants sont interpellés par la fin de la vie de leur patient et ceux qui acceptent de se laisser questionner, découvrent des exigences relationnelles bien au-delà de la technique médicale. Ces relations sont d'une telle richesse potentielle qu'elles méritent d'être vécues et qu'il est utile de travailler à les approfondir. Accompagner des malades en fin de vie, c'est, pour le dire comme Elisabeth Kübler-Ross « une occasion de croissance pour tous, soignant et soigné ».

15

Enseigner les soins palliatifs

Des balbutiements aux diplômes universitaires

Benoît Burucoa

Déjà au milieu du XIXe siècle, Jeanne Garnier et son Œuvre des dames du Calvaire avaient relevé le défi de l'accompagnement et des soins aux mourants. Le premier ouvrage de la psychiatre Elisabeth Kübler-Ross *Les derniers instants de la vie* fait date en 1979 en ouvrant par ses observations la spécificité du champ psychologique de l'accompagnement. À cette époque, les sciences humaines et sociales se trouvent en plein développement, marquées par le génie de Freud, contrastant avec le déni de la mort dans la société occidentale. Sans doute cette conjonction inspira-t-elle l'humanisme et l'approche pragmatique de Cicely Saunders quand, en 1967, elle ouvre le St Christopher's Hospice et initie le mouvement des hospices. L'évaluation et le traitement de la douleur et des autres symptômes, les soins corporels deviennent alors une priorité. Dans le même temps, elle explicite le concept de souffrance globale (*total pain*) qui unit sans jamais les dissocier les diverses dimensions de la souffrance, physique mais aussi psycho-affective, sociofamiliale et spirituelle. Cette approche systémique reste à ce jour une spécificité fondatrice des soins palliatifs.

Considérer l'être humain dans sa globalité

Il faut se souvenir de l'importance accordée par Cicely Saunders, jusqu'à la toute fin de sa vie, au champ spirituel ou existentiel de l'accompagnement, à la recherche de sens de l'être humain telle que la suscitent les pertes et séparations et l'approche de la mort. Son parcours, successivement infirmière, travailleuse sociale et enfin médecin, la disposa sans doute à mettre l'accent sur l'importance de la vie d'équipe et sur le concept d'interdisciplinarité, au sens d'interprofessionnalité. Ce dernier représente une des forces novatrices des soins palliatifs (sans idéaliser la vie d'équipe !).

En 1976, le Pr Balfour Mount, marqué par sa rencontre avec Cicely Saunders, ouvre la première *palliative care unit* spécialisée, en secteur hospitalo-universitaire avec l'intention de développer l'enseignement et la recherche en soins palliatifs. Cette appellation a été transposée en français, de manière insatisfaisante, par la notion d'unité de soins palliatifs (USP) qui donne aux soins palliatifs une connotation péjorative difficile à estomper : elle fait parfois oublier que *care* signifie prendre soin et non pas soigner.

L'unicité de la personne est l'argument-clé pour considérer l'être humain dans sa globalité. La pluridimensionnalité de la souffrance est l'argument de l'interdisciplinarité. L'adaptation à réaliser des attitudes et décisions est l'argument d'un questionnement et d'une démarche éthiques. Ces spécificités, ces concepts, restent comme des constituants, des fondamentaux des soins palliatifs et d'accompagnement. Pris séparément, aucun n'apparaît très original ou spécial, mais leurs interfaces sont complexes et leur résultante difficile à mettre en application dans la pratique. Tous ces composants ont la même finalité : le confort, l'analgésie, l'apaisement, l'accomplissement de la personne gravement atteinte et le soutien de ses proches.

Les soins palliatifs constituent ainsi un corpus de connaissances, de savoirs, d'approches et de méthodes. Le mouvement des soins palliatifs apparaît comme une ré-évolution de la médecine, comme une synthèse de nombreux emprunts aux sciences biomédicales, humaines et sociales.[1].

---

1. B. Controverse, « Les soins palliatifs : en route vers la spécialité ? », *Médecine palliative*, 2008 ; 7 : 215-21.

Un travail de mémoire personnelle en forme de clins d'œil

Un travail de mémoire s'impose à nos yeux, sous la forme de sept anecdotes ou scénettes. Elles ne traduisent qu'une toute petite partie de la réalité, mais évoquent un parcours semé d'embûches, d'avancées et de reculs, un parcours comme un combat de longue haleine, si tenté que trente ans représentent une longue durée !

À la rentrée universitaire 1983, le Centre Sèvres[2] inaugure le tout premier cycle de formation continue sur les soins palliatifs. Quelques provinciaux avertis ont la chance de se trouver là. Le père Verspieren et le docteur Michèle-H. Salamagne en sont les principaux initiateurs et intervenants. Le docteur Thérèse Vanier du St Christopher's Hospice, invitée et conférencière, introduit cette formation. Elle sillonne ensuite la France pendant des années pour diffuser les pratiques palliatives.

Au printemps 1989, dans la salle de réunion de la première unité de soins palliatifs (USP) française, celle de l'hôpital international de la Cité universitaire, quatre personnes – le docteur Maurice Abiven responsable de cette unité, le professeur René Schaerer oncologue au CHU de Grenoble, Mme Ziegler, psychologue de l'association Accompagner de Nancy et moi-même qui dirige l'USP de la maison des dames du Calvaire de Bordeaux (créée en 1988) – sont chargés de rédiger les statuts de la future Société française d'accompagnement et de soins palliatifs (SFAP). Une question est soulevée d'emblée : l'association devra-t-elle être une société savante et si oui, *quid* des bénévoles d'accompagnement ? Pour nous, cela ne fait aucun doute : ils doivent être admis au sein de la SFAP. C'est le sens de proposition que nous faisons et qui est adoptée. Le « savoir du bénévolat » fera, plus tard, l'objet d'un enseignement et d'une recherche spécifiques en soins palliatifs.

En 1990, lors du premier congrès de l'association européenne de soins palliatifs (EAPC), le président de la République, François Mitterrand, prend la parole sur la fin de vie, sur sa dimension existentielle et sur l'importance des soins palliatifs. C'est ensuite

2. Voir p. 86.

au professeur Jan Stjernsward, chargé de mission à l'OMS pour la lutte contre la douleur et le développement des soins palliatifs, de s'exprimer. De mémoire, il a ces mots : « Il faudra que de jeunes médecins consacrent leur carrière professionnelle aux soins palliatifs, afin que fort d'une expérience clinique éprouvée, ils puissent devenir enseignants et chercheurs pour fonder la médecine palliative dont le monde a besoin, particulièrement dans les pays pauvres. »

L'ordre du jour d'un conseil d'administration de la SFAP de 1993 comprend dix points, le dernier est : « L'enseignement universitaire des soins palliatifs. » Ce point ne pourra pas être traité faute de temps, au grand regret de certains acteurs qui mettent en place la commission pédagogique de la SFAP en 1995 (les docteurs Burucoa, Filbet, Leboul, Marmet, etc.).

En 1995, Philippe Douste-Blazy, ministre de la Santé, prononce cette phrase mémorable : « Les soins palliatifs sont un véritable problème de santé publique et leur développement est une des priorités de mon cabinet. Tout étudiant en médecine doit être formé aux soins palliatifs. » De fait, on lui doit la circulaire ministérielle du 9 mai 1995, puis l'arrêté ministériel du 4 mars 1997, rendant obligatoire l'enseignement des soins palliatifs en deuxième cycle des études médicales. Mais leur application sera de courte durée[3].

La journée d'information du 20 octobre 2000 intitulée « Sensibilisation à la recherche en soins palliatifs » est prometteuse. Soutenue par la Fondation de France, elle est le premier acte de la nouvelle commission « Recherche » de la SFAP (réunissant les docteurs Burucoa, Hermet, Malaquin-Pavan, Marchand, etc.). Quelques dizaines de « fans » s'initient aux approches méthodologiques et partagent leurs premières expériences de chercheur. Cette commission organisera des séminaires de formation à la recherche, mènera une enquête nationale, tentera l'offre de chèques-recherche.[4].

3. Circulaire DGES/DGS relative aux enseignements de 1er et 2e cycles des études médicales, n° 15, 9 mai 1995, p. 7.

4. B. Burucoa, R. Hermet, A. Sentilhes-Monkam, « La recherche en soins palliatifs, approches et méthodes », Paris, *Cahiers de la SFAP*, 2004, 120 p.

Sept ans plus tard, le 3 mai 2007, un colloque est organisé par une nouvelle commission de recherche de la SFAP, sur le thème « Interfaces entre sociétés savantes pour la recherche en soins palliatifs ». Dix associations sont représentées et semblent volontaires pour initier des travaux en partenariat. La commission cherche à devenir un pôle recherche à part entière, s'élargit à une vingtaine de membres pluriprofessionnels, tous peu ou prou expérimentés en recherche. Elle détermine des modalités de fonctionnement pour impulser la recherche en soins palliatifs, trouve des financements potentiels auprès de fondations et de laboratoires pharmaceutiques. Mais au bout de dix-huit mois d'élaboration, le conseil d'administration de la SFAP pourtant en accord initial avec cette démarche ne donnera pas son feu vert. La commission cesse toute activité en 2008.

Un déclic pour l'enseignement des soins palliatifs

Le mouvement des soins palliatifs est encore récent: une génération seulement s'est écoulée depuis le tout début. Très vite l'enseignement a été une préoccupation, un projet à construire et dès 1993, une commission de la SFAP a élaboré un projet de statuts et un contenu pédagogique pour un diplôme interuniversitaire (DIU) de soins palliatifs et d'accompagnement. Elle a émis des recommandations pour l'enseignement des soins palliatifs dans le cursus des études médicales en se penchant sur les thèmes d'enseignement, leurs objectifs respectifs, leur répartition selon le cycle d'enseignement et les modalités pédagogiques, en proposant notamment un séminaire obligatoire type en deuxième cycle[5]. Ainsi, une élaboration pédagogique concernant les soins palliatifs accompagne la pratique clinique. Les initiateurs de l'enseignement universitaire des soins palliatifs, et particulièrement des DU, élaborent un questionnaire afin d'évaluer et d'optimiser la pédagogie de cet enseignement (commission pédagogique SFAP, rapport

5. B. Burucoa, D. Leboul, M. Filbet et al., « Recommandations pour l'enseignement des soins palliatifs dans le cursus des études médicales », *rapport de la commission pédagogique de la SFAP*, Paris, 1999.

1999)[6]. Les thèmes listés ne sont pas exhaustifs. Ils représentent une base d'élaboration : mort, accompagnement, continuité des soins, souffrance globale, douleurs et autres symptômes, relations et communications, proches : familles et amis, équipe, bénévolat, éthique, deuil… Certains d'entre eux composent un premier corpus de connaissances qui fait l'objet de *curriculum* nationaux ou étrangers (Boston 1993)[7].

Dès 1991, des diplômes universitaires (DU) de soins palliatifs et d'accompagnement sont mis en place. À partir d'un travail mené entre 1991 et 2001 par la commission pédagogique de la SFAP, en 2002, un DIU est créé pour Bordeaux, Brest, Lyon, et Toulouse, puis en 2008 pour vingt-et-une facultés de médecine françaises. Depuis, ces facultés partagent un règlement et un contenu d'enseignement. En 2004, une enquête par questionnaire montre une hétérogénéité des DU sous l'angle des méthodes, de l'enseignement, des propositions d'accompagnement pédagogique de l'étudiant et des modalités de validation[8]. En 2007, une étude sur l'évaluation qualitative des DIU révèle de nouveau des disparités pédagogiques importantes entre les sites[9].

---

6. Les principales questions du questionnaire sont les suivantes : - Une adaptation à la demande des enseignés est-elle recherchée ? Leurs besoins et attentes sont-ils analysés ? Une vérification continue de la réponse est-elle effectuée ? L'enseignement est-il suivi par un responsable pédagogique ou « fil rouge » ?

- Une pédagogie particulière a-t-elle été élaborée ? Est-elle interactive et participative (cas cliniques, mises en situation, commentaires de textes, analyses de documents audiovisuels) ? Est-elle interdisciplinaire ? Est-elle documentée par une bibliographie ?

- Une évaluation a-t-elle été mise en place ? Est-elle à la fois écrite et orale, immédiate et à distance, selon des critères mesurables ? Existe-t-il des modalités de validation de l'enseignement ?

- Quelle est la qualité des enseignants ? Ont-ils une expérience professionnelle de terrain en soins palliatifs ? Relèvent-ils de professions différentes et complémentaires ?

7. W. Boston et J. Scott, « The Canadian palliative care undergraduate curriculum », *Cancer Education*, 1993 ; 8 (3) : pp.197-201.

8. B. Paternostre, G. Aiguier, Jacquemin D, J. Chevallier, J. Mazzucotelli, « Enquête et réflexions sur les mémoires du diplôme interuniversitaire d'accompagnement et soins palliatifs en France en 2004 », *Med Pal*, 2006, 5(1) : pp. 14-20.

9. D. Leboul, D. Varin, JM. Lassaunière, J. Jouquan, « Évaluation qualitative du diplôme interuniversitaire d'accompagnement et de soins palliatifs en tant que dispositif national de formation professionnelle - résultats préliminaires », *Med Pal*, 2011, 10, pp. 109-119.

L'enseignement dispensé par les DU répond à l'objectif de la transmission de contenus théoriques et pratiques susceptibles d'apporter des compétences à des soignants pouvant exercer en unité de soins palliatifs, modèle de référence unique à l'époque. Le contenu théorique biomédical s'enracine dans l'expérience anglo-saxonne et dans les prémices d'une activité clinique française auprès des patients en phase terminale, le plus souvent suite à un cancer. Le cadre théorique en respect duquel s'opèrent les choix stratégiques du programme est fortement corrélé aux valeurs humanistes du soin. L'enseignement dispensé au sein des DIU favorise la mise en place de stratégies censées favoriser une plus grande autonomie d'apprentissage des étudiants. La transmission des contenus est ainsi hiérarchisée : acquisition des connaissances de base en première année, formation à la pratique des soins palliatifs en deuxième année. En 2014, on compte trente DIU de soins palliatifs, ce qui est une exception française !

Les premières pierres d'un enseignement des soins palliatifs

En 1995 et 1997, un tiers des universités seulement ont mis en place des séminaires de soins palliatifs, pourtant obligatoires en deuxième cycle[10]. En 2002, dans le cadre de la réforme du deuxième cycle des études médicales, ces séminaires sont remplacés par un module 6 : douleurs et soins palliatifs. Cet enseignement est, en théorie, obligatoire, mais en réalité c'est son organisation qui l'est, et non la participation des étudiants ! Le nombre d'heures consacrées à ce module pour la part soins palliatifs varie de deux à dix-huit heures… Par ailleurs, selon les facultés, quelques heures de cours sont insérées dans l'enseignement en sciences humaines, dans des mini-certificats ou dans le troisième cycle de médecine générale, la plupart du temps sans programmation véritable. Si les progrès accomplis sont indéniables, ils restent insuffisants :

10. Arrêté du 4 mars 1997 relatif à la 2e partie du 2e cycle des études médicales, art. 7, *Journal officiel de la République française*, 26 mars 1997, p. 4685.

malgré de nombreux rapports et quelques timides orientations réglementaires, l'enseignement de la médecine de la douleur et de la médecine palliative, de la psychologie et de l'éthique, est réduit à la portion congrue. On ne manque pourtant pas d'enseignants. En effet, depuis une douzaine d'années, le Collège national des enseignants pour la formation universitaire en soins palliatifs (Cnefusp) intégré à la Société française de soins palliatifs (SFAP), réunit cent trente enseignants en université qui interviennent pour les soins palliatifs. Le Collège permet un échange de pratiques pédagogiques, l'élaboration de propositions, des travaux de recherche et une interface avec les ministères et les sociétés savantes concernés. Le Cnefusp a défini quatre grandes compétences de la pratique médicale à développer par l'enseignement des soins palliatifs[11] :

- une compétence technoscientifique qui ne se réduit pas à des connaissances théoriques, mais est composée d'un savoir, d'une capacité pratique d'utilisation de ce savoir et d'une capacité de critique méthodologique des données scientifiques;
- une compétence relationnelle qui concerne la relation avec la personne malade, avec son entourage et les autres acteurs du soin. Cette compétence s'applique à la transmission d'informations médicales, à l'établissement d'une relation authentique établie dans le temps, à un potentiel d'accompagnement, à la capacité d'établir un dialogue avec les autres soignants;
- une compétence en éthique qui concerne toutes les décisions que le médecin prend au chevet du patient. Ce peut être la réflexion sur la pertinence de faire ou ne pas faire des investigations, de mettre en route des traitements, d'accueillir ou de transférer un patient dans une structure;
- une compétence en gestion et management est aussi requise. Il s'agit de connaître les fondements et l'organisation du système de santé, de coopérer en interdisciplinarité, de faire preuve de qualités d'animation voire de management lorsque le médecin

11. D. Mallet, S. Amar, JL. Beal et al., « La formation en soins palliatifs : une chance pour la médecine », *Med Pal*, 2007, 6 (5), pp. 289-298.

est responsable d'une unité ou d'un service de soins, d'être capable d'une gestion administrative.

D'année en année, les choses bougent et des pierres pédagogiques sont ajoutées à l'édifice.

Un diplôme d'études spécialisées complémentaires (DESC) « médecine palliative-médecine de la douleur », non classant, obtenu sur deux ans, a été créé en 2007 tandis que depuis 2010, dix postes de professeurs associés de médecine de la douleur et de médecine palliative sont financés. Un master de médecine palliative « soins, éthique, maladies graves » s'est ouvert à la rentrée 2014-2015 (master 1 clinique et master 2 recherche) et des cas cliniques pour l'examen classant national (ECN) sont élaborés pour la banque nationale depuis 2013. Cette même année, des recommandations ont été éditées pour les formations non universitaires et pour les stages des internes.

Le Cnefusp s'engage désormais vers une approche par compétence intégrée (APCI). Il retravaille la cohérence interne du scénario pédagogique d'un diplôme à visée de professionnalisation. « La compétence est un savoir agir complexe prenant appui sur la mobilisation et la combinaison efficaces d'une variété de ressources internes et externes à l'intérieur d'une famille de situations. »[12]

Le déclic pour la recherche en médecine palliative

En matière de recherche et de publications, la France est en véritable décalage par rapport aux pays anglo-saxons et aux pays du Nord de l'Europe. La structuration d'une recherche sur les pratiques et l'organisation des soins palliatifs n'a pas encore abouti, malgré les efforts de la SFAP et de quelques équipes hospitalo-universitaires[13]. Les projets restent très fragiles et il n'y a pas d'équipes de recherche « labellisées » dans

12. J. Tardif, « Développer un programme par compétence : de l'intention à la mise en œuvre », *Pédagogie collégiale*, 2003, 16(3) : pp. 34-44.

13. R. Hermet, B. Burucoa, « Identification du besoin d'une médecine basée sur la preuve pour les soins palliatifs », *J. Eur. Soins Palliat*, 2002, pp. 104-7.

le champ de la médecine palliative. Pour les professionnels, la charge de travail est trop lourde, le temps et les moyens dédiés à la recherche sont insuffisants. La faiblesse des financements, le manque de formation et de ressources méthodologiques adaptées à la complexité des sujets, le manque de temps dédié, la rareté des collaborations internationales sont les principaux freins au développement de la recherche interdisciplinaire sur la fin de vie. Inclure les soins palliatifs dans les thématiques prioritaires du programme hospitalier de recherche clinique (PHRC) est une mesure insuffisante pour permettre l'émergence et le développement de la recherche. Toutefois, il existe quelques avancées notables : des projets multicentriques, faisant appel à des méthodes variées, ont trouvé des appuis méthodologiques et des sources de financement.

Il faut aussi noter que le Centre national de ressources et de documentation sur les soins palliatifs et l'accompagnement (CNDR) a contribué au déclic en faveur de l'enseignement et de la recherche en proposant des outils d'accès à l'information. Il a mis en place un accueil pour toute personne présentant un intérêt pour les soins palliatifs, la thanatologie et l'accompagnement. Mieux encore, le CNDR a initié une veille documentaire, une aide des professionnels pour la pédagogie et la recherche, des revues de la littérature et une valorisation des travaux de recherche : ce sont là des points forts de son activité. Il faut aller plus loin. Ce sera sans doute possible avec la création d'une filière universitaire pour la médecine palliative et d'un master 2 de recherche en médecine palliative « soins, éthique et maladies graves ». Il semble en effet important de jeter les bases d'une structuration de la recherche qui fait défaut et situe la France très en deçà d'autres pays.

Pour leur part, les professeurs associés de médecine palliative, l'Observatoire national de la fin de vie, le Collège national des enseignants pour la formation universitaire en soins palliatifs et le CNDR souhaitent créer une plate-forme collaborative pour la recherche en médecine palliative et sur la fin de la vie[14]. Les trois

---

14. *Bilan du Programme national de développement des soins palliatifs 2008-2012*, ministère chargé de la Santé, Paris, 109 p.

objectifs principaux de cette plate-forme seront de faciliter les collaborations, de contribuer à la structuration de la recherche, d'œuvrer à la valorisation des travaux de recherche[15].

De la nécessité des questionnements éthiques

Dès lors que l'on aborde la fin de vie, les questions éthiques sont une nécessité[16]. La vulnérabilité des patients en situation palliative avancée rend nécessaire cette réflexion singulière vis-à-vis des pratiques de recherche. La médecine palliative, centrée sur la personne souffrante et donnant une place au sujet, intègre avec plus de difficulté voire de réticence, la nécessaire objectivité propre à la recherche. La réalisation d'études n'entraînant pas de bénéfices directs pour le patient renforce le questionnement éthique. L'obtention du consentement éclairé, règle juridique, pose des questions en phase palliative. Il n'est pas aisé de donner une information impartiale et complète au patient sans l'informer du caractère péjoratif de son affection ! Est-il possible d'éviter les pressions, de s'assurer de son autonomie de pensée, de sa compréhension réelle, de prendre en compte ses mécanismes défensifs ?

L'évaluation des risques et des désagréments impose un questionnement particulier vis-à-vis de ces patients. Le risque de majorer les symptômes d'inconfort ou de réduire la qualité de vie doit toujours être évalué. Le bénéfice direct et immédiat n'existe pas toujours en situation palliative avancée, notamment dans le domaine de la recherche qualitative ou évaluative. Par ailleurs, le statut clinique des patients avec une dégradation progressive de leur état général et une fluctuation de leur état émotionnel est responsable d'un recueil de données souvent incomplet. L'évolutivité de la situation clinique en cours d'étude peut rendre certaines analyses difficiles.

---

15. Observatoire national de la fin de vie, *rapport 2011 : Fin de vie : état des lieux*, La Documentation Française, Paris, 2012.

16. M. Frasca, S. Salas, « Réflexion sur la recherche clinique en soins palliatifs à travers un essai thérapeutique sur l'effet antalgique de l'association kétamine-morphine », *Med. Pall.*, 2009, 8 : pp. 7-14.

L'hétérogénéité des patients, concernant les pathologies, les traitements, les données psycho-sociales, mais également la difficulté à évaluer le pronostic complique encore la constitution de groupes homogènes de patients. Pourtant des repères éthiques permettent de mieux cerner les enjeux éthiques : au-delà d'une exigence de compétences, il faut s'interroger sur la pertinence dans le choix des thèmes de recherche, avoir une réflexion autour du consentement du patient et sur l'évaluation des conséquences de la recherche pour le patient comme sur les adaptations méthodologiques. Il faut encore intégrer la recherche dans l'interdisciplinarité du soin et enfin s'assurer du respect de principes éthiques telles que la bienveillance, l'autonomie, la justice, la proportionnalité.

Des contraintes pour la pratique de la recherche en soins palliatifs

« La pratique de la recherche en médecine palliative rencontre des contraintes de faisabilité, de ressources, de logistique », constatait en 2012 le comité scientifique de la SFAP. Ces limites invitent le chercheur débutant à composer un portefeuille équilibré de projets de recherche selon ses ressources en temps, compétences, partenariats. À court terme, il est possible d'envisager une étude de cas, une étude rétrospective, une lettre à éditeur. À moyen terme, il peut programmer une étude pilote, une revue systématique, une étude contrôlée. À long terme, il est possible d'envisager un essai randomisé en double aveugle. Dans tous les cas, il importe de trouver une synergie et une convergence d'intérêts avec les thèmes retenus par les sociétés savantes[17] pour leurs appels d'offres et la constitution de groupes de travail.

Contacter un centre, un institut ou un organisme de recherche peut être considéré comme une priorité. Il peut s'agir du

17. SFAP, Société française d'étude et de traitement de la douleur (SFETD), association francophone pour les soins oncologiques de support (AFSOP), Société française de pédiatrie (SFP), Société de réanimation de langue française, Société française d'anesthésie-réanimation (SFAR), Société française de psycho-oncologie, Société française de neurologie, Société française de gérontologie et gériatrie (SFGG), etc.

département ou du service d'information médicale ou de biostatistique d'un hôpital, d'un centre d'investigation clinique ou d'une unité INSERM, d'une université, du CNRS, d'associations ou de fondations comme la Ligue contre le cancer, la Fondation de France, la Société de thanatologie, etc. En pratique, il existe peu de centres de recherche en sciences humaines et sociales de la santé. Pourtant, le thème des soins palliatifs peut intéresser des chercheurs qui travaillent en éthique, en sociologie des professions ou institutions de santé, sociologie de la maladie, sociologie de la médecine. Une dernière question mérite d'être posée, un dernier obstacle doit être surmonté : où publier ? Les revues de soins palliatifs ont un impact-factor faible. Il faut leur préférer, mais les difficultés sont plus grandes, de publier dans d'autres revues spécialisées, de cancérologie par exemple[18 19].

***

Le mouvement palliatif a encore besoin de beaucoup de lisibilité, de visibilité y compris médiatique. D'où l'importance des mots utilisés pour parler et écrire sur les soins palliatifs : il faut veiller à ce qu'ils ne soient pas considérés uniquement comme des soins de fin de vie et faire en sorte que la médecine palliative soit intégrée en tant que spécialité médicale à part entière.

L'accompagnement de la personne qui requiert des soins palliatifs est maintenant encadré par des textes officiels. Il reste cependant toujours subtil, singulier car il s'adresse à une personne unique. En situation relevant des soins palliatifs, souvent emblématique et problématique, l'accompagnement nécessite des repères théoriques. Il exige surtout un apprentissage et un compagnonnage sur le terrain, trop peu établis en formation initiale.

Une nouvelle discipline a été instaurée : la médecine palliative, avec de nouvelles modalités pédagogiques pour la formation des

---

18. LR. Salmi, *Lecture critique et rédaction médicale scientifique. Comment lire, rédiger et publier une étude clinique ou épidémiologique*, Elsevier, Paris, 1998.

19. M. Huguier, H. Maisonneuve, *La rédaction médicale. De la thèse à l'article original. La communication orale*, Doin, Paris, 1990.

acteurs de santé, avec une recherche dans le champ de la médecine palliative et de la fin de vie et la volonté de créer une filière universitaire spécifique. L'avancée est certaine. Pourtant, le goulet d'étranglement pour accéder à la spécialité médicale des soins palliatifs existe toujours. Le faire sauter exige, paradoxalement, une ouverture volontariste à des partenaires multiples, sans pré carré ni exclusivité des territoires, sans dilution ni amputation de l'identité conceptuelle des soins palliatifs.

16

Le Croisic

Une unité de soins palliatifs à l'hôpital local

Jacques Chrétien

Jeune médecin généraliste à la fin des années 1970, j'éprouve souvent de grandes difficultés à prendre en charge des malades en fin de vie. Je n'ai reçu aucune formation sur le traitement de la douleur. Je ne connais pas le maniement des antalgiques majeurs et je n'ai pas à ma disposition de formes et de présentations de morphine facilement maniables. Le traitement des autres symptômes est des plus incertains. Ce sont des années noires et il me faut attendre l'avancée des années 1980-1990 pour, pouvoir enfin, véritablement accompagner mes patients en fin de vie.

Lors de mes stages hospitaliers, j'ai ressenti l'impuissance devant la souffrance des patients, la voie sans issue du mensonge : ne rien dire aux malades, prétendument incapables d'entendre la vérité, mais tout révéler aux familles. Des confrères m'ont glissé, çà et là, quelques recettes aux indications jamais très explicites, comme le cocktail lytique destiné à soulager le patient au stade terminal. Dès mon installation, je suis amené comme médecin libéral à intervenir dans l'hôpital local qui reçoit de nombreux patients en fin de vie. Je suis confronté à des mourants immergés dans la souffrance et l'angoisse. Je ne peux que partager les difficultés et le malaise des équipes soignantes. Nous écoutons ces malades et leurs familles, mais nous ne pouvons leur proposer que notre empathie. Je prescris pourtant, de manière approximative et non codifiée, de la potion de Brompton[1], rencontrant alors la suspicion de mes confrères et les reproches du pharmacien avant de découvrir, au hasard de la presse médicale, quelques articles, et dans les bibliothèques, les premiers livres qui parlent des soins palliatifs.

Enfin des pratiques bien codifiées !

Mes premières sources sont le père Verspieren, Cicely Sanders, Elisabeth Kübler-Ross, Michèle-H. Salamagne, Monique Tavernier, Renée Sebag-Lanoë, Jean-Marie Gomas, Charles-Henri Rapin, René Schaerer, etc. Pour moi, et pour beaucoup de médecins et de soignants confrontés à la fin de vie, c'est un réel espoir, comme une médecine nouvelle. Enfin nous pouvons envisager de soulager nos malades avec des pratiques bien codifiées : évaluation de la douleur avec priorité à la parole du malade, graduation des antalgiques, augmentation progressive des doses, interdoses, réévaluation, etc. Priorité est donnée au soulagement des symptômes et non plus à la recherche d'une prolongation à tout prix de la vie. D'anciennes pratiques, comme la voie sous-cutanée pour les injections et les perfusions, alors axées sur le confort du malade, sont actualisées. Au-delà de ces pratiques médicales, c'est surtout la révélation de la notion d'accompagnement qui est un choc. Cette notion est tellement novatrice et répond si bien à ce que nous ressentions confusément depuis longtemps. Elle transforme notre attitude auprès des malades en fin de vie mais aussi, plus largement, notre exercice quotidien de soignants. Cet accompagnement redonne la parole au malade, prend en compte les composantes physique, matérielle, familiale, affective, morale et spirituelle de la personne, permet une autre approche de la fin de vie, celle que définit si bien Blandine Beth dont les mots

1. La potion de Brompton ou potion de St Christopher est une forme orale de morphine associant chlorhydrate de morphine, chlorhydrate de cocaïne, éthanol, sirop aromatisé et eau chloroformée. Mis au point au début des années 1970 au Brompton Chest Hospital à Londres, largement prescrit alors pour soulager les états de fortes douleurs chroniques, il n'est plus utilisé.

m'ont frappé[2] : « La mort et ses modalités appartiennent en totalité au mourant et à personne d'autre. Il faut lui redonner la possibilité de mener la scène de ses adieux. »

En région, des USP dans des établissements de moyenne importance

La circulaire Laroque[3] donne une impulsion considérable à l'essor des soins palliatifs et offre un cadre officiel aux initiatives qui vont suivre. De nombreuses équipes très investies peuvent obtenir la reconnaissance officielle de leur engagement : les tutelles autorisent la création d'unités de soins palliatifs et d'équipes mobiles, sans distinction, quel que soit le type d'établissement. C'est ainsi qu'après les grandes structures parisiennes, lyonnaise ou bordelaise, les pouvoirs publics permettent la création d'unités de soins palliatifs dans des établissements de moindre importance : les docteurs Loïc Revillon à Saint-Malo (35) et Claude Duronzier à Vaison-la-Romaine (84), en 1988, sont les pionniers. C'est au début de l'année 1989 qu'est créée une USP à l'hôpital local du Croisic (44), puis c'est le tour des docteurs Guy Lamidon à Bain-de-Bretagne (35) et Pierre Souris à Châteauneuf-sur-Charente (16). Cette officialisation de la prise en charge des patients en fin de vie dans des structures hospitalières alors peu connues a participé à la mise en marche du mouvement des soins palliatifs à travers tout le territoire. Elle a été un formidable facteur de dynamisme et de progression. Ce n'est pas un hasard si c'est Claude Duronzier qui organise le deuxième congrès de la SFAP à Vaison-la-Romaine en 1992 et Loïc Revillon le troisième à Saint-Malo en 1993.

Mobilisation générale à l'hôpital local du Croisic

Pour mettre en place l'USP au Croisic, je me rends dans différents hôpitaux pour bénéficier de l'expérience de mes collègues :

---

2. B. Beth, *L'accompagnement du mourant en milieu hospitalier*, Doin, Paris, 1985.

3. voir p. 141.

une journée avec Michèle-H. Salamagne alors à l'hôpital de la Croix-Saint-Simon à Paris où elle assure une consultation de la douleur, deux journées avec le professeur Maurice Abiven à la Cité universitaire toujours à Paris, une demi-journée à l'hôpital Notre-Dame de Montréal (Québec, Canada). Une infirmière, cadre de santé, est accueillie dans le service de gériatrie de Renée Sebag-Lanoë à l'hôpital Paul-Brousse de Villejuif (94). Enfin, notre équipe visite le service de Loïc Revillon à Saint-Malo. Ces rencontres et les stages suivis par les uns et les autres provoquent une mutation complète de nos conditions de travail et de nos pratiques. Nous améliorons l'utilisation des locaux existants, déménageant la kinésithérapie et les locaux techniques, regroupant le bureau du cadre et ceux des médecins et la salle de soins. Nous concevons et aménageons des lieux nouveaux, une salle de réunion, une salle de bains avec baignoire centrale ouvrante, une pièce de séjour-détente-cuisine pour les familles, etc., et installons dans chaque chambre un lit pliant pour un accompagnant. Toutes ces réalisations sont financées sur le budget propre de l'hôpital. Le nombre de lits passe de trente à vingt-cinq dans le service de court séjour où se situe l'USP et parallèlement nous obtenons une meilleure dotation de personnel avec la création d'un demi-poste d'infirmière (IDE) au titre de l'éducation thérapeutique (un demi-équivalent temps plein ou ETP), un poste d'aide soignante (un ETP) et un poste de psychologue attaché auprès de l'équipe.

Dans le même temps, avec l'aide de Marie-Thérèse Bal-Craquin, infirmière clinicienne, nous menons une réflexion sur les objectifs du dossier de soins et sur les améliorations nécessaires à apporter. L'organisation quotidienne des soins est complètement revue : nous décidons de mettre en place une réunion d'équipe pluridisciplinaire hebdomadaire avec la participation de tous les soignants, médecins et psychologue compris tandis qu'est créé un groupe de parole avec le psychologue. Nous créons un centre de formation associatif pour financer la venue d'intervenants extérieurs renommés comme le docteur Michèle-H. Salamagne, pour prendre en charge la formation interne des agents des services hospitaliers (ASH) par une infirmière clinicienne, et pour qu'intervienne dans le service une art-thérapeute.

Cette mutation donne un élan créateur à toute l'équipe soignante qui s'investit dans un travail de recherche multidisciplinaire. Ainsi l'équipe du Croisic présente-t-elle un poster – une communication par affiches – dès dès le premier congrès de l'association européenne de soins palliatifs en octobre 1990 à Paris. Les médecins créent un groupe Balint et organisent un module de formation à l'accompagnement et aux soins palliatifs, dix soirées par an avec l'intervention d'experts extérieurs tandis que sont organisées des soirées grand public de réflexion sur la fin de vie avec des médecins, des soignants, des religieux, etc.

***

La mise en route de l'unité de soins palliatifs et la pérennisation de son fonctionnement ont été une révolution professionnelle pour tous les membres de l'équipe de l'hôpital local. Cette révolution est à l'image de ce qu'est le développement des soins palliatifs à la fin des années 1980 et au début des années 1990, tardif par rapport au mouvement des hospices en Angleterre, mais très rapide pour répondre à l'attente de nombreux soignants confrontés à des malades en fin de vie. La circulaire Laroque, premier texte ministériel de référence sur les soins palliatifs, ne précise pas dans quel type de structure doivent s'implanter les unités de soins palliatifs. C'est une chance car cette officialisation permet leur éclosion dans de nombreux établissements, là où il y a la présence à la fois de soignants de terrain investis et de responsables administratifs désireux de faciliter cette prise en charge palliative. L'hôpital local du Croisic est à cet égard exemplaire.

17

L'aventure d'un lieu d'humanité

1994-2014 : de La Maison de Gardanne à la Villa Izoï

Jean-Marc La Piana et coll.[1]

Un rêve sans bagages, mais avec la conviction de sa nécessité et l'expérience des besoins en fin de vie. Nous étions en novembre 1992. Le vécu quotidien d'un groupe de soignants, confrontés à la complexité de la prise en charge de patients infectés par le virus du sida, a fait naître l'idée d'une maison où l'on serait accueilli avec ses proches « comme [dans] un chez soi chaleureux », avec la sécurité des soins d'une équipe médicale : un centre de soins palliatifs un peu atypique. Le projet a nécessité deux ans de réflexions et de démarches administratives parfois soutenues et quelquefois rejetées. Le 7 octobre 1994 cependant, La Maison[2] ouvre ses portes à Gardanne (Bouches-du-Rhône). Elle accueille dix résidents la première année, douze l'année suivante.

Sortir des chemins tout tracés

La spécificité médicale de La Maison de Gardanne ne réside pas tant dans une approche thérapeutique particulière ou qui n'est déjà proposée dans d'autres lieux de soins palliatifs, que

1. Texte collectif des membres fondateurs de La Maison : Jean-Marc La Piana, médecin ; Chantal Bertheloot, assistante sociale ; Jean-Louis Guigues, infirmier ; Jean-Michel Riou, médecin ; Michel Lobey, médecin ; Mireille Destandau, psychologue ; Dominique Gérard, infirmière ; Michelle Fontana, infirmière.

2. On lira avec intérêt à propos de La Maison : *Une maison au bord du monde*, Antoine Audouard, coll. Folio, n° 3972, Gallimard, Paris, 2001.

dans notre confrontation historique et actuelle aux personnes atteintes par le virus de l'immunodéficience humaine (VIH), ce rétrovirus qui est à l'origine du syndrome d'immunodéficience acquise (sida). Aujourd'hui, ce n'est plus une singularité à proprement parler, mais il est important de se projeter vingt ans en arrière et de se demander quelles sont alors les caractéristiques propres à cette pathologie, qui touche le plus souvent des sujets jeunes et qui n'est pas sans conséquence sur le quotidien pendant les longues années séparant l'annonce de la maladie et une fin de vie mise prématurément en perspective. En guise de réponse, il est possible de dire qu'elle crée le rejet autant que les solidarités. Aussi nous a-t-il fallu, pour accueillir ces singularités sociologiques, travailler sur nos peurs, nos craintes, nos rejets et nos fantasmes. Stigmatisation, récusation, jugement de valeur parsèment le parcours du patient séropositif. Rarement le corps soignant n'a été aussi divisé entre ceux qui s'engagent dans la lutte et ceux qui s'en abstiennent. Cette implication des soignants aux côtés des personnes séropositives voit s'envoler les schémas rassurants, finir les tranquilles certitudes et voler en éclat les préjugés. À chaque instant, il faut sortir des chemins tout tracés, inventer de nouveaux comportements, trouver de nouvelles stratégies.

Pour les patients séropositifs, une approche palliative spécifique

Pour mieux comprendre l'enjeu relationnel, il faut entendre tous les paradoxes révélés par la séropositivité : le paradoxe de la contamination aux pulsions de vie et aux conduites suicidaires, la coexistence d'une vie avec le virus où chaque instant est d'autant plus précieux que l'existence elle-même est menacée. Tous ces paradoxes sont des histoires de vie où le patient séropositif côtoie une expérience de la souffrance souvent bien antérieure à la contamination. Celle-ci s'ajoute à un vécu de la maladie fait de distorsions de la relation sociale et de la relation affective ainsi que du poids du secret.

Dans ce contexte, l'implication du soignant n'est pas sans difficulté. Il voit sa neutralité mise à mal. L'infection par le VIH le confronte à des questions jusqu'alors considérées comme extérieures à la maladie : sexualité, addiction, marginalité, légalité, solidarité et exclusion. Tout cet enjeu nourrit la réflexion sur la relation. Et face à cela, on ne peut faire l'économie d'une analyse attentive des identifications, des évitements, et des peurs de contamination et de mort.

Mourir du sida devient une nouvelle dimension de la souffrance des malades que le soin palliatif doit intégrer. L'infection par le VIH marque avec beaucoup de force l'intrication très étroite entre traiter, prévenir, soulager et soigner. Cette intrication renvoie par conséquent à deux dimensions : médicale et psychique.

La réalité de la prise en charge des personnes vivant avec le VIH est très fortement corrélée à une histoire d'adhésion au traitement. Très tôt dans la maladie, l'équipe soignante s'attache à travailler sur la faisabilité de la prise médicamenteuse, tant on connaît son importance dans le succès clinique. Les patients sont nourris d'une culture de l'observance. On mesure à quel point cette exigence semble désuète dans des contextes psychosociaux de rupture. Lorsque, malheureusement, l'échec thérapeutique vient au bout de cette longue marche médicale, l'arrêt des traitements représente, à plus d'un titre, un traumatisme pour les patients. Il faut leur expliquer et probablement parfois savoir différer. Il peut exister un lien très fusionnel entre le patient et son traitement qui va du rejet total à la véritable obsession de l'oubli. Bien informé de sa pathologie, le patient connaît souvent la signification d'un arrêt. Il devient alors important de prendre le temps de l'explication avant toute remise en cause des thérapeutiques.

La connaissance de la pathologie VIH est essentielle, mais n'est, à l'évidence, pas suffisante pour répondre à toutes ces questions ouvertes très largement aux approches cognitives, émotionnelles et subjectives de l'équipe soignante et du sujet. Les deux approches, curative et palliative, présentes dans les faits, montrent qu'il ne s'agit pas tant de les opposer que de savoir, pour un patient, à un moment donné, quels objectifs de soins doivent être favorisés. La biographie du patient, son évolution clinique, ses projets de vie et ses demandes, sont autant d'outils nécessaires à la réflexion de l'équipe soignante.

Une implication des soignants dans une relation thérapeutique riche et complexe

La prise en charge de la douleur chez les patients toxicomanes actifs ou anciens demande une attention toute particulière, dégagée de jugements trop hâtifs sur les mécanismes de la manipulation à des fins addictives qui risqueraient de conduire à sous-évaluer, et par conséquent à sous-traiter ces patients douloureux dans leur chair et dans leur tête. Ces situations s'apaisent et se règlent d'autant plus facilement qu'elles peuvent être discutées en équipe afin d'éviter les implications fusionnelles et émotionnelles trop fortes. Les patients, souvent jeunes, exposent en effet les soignants aux identifications. Le travail relationnel entre les uns et les autres ne peut s'effectuer qu'au sein d'une équipe pluridisciplinaire motivée et formée. Cette implication des soignants dans une relation thérapeutique riche et complexe doit être accompagnée. Les particularités de vie, les singularités comportementales ne peuvent, en aucun cas, être une entrave ou un obstacle à la qualité de la prise en charge en unité de soins palliatifs.

Cette vision holistique de la prise en charge thérapeutique a pu décontenancer, bouleverser, mais finalement s'est vite imposée comme source d'enrichissement d'une relation soignant-soigné privilégiant l'être humain. À La Maison, la rencontre avec les personnes vivant avec le VIH contribue grandement à nous faire progresser. Les difficultés de prise en charge ne doivent pas être l'occasion d'un renoncement, bien éloigné de la philosophie du soin palliatif. Au contraire, l'équité, le respect, l'accueil, le non-jugement, ne peuvent que contribuer à revaloriser la personne malade à ses propres yeux, à lui (re)donner une estime d'elle-même que l'histoire et la maladie ont pu réduire. La rencontre de cet autre qui est parfois très éloigné du soignant, entraîne immanquablement dans une quête exigeante d'une parole vraie. Elle oblige à chercher ensemble une ouverture, un acte de confiance posé entre l'un et l'autre, dans un investissement relationnel qui emmène souvent là où personne n'imagine devoir aller au départ. Quant aux qualités originaires, aux fondements identitaires, ils sont liés à l'histoire du lieu dans un contexte qui, à ce moment-là, est associatif et militant. Il en est resté une culture de la confiance mutuelle et de la bienveillance, reconduite, soutenue et transmise jusqu'à maintenant.

Ces paramètres visibles qui singularisent La Maison

Dès son ouverture en 1997, La Maison est d'abord un lieu avec son architecture, ses patios, ses salons qui a été pensé pour que les rencontres soient possibles, qu'il y ait toujours, et pas trop loin, un endroit où s'asseoir, se poser, discuter, regarder. L'esthétique de ce lieu tend à apaiser, émouvoir ou surprendre. Les meubles de brocante dans les couloirs, les tableaux accrochés, les objets choisis portent la sensibilité, la trace de ceux qui les ont créés. L'ambiance qui s'en dégage est ressentie, d'après les témoignages des résidents et de leurs proches, comme familière. C'est un peu comme à la maison, comme le chez soi que chacun a ou aspire à avoir. Ce n'est pas identique évidemment, mais pas non plus complètement étranger. L'appropriation du lieu ne s'en fait que plus facilement. Les familles, les enfants des résidents, y circulent facilement et disent de cet environnement qu'il les rassure, qu'ils s'y sentent à leur aise.

La cuisine est un lieu de réconfort. La nourriture, préparée sur place, est l'objet de recherches autant pour la présentation (y compris pour les nourritures mixées) que pour les saveurs. La préférence est donnée au plaisir plutôt qu'à la stricte diététique. Premier effet de cette cuisine « maison » : les odeurs circulent dans le hall et parfois jusque dans les chambres. Autre effet : l'éveil de la gourmandise, et tout ce qui se passe autour de la transmission, des savoir-faire, des recettes échangées. Ainsi, il y a quelque chose de désirant qui circule à partir de cette cuisine et du restaurant attenant où soignants, familles et résidents partagent leurs repas et l'art de la conversation à table.

Le choix a été fait de travailler en vêtements civils (pas de blouse blanche) afin que la couleur de chacun puisse être rendue par son choix de vêtements (pratiques tout de même) et dans le souci de mettre l'accent sur le fait que chacun est une personne, avant d'être soignant ou résident. Les soignants ne sont plus reconnaissables à leur tenue, il leur faut se présenter aux résidents avec leur prénom et leur fonction. Cette entrée en matière favorise une démarche vers l'autre, un accueil attentif. C'est aussi une précaution contre un clivage affiché soignants/soignés. Il ne s'agit pas de nier la différence de positionnement et de situation des uns et des autres, mais de donner priorité à la notion de personne.

L'équipe soignante de La Maison devient très rapidement une référence et se retrouve très sollicitée pour soutenir et conseiller des soignants de proximité confrontés à des situations délicates. Dès 1998, elle met en place une équipe mobile qui se déplace au domicile pour assurer une prise en charge globale des patients. La demande, au fil des années, se fait de plus en plus pressante et les besoins ne cessent d'augmenter. Pour y répondre, l'équipe mobile participe, en 2010, à la création d'un dispositif départemental en partenariat avec le réseau des soins palliatifs et d'autres établissements.

La Maison s'agrandit, le nombre de patients double, l'approche reste identique

En novembre 2003, La Maison a déménagé et s'est agrandie. Le nombre de résidents accueillis est passé de douze à vingt-quatre, répartis dans deux unités de soins. La notion de référent qui est l'une des spécificités de l'approche voulue dans l'établissement, est maintenue afin de respecter au plus près le rythme du patient et d'assurer une prise en charge globale : chaque soignant présent prend en charge trois résidents sur toute la durée de son temps de travail. Ceci permet le suivi personnalisé de chaque patient tout au long de la journée et un ajustement de la planification des soins en fonction de l'évolution de leur état. Le soignant intervient pour tous les actes : soins d'hygiène, soins locaux, suivi alimentaire, mais aussi soin de l'environnement matériel (ménage de la chambre) et affectif (soutien des proches). La répartition est un véritable travail d'équipe (choix des résidents, évaluation de la charge de travail, organisation des moments qui nécessitent l'intervention conjointe de deux soignants). Le temps de transmission et de réflexion pluridisciplinaire quotidien favorise une reconnaissance de chacun. Le travail d'équipe ainsi organisé et soutenu, ne peut se faire que dans la confiance. Il permet une continuité dans les soins et propose un soutien au soignant, lui-même responsable de celui du résident et de ses proches.

En janvier 2004, une année après la création de son nouveau lieu, la Maison propose un hôpital de jour. Il accueille des patients vulnérables et atteints de maladies graves. C'est l'occasion d'y introduire l'art, la culture et la création grâce à des intervenants bénévoles, artistes ou artisans de profession, qui viennent mettre leur travail en partage et incitent à la création en créant eux-mêmes. Il s'agit pour eux de mettre en mouvement ici ce qui les tient à l'œuvre habituellement, d'amener quelque chose de la vie et de leur vie, en ce lieu de soin et de fatigue. La recherche de la beauté, la tension mise dans l'acte de création sont aussi les moyens d'une rencontre encore inédite avec soi-même. C'est ce qui est soutenu au travers des diverses propositions artistiques.

Plus largement, les bénévoles occupent une place importante dans La Maison. Ils sont autant des bénévoles de service que d'accompagnement, pour reprendre une différenciation d'usage. Ils interviennent à différents niveaux, ce qui permet une grande souplesse dans les propositions faites aux résidents (sorties, visites, etc.). Ils ont, de plus, une présence attentionnée, impliquée. Ils sont à l'écoute dans les moments de difficulté, dans les temps de fin de vie. Ils apportent, naturellement, un complément au travail de l'équipe soignante. Ils sont indispensables à la tenue de tous les événements extraordinaires, dans l'organisation des concerts, des spectacles « maison » en ville qui constituent, pour l'équipe et les résidents, le sel de la vie, « l'ailleurs » du quotidien et de la maladie.

Cette réussite de « La Maison » lui vaut d'être toujours en première ligne et d'être, grâce à son statut d'organisme de formation, un lieu qui permet d'accueillir, de transmettre, de partager, d'échanger avec des professionnels de santé, des bénévoles ou des futurs soignants.

***

La Maison de Gardanne a évolué au fil des années en fonction des besoins de ses résidents et des progrès de la médecine. Les soins palliatifs ne sont pas des soins dits « terminaux ». Ils concernent des personnes qui ont besoin d'être accompagnées lors des moments difficiles qui ponctuent leur maladie tant sur le plan médical, que social ou affectif. Notre expérience nous permet justement d'accompagner au mieux nos patients. La loi du 22 avril 2005 relative aux droits des malades et à la fin de vie, dite loi Leonetti, nous aide considérablement à être au plus près de leurs demandes.

Bien souvent, les contingences administratives sont perçues comme des contraintes. En effet, elles peuvent induire des modalités de prise en charge qui ne sont pas en adéquation avec les besoins des patients et nos valeurs. Afin de ne pas les perdre de vue, nous maintenons un dialogue permanent avec les autorités et tutelles. Aujourd'hui, La Maison, notre maison propose une permanence des soins et un grand nombre d'aides qui permet de s'adapter aux besoins des patients et qui le pourra le faire d'autant plus avec la réalisation du projet d'agrandissement, la Villa Izoï. Cette maison de vie s'adressera à des personnes atteintes d'une maladie incurable, évolutive et mortelle qui se trouvent dans un temps de leur maladie qui s'est chronicisée autour d'une perte réelle d'autonomie mais en évolution lente et inéluctable et dont les conséquences sociales impactent leurs capacités à rester dans leur domicile. Ce nouveau lieu d'humanité doit ouvrir à l'automne 2015.

18

Les soins palliatifs en Ile-de-France

Quelques enseignements de vingt ans de politique régionale

Pierre Aballéa

Les unités de soins palliatifs (USP) qui apparaissent après 1986, notamment en Ile-de-France, rassemblent les compétences de pionniers, convaincus qu'il n'y a de bon accompagnement en fin de vie que collectif, mais ces services cependant se comptent à l'unité, leur modèle économique est fragile et les nouvelles pratiques ne dépassent que lentement leurs portes. Il semble nécessaire de donner à ces idées et pratiques nouvelles, une forte impulsion nationale. C'est ce à quoi tend la loi du 31 juillet 1991 portant réforme hospitalière, qui introduit explicitement dans les missions de l'hôpital l'obligation de dispenser des soins palliatifs. Elle modifie également le modèle de planification : le contenu de la carte sanitaire est affiné avec l'introduction des alternatives à l'hospitalisation et il est créé un schéma régional d'organisation sanitaire (SROS) qui complète la carte sanitaire et ses indices de besoins lits/population, par une description des modèles d'organisation et d'offre des soins souhaitables à cinq ans sur un territoire. Considéré comme le niveau le plus adéquat pour la régulation sanitaire, le niveau régional est privilégié.

Une étude sur le développement des soins palliatifs en Ile-de-France

Les outils issus de la réforme hospitalière de 1991 contribuent à structurer l'action de nouveaux acteurs dans le champ des soins palliatifs : les régulateurs régionaux. Ceux-ci sont appelés à faire le lien entre les pionniers, associations et professionnels de terrain, et les acteurs nationaux. C'est dans ce contexte qu'est réalisé un premier bilan du développement des soins palliatifs en Ile-de-France[1]. Ce travail qui conclut à la nécessité d'une implication accrue des acteurs régionaux, rend compte des préoccupations des planificateurs de la Direction régionale des affaires sanitaires et sociales (DRASS), qui doivent construire leur premier SROS. Ces autorités sanitaires sont engagées depuis les années 1980 dans un processus majeur de transformation de l'offre de soins régionale : un double mouvement de réduction de l'offre de court séjour et de redistribution vers les départements de la petite et surtout grande couronne parisienne doit être conduit. Parallèlement, les soins de suites et de long séjour doivent être développés fortement. Compte tenu de l'ampleur de la tâche à accomplir dans les autres domaines, les soins palliatifs sont un sujet marginal. Toutefois, et en raison de leur développement particulier dans la région, la DRASS souhaite fixer une ligne de conduite pour instruire les demandes de création, mais aussi de transformation de services, qui commencent à lui être soumises. C'est une préoccupation qui est au cœur de sa problématique de planification. Aussi l'étude sur le développement des soins palliatifs en Ile-de-France, arrive-t-elle à point nommé.

Toute planification consiste à confronter une demande à une offre de service et pour ce qui nous intéresse, la prise en charge des soins palliatifs, à un référentiel de prise en charge. La circulaire Laroque de 1986 définit les grandes orientations et le cadre. Il reste à mesurer comment celui-ci s'applique en

1. P. Aballéa, *Le développement des soins palliatifs en Ile de France : une dynamique en quête de plan*, Mémoire pour l'obtention du diplôme national de santé publique, École nationale de santé publique, Rennes, avril 1992.

Ile-de-France, quelles sont les organisations souhaitables à cinq ans (la durée d'un Sros) et les risques éventuels d'un développement spontané. Les autorités sanitaires régionales sont confrontées à la question de proposer une organisation en ignorant tout ou presque de la réalité des services offerts et des pratiques des acteurs : les données concernant les soins palliatifs ne sont détaillées que dans le champ extrêmement réduit des premières USP et on ne sait rien ou presque de ce qui se passe dans le secteur de court séjour[2]. Les pratiques dans les établissements pour personnes âgées sont inconnues et les modalités de prise en charge des patients en ville *terra incognita*. Une des recommandations de l'étude porte sur la nécessité de développer le système d'information et notamment, compte tenu des allers et retours fréquents en fin de vie entre le domicile et l'hôpital, de mieux apprécier lesitinéraires thérapeutiques que l'on appelle aujourd'hui parcours de soins[3].

Au début des années 1990, 80 000 personnes meurent chaque année en Ile-de-France. Parmi celles-ci, on estime qu'environ 24 000 (soit 30 %) relèvent d'un accompagnement de fin de vie. Ce sont essentiellement des malades du cancer et des personnes âgées[4]. L'offre de soins repose alors sur huit cent cinquante établissements de santé de court, moyen et long séjour (102 000 lits) et neuf cent soixante établissements médico-sociaux pour personnes âgées (70 000 places). En ville, les premiers réseaux de soins sont embryonnaires, constitués autour du sida ou de la toxicomanie. Les services de soins infirmiers à domicile (4 487 places) ainsi que ceux d'hospitalisation à domicile (2 175 places) sont en revanche bien développés comparativement à la situation nationale.

2. En 1990, deux descripteurs ont été introduits dans les enquêtes annuelles H80 (établissements publics) et EHP (établissements privés) les disciplines de prestation 825 soins et accompagnement des malades en phase terminale et 826 traitements spécialisés de la douleur. Ils n'étaient pas utilisés par les établissements d'Ile-de-France, y compris par les USP.

3. L'Observatoire national des fins de vie créé en 2010 doit répondre aujourd'hui à ces préoccupations.

4. La part des décès par Sida, pourtant importante en Ile-de-France au début des années 1990 est jugée proportionnellement faible et appelée à le rester – de 2000 décès par an alors).

L'offre de soins palliatifs identifiable repose sur dix établissements (cent quatre-vingt-deux lits d'hospitalisation complète et deux lits d'hospitalisation de jour, soit dix-sept lits par million d'habitants). Quatre structures (cent quarante lits) ont une activité principale de soins palliatifs : entre 70 et 80 % de leurs patients y décèdent[5]. Cinq projets sont recensés pouvant offrir, à terme, quarante places supplémentaires. L'offre est très concentrée : deux lits sur trois et une structure sur deux sont situés dans Paris *intra muros*. Les établissements qui, hors des services spécialisés, ont développé des pratiques d'accompagnement ne sont pas recensés et ceci ne sera fait qu'avec la mise en place et le financement des lits individualisés de soins palliatifs (LISP). Deux associations ont été créées sur la région dans les années 1980 : d'une part l'association pour le développement des soins palliatifs (1984) avec cent vingt bénévoles est impliquée dans la création des USP, celle de l'hôpital international de la Cité universitaire notamment, et l'intervention directe dans les services, d'autre part la branche francilienne de JALMALV[6] (1988) qui revendique sept cent soixante membres et trois mille sympathisants. Elle se consacre principalement à des actions d'information et portela politique éditoriale d'un bulletin de réflexion-recherche. Enfin, l'enseignement spécifique sur les soins palliatifs et l'accompagnement des personnes en fin de vie repose sur un certificat optionnel pour le second cycle des études de médecine[7] et sur deux diplômes d'université de troisième cycle[8].

La part de l'hôpital et de ses services aigus dits de court séjour, est prédominante dans la prise en charge des personnes en fin de vie en Ile-de-France : deux patients sur trois y décèdent déjà à cette époque. Un décès sur dix survient en hébergement pour personnes âgées. Un quart des décès enfin a lieu à domicile et 1 % de tous les décès sont pris en charge par les deux principaux services d'HAD

5. La maison médicale Jeanne Garnier (86 lits), l'USP de la Cité universitaire (12 lits), et celle de l'hôpital Paul-Brousse (10 lits), la maison médicale Notre Dame du lac (32 lits).

6. Jusqu'à la mort accompagner la vie (JALMALV).

7. Université René Descartes, faculté La Pitié-Salpêtrière.

8. Faculté de Bobigny (20 étudiants), faculté Kremlin-Bicêtre (100 étudiants).

franciliens. Les quatre unités de soins palliatifs prennent en charge 1,5 % de tous les décès et 5 % des 24000 décès considérés comme éligibles en 1992. La proportion de patients bénéficiant d'une prise en charge palliative dans le reste du réseau de soin est inconnue. Tout au plus sait-on que la pratique palliative concerne entre 10 et 30 % des patients hospitalisés un jour donné pour un cancer. Au total, l'Ile-de-France dispose d'une offre de soins généraliste et spécialisée importante par rapport à la situation nationale. La place des USP, bien que modeste, est cependant déjà visible. Cette situation est-elle optimale ?

Peu de structures couvrant l'ensemble des missions d'une USP

En 1992, il n'existe pas de référence réglementaire sur ce que doit être une USP. Le travail remis à la DRASS d'Ile-de-France propose que l'activité des USP repose sur un « trépied d'excellence » conjuguant des fonctions de soins diversifiés (hospitalisation complète et de jour, consultation externe, hôpital de jour et accès à l'HAD), une fonction de promotion du concept des soins palliatifs (documentation, recherche et formation de stagiaires), une fonction d'appui à l'implantation des soins palliatifs dans les autres établissements (équipe mobile). Toutes ces fonctions supposent de disposer de ressources importantes. En effet, les ratios de référence habituels soignants/lits des régulateurs régionaux ne peuvent pas être considérés comme suffisants. En Ile-de-France, les ratios d'encadrement des établissements repérés sont très hétérogènes : de 6,9 à 23 infirmières et aides-soignantes pour dix lits et de 0,18 à 2,5 médecins pour dix lits. Si les services identifiés accueillent principalement des patients qui vont y décéder (un marqueur important de leur spécialisation), seules deux unités – avec les ratios les plus élevés – assument réellement une mission de soins et de promotion du concept de soins palliatifs. Une seule a mis au cœur de sa mission la fonction d'implantation des soins palliatifs interne et externe dans les autres établissements. Au total, l'Ile-de-France dispose en 1992 de quatre USP et d'une EMSP telles que nous les définirions en 2014. Il existe alors un risque de croissance mal contrôlée avec une concentration de l'offre à la périphérie du système de santé, éloigné des pôles universitaires

Le bilan régional de 1992 témoigne d'un développement hétérogène des USP, mais également de son importance relative en termes de nombre de patients déjà pris en charge. Parmi celles-ci, la maison médicale Jeanne Garnier avec plus de quatre-vingt-six lits dédiés est un acteur historique majeur[9]. Pourtant, compte tenu de son faible niveau d'encadrement médical, elle n'est pas en mesure de remplir pleinement des fonctions autres que le soin. Il existe par ailleurs un risque de développement d'opportunité : des établissements cherchent à reconvertir une partie de leurs lits de court séjour, d'autres envisagent des créations d'envergure[10]. Cela pourrait conduire à renvoyer les patients en fin de vie vers ces institutions spécialisées souvent insuffisamment dotées et à écarter durablement les soins palliatifs des autres services de court séjour, poussés vers l'hyperspécialisation. Pour l'Ordre national des médecins, c'est aussi une préoccupation. « Tout en soutenant l'approche des soins palliatifs, [il] prend, au nom de la déontologie, officiellement position contre la généralisation de services d'hospitalisation dédiés aux personnes mourantes », écrivent Jean-Christophe Mino et Marie-Odile Frattini[11] qui ajoutent : « Cette généralisation aboutirait, selon lui, à une forme inacceptable de ségrégation par des mouroirs ». Ce risque est d'autant plus élevé en Ile-de-France où les services hospitalo-universitaires, en grand nombre, ont tendance, pour de bonnes ou de mauvaises raisons, à renvoyer leurs patients en fin de vie vers d'autres services ou établissements. En fait, chacun s'accorde pour dire qu'une évolution vers le modèle des hospices anglo-saxons qui repose principalement sur des établissements pour fin de vie

9. Voir p. 48.

10. Une association loi 1901 soumet en 1991 un projet de création *ex nihilo* de 1250 places d'HAD dont 60 % doivent constituer une forme d'USP ambulatoire. Il sera refusé car il ne prévoit aucune reconversion associée.

11. JC. Mino et MO. Frattini, « Les soins palliatifs en France : « mettre en pratique » une politique de santé », *Revue française des affaires sociales*, n° 2, 2/2007, pp. 137-156.

en périphérie du système national de santé, est contraire aux préconisations de la circulaire de 1986. Il y a là un risque sur lequel l'attention des régulateurs régionaux est attirée.

Des outils insuffisants pour promouvoir la dynamique souhaitée

Pour essentielle qu'elle soit dans la genèse du développement des soins palliatifs, la circulaire Laroque ne prévoit aucun levier financier ni juridique : c'est le magistère de la parole, censé agir par sa seule force de conviction. Le cadre de régulation hospitalier départemental et régional est, de fait, éclaté entre de nombreux acteurs : DRASS-DDASS (État), CRAM (Assurance maladie) et en Ile-de-France l'Assistance publique-Hôpitaux de Paris (AP-HP), un État dans l'État ne s'inscrivant dans aucune logique régionale qu'elle n'ait pas souhaitée. Sur le plan financier, les acteurs hospitaliers publics sont soumis au régime de la dotation globale de financement (DGF) instaurée depuis 1983. Les établissements privés, eux, sont toujours financés sous le régime du tarif journalier, inchangé depuis 1973. Les seules marges de manœuvre sont par conséquent dans la transformation, voire la création *ex nihilo* d'un service, mais à moyens constants. Les établissements publics ou les établissements participant au service public peuvent éventuellement bénéficier d'une aide sur la marge régionale annuelle gérée par les DDASS et les DRASS pour les établissements. Cette aide pourtant est destinée principalement à accompagner des reconversions. S'intéressant uniquement au modèle de planification qui se veut plus qualitatif avec l'introduction des SROS, la réforme hospitalière que met en œuvre la loi du 31 juillet 1991, ne modifie ni les équilibres de compétences entre acteurs régionaux, ni les règles de financement.

Des évolutions indissociables des avancées nationales

Le cadrage général des missions et de l'organisation territoriale se renforce à la suite du premier rapport confié à Henri

Delbecque[12]. L'objectif d'une USP ou d'une équipe mobile par CHU et la nécessité d'une planification des soins palliatifs dans les SROS qui y sont prônées, sont confirmés dans la loi du 9 juin 1999 visant à garantir le droit à l'accès aux soins palliatifs, puis dans l'ordonnance du 4 septembre 2003[13]. L'organisation territoriale est stabilisée sur un modèle de prise en charge à trois niveaux avec les USP, les lits individualisés de soins palliatifs (LISP) et les lits standards appuyés sur des équipes mobiles[14]. Enfin, il est décidé qu'il devrait y avoir un réseau de soins palliatif par département. Les plans nationaux de développement des soins palliatifs qui se succèdent[15], apportent financement et impulsion forte dans un agenda sanitaire qui ne manque pourtant pas d'autres priorités. Les financements spécifiques à compter du premier plan de développement des soins palliatifs 1999-2001[16], donnent l'impulsion décisive que l'introduction de tarifs à l'activité (T2A) pérennise. Dans le même temps, le cadre général de planification se concentre progressivement sur un seul et même régulateur : l'échelon régional très éclaté qui émerge en 1991, est confirmé en 1996 avec la création des Agences régionales de l'hospitalisation (ARH) compétentes en matière d'hospitalisation publique et privée, puis en 2010 avec celle des Agences régionales de santé (ARS) dont la compétence est élargie aux établissements médico-sociaux et (pour partie) au système de santé de ville.

L'offre de service en Ile-de-France s'est répartie sur (presque) tous les départements et apparaît toujours favorable comparativement à la situation nationale. En vingt ans la population de la région Ile-de-France a crû de 11 % tandis que le nombre total de décès baissait de 9 %. Sur cette période, l'offre de soins de court séjour s'est contractée de 40 % en nombre d'établissements et

---

12. H. Delbecque, *Les soins palliatifs et l'accompagnement des malades en fin de vie*, La Documentation française, Paris, 1994.

13. Ordonnance n° 2003-850 du 4 septembre 2003 portant simplification de l'organisation et du fonctionnement du système de santé ainsi que des procédures de création d'établissements ou de services sociaux ou médico-sociaux soumis à autorisation.

14. Circulaire DHOS 2002/98 du 19 février 2002 relative à l'organisation des soins palliatifs.

15. Loi n° 99-477 du 9 juin 1999 visant à garantir le droit d'accès aux soins palliatifs.

16. Plan triennal 1999-2001 ; Plan quadriennal 2002-2005 ; Plan quadriennal 2008-2012.

lits d'hospitalisation complète. En revanche, l'offre de places d'HAD a augmenté de 17 % et celle de soins de suites et de réadaptation (SSR) de près de 60 %. L'AP-HP a rejoint progressivement la logique d'organisation régionale[17] et depuis septembre 2010, elle a pour tutelle l'ARS Ile-de-France.

Les autorités sanitaires successives de la région ont inscrit le développement des soins palliatifs dans les trois schémas sanitaires de 1999, 2006 et 2012. C'est ainsi que l'organisation repose, en 2012, sur huit territoires de santé départementaux, avec des cibles d'implantation par territoire et par discipline.

L'offre rencontre-t-elle véritablement l'ensemble des besoins ?

L'offre de soins palliatifs, déjà très présente en Ile-de-France, a augmenté d'un facteur sept entre 1992 et 2012[18] et cette région pionnière figure toujours parmi les mieux équipées en la matière. L'offre se structure autour d'USP qui restent de petite taille (dix-douze lits), à l'exception des trois nouvelles unités de grande taille créées à Paris, l'USP historique (quatre-vingt-six lits) de la maison médicale Jeanne Garnier, et les USP de la fondation Cognacq-Jay (trente-six lits) et celle de l'hôpital Jean-Jaurès, dans le 19e arrondissement (quarante lits). Sur les huit départements franciliens un seul, la Seine-et-Marne, ne dispose pas, en 2012, d'au moins une USP. C'est chose faite depuis janvier 2014. Le nombre de lits d'USP est de près de trois pour 100000 habitants dès 2004. Le but d'environ 450 à 500 lits spécifiques pour l'activité de soins palliatifs établie dans les documents préparatoires du SROS III est atteint dès 2005 (5 lits LISP pour 100000 habitants). Le document définitif du SROS III prévoit 800 LISP pour 2010, mais ce chiffre ne sera pas atteint. Pour les EMSP, en revanche, « le compte est bon » dès 2004 (une équipe mobile pour 200000 habitants). La création des réseaux est fortement encouragée par l'Agence régionale de

17. J. Métais, *La Revue de l'ARHIF*, numéro spécial, Bilan de l'ARH, mission accomplie ? n°14, mars 2010.

18. Voir à ce propos le tableau en annexe p. 429.

l'hospitalisation et l'Union régionale des caisses d'assurance-maladie : leur nombre est passé de 10 en 2002 à 19[19] en 2012. Enfin des coordinations sont créées à partir du début des années 2000[20]. Au fil des années cependant des besoins nouveaux sont identifiés, en pédiatrie en particulier. Le développement des soins palliatifs pour les enfants constitue ainsi un des axes de développement du projet régional de santé (PRS) 2010-2016.

Mais comment l'offre, certes abondante, qui existe en Ile-de-France, permet-elle de satisfaire les besoins ? Rend-elle possible, dans chaque département, une prise en charge des patients rapide et adaptée à leurs souhaits comme à la complexité de leur situation ? Il est aujourd'hui impossible de répondre à cette double interrogation.

L'offre de lits d'USP s'est principalement développée hors du réseau universitaire de l'AP-HP qui, elle, recourt principalement aux LISP et aux EMSP. Ce peut être un handicap pour les missions de recherche et de formation dévolues aux USP, mais, globalement, la croissance de l'offre régionale a été telle qu'en 2012, on compte 9,5 lits spécialisés dont 3,6 lits d'USP pour 100 000 habitants. Le nombre d'USP correspond au double de ce que l'on souhaitait proposer en 1992. Depuis cette date la part de la population « éligible » à un accompagnement de fin de vie, a, il est vrai, été réévaluée. L'Observatoire national de la fin de vie (ONFV) l'estime à 60 % des décès, le double de l'estimation de 1992. En Ile-de-France, ce serait ainsi 43 000 personnes sur les 72 000 décédées en 2012 qui auraient pu – ou dû – être prises en charge en soins palliatifs.

Tous les problèmes sont cependant loin d'être résolus

L'unification de la régulation régionale par l'ARS ne s'est pas accompagnée d'un système d'information partagé : les

19. Dix-sept réseaux soins palliatifs et deux réseaux mixtes soins palliatifs et oncologie.

20. La coordination régionale de soins palliatifs d'Ile-de-France (CORPALIF), constituée en association loi 1901, est l'organisation représentant les différents réseaux et organismes impliqués dans les soins palliatifs en Ile-de-France.

sources restent éclatées et non consolidées. L'ONFV, pourtant, commence à produire des tableaux de bord régionaux à partir d'enquêtes nationales. On ne dispose pas non plus d'études régionales qui définissent le pourcentage des personnes éligibles qui demandent une prise en charge palliative adaptée. Pour celles qui sont effectivement prises en charge, on ne peut pas savoir si elles le sont – ou l'ont été – à domicile ou si elles sont – ou ont été – accueillies dans un établissement de santé. On peut pourtant faire des estimations pour, d'une part, les personnes décédées en établissement dans les USP et les LISP[21] et d'autre part à domicile avec une prise en charge par l'HAD ou par un réseau[22]: on compterait 5 200 décès environ dans les USP et 7 400 dans les LISP. Les décès au terme d'une prise en charge par l'HAD et par les réseaux seraient de l'ordre de 2 000 décès; au total cela représenterait près de 33 % des décès (contre 5 % des patients décédés éligibles en 1992). On devrait ajouter à ces estimations pour avoir une idée plus précise des prises en charge palliatives, les décès dans les lits standards des établissements de santé ou des EPHAD, ceux survenant à domicile, sans intervention des réseaux de soins palliatifs ni de l'HAD, mais il n'existe pour l'heure aucune information dans ces domaines.

Par ailleurs, la connaissance des pratiques professionnelles directement liée à cette nouvelle offre de soins et d'accompagnement de fin de vie reste très imparfaite. Il ne s'agit pas tant de s'interroger sur la persistance des pratiques destinées à hâter intentionnellement la mort dénoncée en 1984[23]: elles ont régressé d'après les témoignages. Cette impression est confortée par une étude nationale de l'INED de fin 2009 qui fait état de l'usage de médications destinées à provoquer le décès dans seulement 0,8 % des décès (dont 0,6 % hors de toute demande

21. Hypothèses. DMS USP 17 jours et LISP 16 jours. Taux d'occupation pour soins palliatifs : USP 95 % et LISP 78 %. Taux de décès dans les USP 60 % et en LISP 51%. Part de population non francilienne : 5 %.

22. Hypothèses. HAD : 3 % de « sorties par décès » sur les 35 464 patients de 2011 (tous les décès sont considérés comme relevant d'une prise en charge palliative). Réseaux : communication RESPALIF.

23. P. Verspiere, « Sur la pente de l'euthanasie », *Études*, janvier 1984, pp. 43-54.

du patient)[24]. Cette dernière enquête, déclarative et anonyme, mériterait d'être confirmée par des études permettant à un tiers d'accéder au dossier afin de vérifier si un usage détourné de la sédation profonde en phase terminale prévue dans les protocoles de soins palliatifs[25] ne s'est pas, pour partie, substitué à celui des cocktails lytiques. Il faut surtout s'interroger sur l'avancement des « bonnes pratiques systémiques » et le fonctionnement d'un réseau de soins gradués. On sait qu'il existe des questions récurrentes concernant notamment le service rendu dans les LISP. Leur croissance, due à un effet d'aubaine tarifaire, ne s'est pas accompagnée d'une augmentation équivalente de l'encadrement soignant et leur activité réelle peut être tellement éloignée de celle requise pour leur reconnaissance[26,27] que certains Lips ont été qualifiés de faux LISP, voire d'escroquerie administrative[28]. À l'inverse, il peut exister des pratiques d'accompagnement dans des services n'ayant pas cherché à faire reconnaître cette spécialité.

Enfin, faute d'un référentiel partagé, le régulateur régional ne peut savoir si chacun des trois niveaux d'organisation est bien utilisé en fonction de la complexité des situations et si le niveau le plus élevé revient, comme il se doit, aux USP. Enfin, les données sur les prises en charge en ville sont toujours le parent pauvre de toutes les statistiques!

L'insuffisance de visibilité pour le régulateur concerne a fortiori le patient et sa famille. Ils passent d'un organisme à l'autre,

24. Pennec et al., « End-of-life medical decisions in France: a death certificate follow-up survey 5 years after the 2005 act of parliament on patients' rights and end of life », *BMC Palliative Care*, 2012, 11:25.

25. Il s'agirait de l'administration d'une benzodiazépine (associé parfois à de la morphine) à des doses et/ou des débits plus élevés que ceux préconisés dans les « Recommandations de bonnes pratiques » (*Sédation pour détresse en phase terminale et dans des situations spécifiques et complexes*, SFAP, 2009, 21 p.).

26. ARH, organisation de la prise en charge des patients en lits identifiés de soins palliatifs en Ile-de-France, rapport de synthèse, 2008, 44 p.

27. *Guide des lits identifiés de soins palliatifs (LISP) argumentaires et problématiques*, SFAP, 2012.

28. S. Havette, J. Micheau et E. Molière, *Evaluation de la contribution des EMSP et LISP à la diffusion de la culture palliative*, **rapport d'étude,** DGOS. juin 2013, 74 p.

d'une institution à l'autre sans pouvoir anticiper le niveau d'accompagnement souhaitable. Impossible pour eux de savoir ce qui, au moment où le besoin se fait jour, sera véritablement disponible. Ce contexte ne peut que conduire à privilégier les demandes d'entrées vers les USP dont le service et l'encadrement apparaissent plus normalisés. Elles ne peuvent cependant pas raisonnablement accueillir toutes les demandes[29].

Une offre accessible et bien conduite pourrait ne pas répondre à toute la demande

La prise en charge, même bien conduite, des accompagnements de fins de vie peut ne pas suffire. Une étude récente menée auprès de 800 structures de soins palliatifs en France détaille les différents motifs qui peuvent conduire les patients ou leurs familles à demander que l'on puisse, malgré tout, hâter la mort[30]. C'est un choix toujours interdit par la loi en France, mais l'on sait les débats qui existent dans la société autour de l'euthanasie et du suicide assisté. Depuis le milieu des années 1980, bien que souvent interpellées par un courant d'opinion croissant en faveur d'une dépénalisation de l'euthanasie, les autorités sanitaires n'ont jamais dérogé à leur choix. Dans la continuité de « Soigner et accompagner jusqu'au bout », le rapport de Geneviève Laroque de 1986, elles ont misé sur le tout palliatif et réaffirmé constamment que « si notre société accordait tout aux soins palliatifs et à l'accompagnement des mourants, nul doute que la demande d'euthanasie perdrait de sa légitimité »[31].

Cette politique a freiné, sans toutefois la tarir, la demande portant sur le droit à mourir dans la dignité tel que l'envisagent les partisans de l'euthanasie. Il est vraisemblable que ce débat ne

29. A. Fouchard et al., « Demandes d'admission en unité de soins palliatifs : évaluation des délais », *JMEDPAL*, 2010, pp. 227-231.

30. E. Ferrand et al., « Evolution of requests to hasten death among patients managed by palliative care teams in France: a multicentre cross-sectional survey », *Eur J Cancer*, 2012, 48(3) : 368-76.

31. JF. Mattei, allocution d'ouverture du colloque du 17 décembre 2002, « Les soins palliatifs en France et à l'étranger », 44 p.

cessera pas quand bien même les soins palliatifs seraient accessibles pour tous : comme le souligne le Comité national consultatif d'éthique en 2013, à la conception de la dignité décence, qui est au cœur de la politique des soins palliatifs, s'ajoute, sans se confondre avec la première, une autre conception de la dignité, la dignité liberté, affirmation de l'autonomie de chacun à décider de sa propre mort[32]. Alors, peut-on considérer pour autant que notre société a tout accordé aux soins palliatifs et que l'initiative doit maintenant revenir au législateur ? Quels enseignements peut-on tirer du modèle francilien ?

* * *

La capacité à accompagner tous les patients en fin de vie, quel que soit leur lieu d'accompagnement, s'est considérablement renforcée en Ile-de-France depuis vingt ans. Les taux d'équipement sont particulièrement élevés et l'offre est très diversifiée. De nouveaux acteurs régionaux se sont mobilisés afin de consolider et d'inscrire dans le droit commun, les initiatives portées par les pionniers. Le dispositif de l'offre est globalement mature. Il reste pourtant insuffisamment lisible pour le régulateur, l'Agence régionale de santé, et pour l'ensemble des acteurs comme pour les patients et leurs familles. On comprend dès lors qu'un nombre impossible à estimer, mais sans doute significatif, de patients en demande ne bénéficie pas d'une prise en charge adaptée. Cet état de fait ne peut qu'alimenter les débats sur la nécessité d'évolutions législatives à un moment où la montée en charge de la politique d'implantation des soins palliatifs amorcée n'est pas totalement achevée, même en Ile-de-France. La longue marche entreprise depuis près de trente ans doit trouver un nouveau souffle. L'attention des acteurs et des régulateurs doit porter davantage sur les prises en charge des patients éligibles où qu'ils soient que sur le développement des organismes qui peuvent répondre à leurs demandes, à leurs attentes : comme le souligne

32. Avis n°121 du CCNE « Fin de vie, autonomie de la personne, volonté de mourir », 1er juillet 2013.

l'ARS dans son projet régional de santé en cours, il faut passer d'une politique d'implantation à une politique d'organisation. Cela passe à notre sens, par une régulation centrée sur les parcours et les pratiques de soins. Avec un nouvel objectif : garantir que tous les besoins d'accompagnement des patients en fin de vie sont effectivement accessibles et couverts.

19

Les soins palliatifs pédiatriques

Une histoire et une spécialité à part entière

Jean-Michel Zucker

L'enfant atteint de cancer met l'équipe soignante en face de tâches difficiles. La première certes est d'ordre médical et scientifique : établir un diagnostic exact et précis et mettre en œuvre le traitement adéquat souvent long et complexe, émaillé d'incidents et de complications, qui peut déboucher sur la guérison. Mais l'enfant n'est pas seulement une maladie, comme l'énonce souvent notre langage médical elliptique (je soigne un néphroblastome ; je vais amputer un sarcome ostéogène), mais un être humain unique, d'une inestimable valeur, objet de l'affection de ses parents et de sa famille, soumis à l'angoisse d'une imprévisible catastrophe qui ravage sa vie d'enfant. Notre deuxième tâche est de l'aider, de l'accompagner lui et les siens, dans les épreuves qui l'attendent.
Docteur Odile Schweisguth[1] (1913-2002)

On ne saurait mieux dire en 2014, trente-cinq ans après la publication de ce texte, qu'Odile Schweisguth dans l'introduction du chapitre qu'elle consacre aux « problèmes humains » dans son traité des *Tumeurs solides de l'enfant*. Cette pionnière absolue dans son domaine, l'oncologie pédiatrique, souligne avec autant de force que de simplicité qu'en sus de la qualité des moyens diagnostiques et thérapeutiques que doit déployer l'équipe soignante en direction de la tumeur cancéreuse, il lui

1. O. Schweisguth, « Problèmes humains » *in Tumeurs solides de l'enfant*, Médecine Sciences, Flammarion, Paris, 1979, pp 63-70.

faut, sans la déléguer, assumer une deuxième tâche, le traitement holistique de la personne de l'enfant et de sa famille, qui n'est autre que le soin palliatif bien conçu.

La mort de l'enfant, une affaire de famille

Les progrès de la médecine ont certes fait régresser, de façon considérable dans les pays développés depuis une cinquantaine d'années, la mortalité infantile notamment celle des cancers[2,3]. On apprend des données de l'INSEE qu'en 2010 en France, de la naissance à un an le risque de décéder est aujourd'hui très faible : concentré juste après la naissance, il est de l'ordre de 40 pour 10 000. Ce risque est annuellement minimal pour les enfants entre 5 et 10 ans – 1 pour 10 000 – puis augmente fortement à l'adolescence pour atteindre, à 18 ans, 3 pour 10 000 chez les filles et 8 pour 10 000 chez les garçons. Quels que soient ces progrès et en raison même de ceux-ci, la mort prématurée d'un enfant est contre nature. Autrefois fréquente, elle était vécue comme une fatalité acceptée; aujourd'hui, elle constitue un scandale et une injustice perçus par les familles comme encore plus inacceptables qu'il y a trente ans, nous renvoyant à notre impuissance et à notre sentiment de culpabilité[4]. La mort de l'enfant, qui était une affaire de famille vécue au domicile, est progressivement devenue à l'hôpital un tabou mal assumé par des professionnels de santé longtemps mal formés. Comme le disait encore Odile Schweisguth, le médecin ne doit cependant « pas être culpabilisé par la mort de l'enfant. Il doit garder sa place, qui n'est pas dans le deuil familial, mais dans un soutien médical qui inclut la chaleur humaine ».

Ce qui fait la particularité des maladies de l'enfant et de l'adolescent où le soin palliatif est indiqué, est que la vie de

2. JM. Zucker, « L'oncologie pédiatrique : des avancées significatives en quelques décennies », *Bull. cancer,* 2013, 100 : 643-646.

3. C. Kalifa, O. Oberlin, F. Pein, O. Hartmann, J. Lemerle, *Cancers de l'enfant*. Médecine Sciences Flammarion, Paris, 2008.

4. JM. Zucker, *in La mort d'un enfant. Fin de vie de l'enfant, le deuil des proches*, dir. M. Hanus, coll. Espace éthique, Vuibert, Paris, 2006, pp 163-187.

l'enfant est menacée, le pronostic incertain, le traitement habituellement intensif, prolongé et cause d'innombrables perturbations quotidiennes. Ce sont ces facteurs qui réclament une approche interdisciplinaire multidimensionnelle des soins destinés notamment aux enfants atteints de cancer et à leur famille, pendant toute la durée de leur maladie et au-delà. Ainsi considère-t-on aujourd'hui de plus en plus sérieusement que le soin palliatif n'a pas seulement pour objectif de faire face à une période morbide préludant à la mort, mais aussi de maintenir dans la vie un enfant dont l'existence est menacée et de l'accompagner jusqu'au bout de sa vie plutôt que de l'accompagner vers la mort[5].

Les premiers pas des soins palliatifs pédiatriques au Royaume-Uni

En ce début du XXIe siècle, le temps de faire le bilan de quinze ans de soins palliatifs pédiatriques est venu. C'est une histoire récente qu'il s'agit d'écrire. Nombreux sont d'ailleurs les pédiatres qui s'étonnent encore aujourd'hui ou restent profondément choqués de voir juxtaposés les termes de pédiatrie et de soins palliatifs. Ils sont réfractaires à l'introduction, dans leur spécialité, de la démarche palliative. Négativement connotée, celle-ci leur paraît constituer plus un aveu de leur échec médical qu'une obligation morale de soignant[6]. Jusqu'aux années 1970, le très mauvais pronostic des cancers de l'enfant poussent trop souvent les soignants généralistes à un abandon pur et simple de leurs petits patients, option qui contraste avec le légitime acharnement thérapeutique qu'Odile Schweisguth tente pour en sauver quelques-uns d'abord, puis de plus en plus[7]. En Europe, à l'instar de ce qui s'est passé pour la démarche palliative en

5. E. Waldman et J. Wolfe, « Palliative care for children with cancer », *Nature Reviews Clinical Oncology*, 2013; 10, 100-107.

6. P. Canouï, P. Hubert, « Soins palliatifs en pédiatrie. Obligation morale ou aveu d'échec ? », *In Fins de vie, éthique et société*, Eres, Paris, 2012, pp. 300-312.

7. O. Schweisguth, Faut-il les laisser mourir ? Plaidoyer pour les enfants cancéreux, *Arch. Franc.Pediat.*, 1970; 27: 673-675.

direction des patients adultes, c'est le Royaume-Uni qui trace le chemin. À la fin des années 1970, les pédiatres britanniques en ont ressenti le besoin avec plus d'urgence. En novembre 1982, dans l'Oxfordshire, la première unité au monde de soins palliatifs pédiatriques fixe (hospice), Helen House, est ouverte. Contrastant avec la priorité accordée aux besoins du patient et à son autonomie au St Christopher's hospice fondé quinze ans plus tôt par Cicely Saunders, c'est sur la notion de répit – très en vogue actuellement – davantage que sur celle de soins médicaux spécialisés qu'insistent les professionnels d'Helen House. Le bilan à un an publié porte sur cinquante-deux enfants en phase terminale, atteints d'une maladie progressive et incurable et victimes d'un handicap sévère; huit sont morts dans l'année[8]. Le style de vie préconisé est basé sur celui des familles chez elles, avec un minimum de règles et de contraintes tandis que les soins de fin de vie étaient calqués sur ceux pratiqués chez les patients adultes. Les auteurs remarquent que, malgré le poids de douleur de chaque histoire individuelle, le climat général de l'établissement n'est pas déprimant. C'est ainsi qu'au début de l'année 2009 la médecine palliative pédiatrique (MPP) est reconnue au Royaume-Uni comme une sur-spécialité. Il est recommandé que chaque région d'un consultant en MPP et que dans chaque localité il y ait un pédiatre spécialement intéressé à la démarche. En 2013, il y avait en Grande-Bretagne dix médecins de MPP, cinquante pédiatre spécialement intéressé à la démarche et quarante-quatre hospices pédiatriques[9].

Odile Schweisguth et la transition curatif/palliatif

En France, la réflexion sur les soins palliatifs se développe au début des années 1970. Le docteur Michèle-H. Salamagne

8. SR. Burne, F. Dominica, JD. Baum, « Helen House. An hospice for children : analysis of the first year », *BMJ*, 1984, 289 : 1665-1668.

9. R. Hain, E. Heckford, R. Mc Culloch, « Paediatric palliative medicine in the UK: past, present, future », *Arch Dis Child*, 2012, 97: 381-384.

ouvre la première consultation de soins palliatifs à l'hôpital de la Croix-Saint-Simon en 1978. Au même moment, en pédiatrie, à l'Institut Gustave Roussy (Villejuif, Val-de-Marne), le docteur Odile Schweisguth discute avec acuité de la transition curatif/palliatif en posant la question piège : « À quel moment faut-il baisser les bras ? » Elle répond qu'en plus des paramètres soignants « la décision dépend aussi de la demande des parents... mais il arrive un stade où le confort de l'enfant doit devenir le souci majeur du médecin. C'est aussi celui des parents... » La leçon de ce grand médecin, à la fois scientifique et humaniste, nourrit ma propre réflexion et ma pratique comme celle de tous les médecins qui sont venus se former à son contact. Ils en émergent les points forts suivants :

- la priorité absolue doit être donnée du traitement de la douleur en soulignant la valeur du traitement oncologique et/ou mécanique de la cause de cette douleur ;
- il faut faire appel à l'inanité des craintes d'accoutumance à la morphine chez les enfants qui souffrent et de l'intérêt des combinaisons thérapeutiques ;
- une attention doit être apportée à la sédation de fin de vie avec prise en compte du double effet ;
- une écoute inlassable de la détresse des parents est essentielle[10].

De manière relativement précoce par rapport à l'ensemble des pédiatres généralistes et sur-spécialisés, beaucoup d'onco-pédiatres, au début des années 1980, adoptent vis-à-vis de leurs patients la préoccupation palliative ; tout comme les néonatologistes et les réanimateurs.

Les statuts de la Société française d'accompagnement et de soins palliatifs (SFAP) sont signés le 13 octobre 1989. Au-delà des bonnes pratiques individuelles de certains services, croisant les expertises des pédiatres, des anesthésistes spécialistes du traitement de la douleur, des médecins de soins palliatifs

10. O. Schweisguth, « Traitements symptomatiques » *in Tumeurs solides de l'enfant*, Médecine Sciences, Flammarion, Paris, 1979, pp 56-57.

adultes[11,12], il faudra cependant encore une dizaine d'années pour que se mette en place un certain nombre de dispositifs témoignant d'un souci d'organisation propre des soins palliatifs pédiatriques en France et tenant compte de leurs différentes spécificités. Entre 1999 et 2002, un groupe de travail soins palliatifs et pédiatrie se réunit à l'espace éthique de l'Assistance publique-Hôpitaux de Paris (AP-HP)[13]. En 2002, je participe au nom de la Société française de pédiatrie au groupe de travail « soins palliatifs : spécificité d'utilisation des médicaments courants hors antalgiques » de l'Agence française de sécurité sanitaire des produits de Santé (Afssaps). Ce groupe est présidé par Michèle-H. Salamagne. Depuis 2002, deux pédiatres, les professeurs Alain de Broca et Guy Leverger, participent au collège des enseignants de la SFAP pour la formation des médecins aux soins palliatifs. Un an plus, à Nice, le congrès de la SFAP ouvre ses portes pour la première fois à des sociétés savantes pour des journées thématiques : soins palliatifs et pédiatrie, soins palliatifs et gériatrie, soins palliatifs et douleur. Ces travaux, en binôme, se renouvellent les années suivantes. En octobre 2003, dans le rapport de mission « Fin de vie et accompagnement » remis par Marie de Hennezel au professeur Jean-François Mattéi, ministre de la Santé, de la Famille et des Personnes handicapées, figure un chapitre signalant la singularité de la problématique pédiatrique avec en annexe le texte « Les soins palliatifs pédiatriques » cosigné par Alain de Broca, Pierre Canouï, Philippe Hubert, Jean-Pierre Raynaud, Agnès Suc, Michel Vignes, Chantal Wood et moi-même.

---

11. JM. Zucker, « L'enfant atteint de cancer et la souffrance » *in Face à l'enfant qui souffre*, Dir. Dell'Acqua U., Paulhus E., Serrano J.A, Pédagogie psycho-sociale, Fleurus, Paris, 1989, pp. 175-84.

12. A. Suc, A.I. Bertozzi, Rubie H., C. Merel, P. Izard, P. Galinier, A. Robert , « Soins palliatifs dans une unité d'onco hématologie pédiatrique », *Archives de Pédiatrie*, 2000, (7) : 58-65.

13. D. Davous, F. Doz, M. Heard, « Fin de vie et recherche clinique en cancérologie pédiatrique ; Groupe de réflexion et de recherche au sein de l'espace éthique AP-HP: Parents et soignants face à l'éthique en pédiatrie », *Arch Pediatr.*, 2007, 14: 274-278.

Les soins palliatifs pédiatriques s'autonomisent

Parallèlement à cette mise en perspective, l'enseignement des soins palliatifs pédiatriques va s'autonomiser. Dès le début des années 1990, dans le cadre du diplôme universitaire (DU) de soins palliatifs et d'accompagnement (université de Paris XI) organisé par Michèle-H. Salamagne, il y a une journée, optionnelle, dont le thème est « soins palliatifs et accompagnement en pédiatrie ». Elle est animée par les docteurs Nago Humbert, Philippe Hubert, Michel Hanus, Annick Ernoult, Pierre Canouï et moi-même. En 2001, un module pédiatrique est créé dans certains diplômes universitaires ou diplômes interuniversitaires (DIU) de soins palliatifs. Il y d'abord un DIU en Ile-de-France[14] avec une première session en mars 2004 et une troisième en septembre 2006 ouverte aux soignants confrontés à la fin de vie de l'enfant. Est ensuite instaurée une alternance entre Paris et les régions. C'est ainsi que la sixième session a lieu à Toulouse en mai 2010.

En 2002 sort le documentaire de Gil Rabier, *Autour de l'enfant en fin de vie* (36 minutes), un véritable événement. Deux ans plus tard, avec le soutien logistique et sous la présidence du professeur Nago Humbert, président de Médecins du monde Ssuisse et directeur de l'unité de consultation en soins palliatifs pédiatriques de l'hôpital Sainte-Justine de Montréal (Québec, Canada), un réseau francophone de soins palliatifs pédiatriques (RFSPP)[15] est créé par des professionnels de santé et des formateurs engagés depuis de nombreuses années auprès d'enfants dans une activité de soins palliatifs et d'accompagnement. Ce réseau « s'adresse aux professionnels de la santé, ainsi qu'aux familles, soignant des enfants ou des adolescents souffrant de maladies graves et en fin de vie ». Le Centre national de ressources (CNDR) soin palliatif[16] qui en est un partenaire privilé-

14. Le comité d'organisation est composé de Pierre Canouï, Alain de Broca, Annick Ernoult, Franck Henry, Philippe Hubert, Jean-Michel Lassaunière, Guy Leverger, Michèle-H. Salamagne, Agnès Suc et Jean-Michel Zucker.

15. www.pediatriepalliative.org

16. www.soin-palliatif.org

gié, contribue activement au site de ce réseau. La même année le Pr Humbert coordonne la rédaction du premier ouvrage collectif de références francophones en soins palliatifs pédiatriques[17]. Au cours des dernières années, le CHU Sainte-Justine a organisé, à Montréal, en 2001, 2003, 2006, 2009 et 2012, cinq congrès thématiques internationaux soins palliatifs pédiatriques tandis qu'a lieu les 2 et 3 octobre 2014 le 6e congrès francophone et le premier congrès français de soins palliatifs pédiatriques. Il se tient à Saint-Malo sur le thème « Savoirs et incertitudes ».

De la spécificité des soins palliatifs pédiatriques

À l'échelon européen, l'étape la plus récente est la constitution au sein de l'Association européenne pour les soins palliatifs (EAPC) du groupe de travail IMPACCT[18] dont l'objectif, défini à Trenta (Italie) en 2006, est de fournir des recommandations et des standards pour les soins palliatifs pédiatriques en Europe[19]. Ces référentiels et ceux du Québec (tel que les a formulés le groupe de travail sur les normes en matière de soins palliatifs pédiatriques) permettent de définir les contours actuels des soins palliatifs pédiatriques. Selon les termes du RFSPP :

> Les soins palliatifs pédiatriques sont des soins actifs et complets, englobant les dimensions physique, psychologique, sociale et spirituelle. Le but des soins palliatifs est d'aider à maintenir la meilleure qualité de vie possible à l'enfant et d'offrir du soutien à sa famille ; cela inclut le soulagement des symptômes de l'enfant, des services de répit pour la famille et des soins jusqu'au moment du décès et durant la période de deuil. Le suivi de deuil fait partie des soins palliatifs, quelle que soit la cause du décès, ce qui inclut les traumatismes et les pertes dans la période périnatale.

Mais quelles sont les spécificités des soins palliatifs pédiatriques ? Ils doivent être conçus comme des soins actifs,

---

17. N. Humbert, *Les soins palliatifs pédiatriques*, éd. Hôpital Ste Justine (CHU Mère-Enfant), Montréal, 2004.

18. IMPaCCT, graphie usitée.

19. A.-F. Thiollier, C. Wood, « IMPaCCT : Des recommandations, des standards, pour les soins palliatifs en Europe », *European Journal of palliative care*, 2007, 14 (3) : pp. 109-114.

compétents et holistiques, nous souhaitons les voir régis comme tout soin médical par la règle des « trois i » :

- intensifs dans leur mise en œuvre clinique;
- instructifs dans l'effort de formation des équipes ;
- inventifs dans leur démarche de recherche.

Les soins palliatifs pédiatriques sont destinés à une maladie risquant d'abréger la durée et/ou la qualité de la vie d'un enfant ou d'un adolescent. Ainsi est-ce davantage l'incertitude du pronostic que la probabilité de survie qui légitime le recours à une démarche palliative. Une équipe soignante confrontée à ce type de patients doit ajouter à sa compétence spécifique en onco-pédiatrie, neuro-pédiatrie, pneumo-pédiatrie, etc., une compétence en soins palliatifs pédiatriques qui permette de « simplement soigner le malade »[20]. Alors que chez l'adulte le soin palliatif s'adresse surtout aux maladies cancéreuses, une grande diversité de pathologies à risque vital est concernée chez l'enfant. À côté des cancers, il existe aussi certaines affections génétiques ou congénitales et certaines maladies neuromusculaires. Au cours de ces pathologies chroniques, la survenue de situations d'urgence – notamment respiratoire – n'est pas rare : ces pathologies répondent à des thérapeutiques spécifiques et émettre alors un pronostic est particulièrement difficile[21].

La population visée par les soins palliatifs pédiatriques se divise en six groupes d'enfants et de familles[22]. Il en est ainsi quand :

1. un traitement curatif est possible, mais incertain – cancer, atteinte cardiaque, rénale ou hépatique importante, etc. Les soins palliatifs sont indispensables quand les traitements

20. N. Humbert, « La spécificité des soins palliatifs en pédiatrie : du curatif au palliatif » *in Les soins palliatifs pédiatriques*, éd. Hôpital Ste Justine (CHU mère enfant), Montréal, 2004, pp. 17-38.

21. L. Brook, R. Hain, *Predicting death in children*, Arch. Dis. Child., 2008, 93:1067-1070.

22. E. Harrop, C. Edwards, « How and when to refer a child for specialist paediatric palliative care ? », *Arch. Dis. Child. Educ. Pract.*, 2013, 98: pp. 202-208.

curatifs sont devenus inefficaces, mais ils peuvent être nécessaires dès le début du traitement[23,24];

2. une mort prématurée est inévitable – mucoviscidose, dystrophie musculaire, etc. – Ces enfants peuvent avoir besoin de longues périodes de traitements intensifs destinés à prolonger leur vie et à leur permettre de participer à des activités normales pour leur âge;
3. il existe une maladie progressive sans espoir de guérison – maladie de Batten, mucopolysaccharidose, etc. Les traitements offerts à ces enfants sont uniquement palliatifs et peuvent s'étendre sur des années;
4. des problèmes neurologiques graves irréversibles et non progressifs sont présents – accidents avec atteintes cérébromédullaires sévères – accroissant la vulnérabilité des enfants et des risques de complications peuvent amener une détérioration non prévisible, voire une mort prématurée;
5. un nouveau-né a une espérance de vie très limitée. 50 % des décès dans l'enfance surviennent dans la première année de vie en raison d'une pathologie périnatale – prématurité et syndromes congénitaux;
6. les membres d'une famille ont perdu un enfant de façon imprévue à la suite d'une maladie, d'une cause traumatique ou accidentelle ou d'une pathologie périnatale – traumatismes, mortinatalité, avortements, etc.

Pour une approche palliative chez l'enfant

L'approche palliative chez l'enfant repose sur des principes, des repères et des recommandations. Pour ce qui est des principes, le concept de soins palliatifs pédiatriques signifie une prise en charge globale et active d'un enfant et de sa famille faisant face à une maladie menaçant sa vie quel que soit son

23. J.M. Zucker, « Recherche d'un consensus d'équipe en oncologie pédiatrique en cas de traitements éprouvés inefficaces », *Archives de pédiatrie*, 2002, 9 (suppl 1): pp. 55-59.

24. E. Bergstraesser, « Paediatric palliative care. When quality of life becomes the main focus of treatment », *Eur. J. Pediatr*, 2013, 172: pp. 139-150.

stade, pour atteindre des objectifs sur les plans physique, psychologique, social et spirituel. Fournir le confort nécessaire et une qualité de vie optimale aux enfants et à leur famille, soutenir l'espoir et préserver les relations familiales malgré une mort éventuelle sont les objectifs de base. Le recours aux soins palliatifs se fera dès le diagnostic et, si nécessaire, ils seront poursuivis tout au long de la vie de l'enfant, que l'enfant reçoive ou non un traitement curatif, mais aussi au moment de sa mort et durant le processus de deuil. Évaluer et soulager la détresse physique, psychologique, sociale et spirituelle de l'enfant et de sa famille sont la base de cette prise en charge. Elle s'exerce en équipe multidisciplinaire qui travaille de façon interdisciplinaire et reconnaît l'individualité des enfants et des familles. Cette approche, flexible, s'exerce dans des établissements de santé de proximité ou au domicile de l'enfant. Affirmer la primauté de la vie et considérer la mort comme une expérience éminemment personnelle pour l'enfant et sa famille sont des principes inhérents aux soins. Il est capital de porter la plus grande attention aux valeurs culturelles et spirituelles de la famille, à ses croyances et à ses pratiques.

Les repères majeurs sont tout d'abord l'unité familiale qui occupe une place prépondérante dans les soins palliatifs pédiatriques. La triangulation des relations enfant, parents, soignants, au sein de laquelle est incluse la fratrie, est la base des soins en pédiatrie. Des lieux doivent également être prévus afin de fournir du répit à la famille. S'inspirant de ce qui existe au Canada, en Grande-Bretagne et en Allemagne, un lieu d'accueil, l'Oasis, spécialisé en soins palliatifs pédiatriques, a été inauguré en mai 2011 en région Midi-Pyrénées. Située près de Toulouse, cette maison de répit a ouvert grâce au soutien de la Croix Rouge, en partenariat avec le CHU de Toulouse, au travers de son équipe mobile régionale douleur/soins palliatifs pédiatriques Enfant Do rattachée au pôle Mère-Enfants. L'objectif est d'accueillir des enfants, âgés de 1 à 18 ans, et leurs familles, de façon transitoire, pour proposer une alternative à l'hospitalisation traditionnelle sans perdre de vue le maintien à domicile lorsqu'il est possible. Pour les enfants qui survivent jusqu'à l'âge adulte, il est essentiel de s'assurer que la transition vers des équipes de soins palliatifs pour adultes se fait sans heurt, même si cela nécessite plusieurs mois.

La plus grande attention doit être apportée à la qualité de la communication avec l'enfant et sa famille dans la perspective de prises de décision qui respectent la position prépondérante des parents d'un jeune enfant et la place d'interlocuteur privilégié d'un adolescent[25] sans jamais éluder la responsabilité des soignants. Il est difficile de parler de soins palliatifs aux parents si ceux-ci sont exclusivement compris comme des soins des derniers moments de vie ; l'écoute de l'enfant angoissé et plongé dans la détresse de sa solitude l'est davantage encore[26].

Quant aux recommandations du groupe IMPACCT de l'EAPC, elles sont multiples[27]. Elles concernent les conditions dans lesquelles devraient être accessibles les prestations de soins, l'unité de soin que représente l'enfant et sa famille, l'expertise de l'équipe soignante, la continuité des soins qu'elle assure et le soutien qu'il faut lui assurer pour qu'elle ne succombe pas à l'épuisement professionnel, la mise en place d'un référent ou coordinateur des soins, l'évaluation et le traitement de la douleur[28] et des autres symptômes établis sur les principes de l'Evidence Based Medicine, l'organisation du répit, l'anticipation d'un soutien pour le deuil incluant la fratrie, le soin apporté à la prise en compte de l'âge de l'enfant, la formation permanente des acteurs professionnels, le financement des services.

***

25. J.M. Zucker, H. Pacquement, D. Orbach, M. Delage, « Comment prendre soin d'un adolescent en fin de vie » *in* N. Humbert, *Les Soins palliatifs pédiatriques*, éd Hôpital Ste Justine (CHU mère enfant), Montréal, 2004, pp. 589-5.

26. G. Raimbault, *L'enfant et la mort*, Dunod, Paris, 1995.

27. A.-F. Thiollier, C. Wood, « IMPaCCT : Des recommandations, des standards, pour les soins palliatifs en Europe », *European Journal of palliative care*, 2007, 14 (3) : pp. 109-114.

28. E. Pichard-Léandri, A. Gauvain-Picquard, P. Poulain, « Prise en charge des douleurs cancéreuses chez l'enfant » *in* C. Kalifa, O. Oberlin, F. Pein, O. Hartmann, **J.** Lemerle, *Cancers de l'enfant*, **Médecine Sciences**, Flammarion, Paris, 2008, pp. 57-65.

Les soins palliatifs en pédiatrie ne doivent plus uniquement être considérés comme s'adressant à un enfant en fin de vie. En affrontant non seulement la douleur, avec l'objectif de la soulager et de la prévenir, mais aussi tous les symptômes pénibles engendrés par la maladie et les traitements, ils doivent contribuer dès le début de la prise en charge à la préservation de la qualité de vie de l'enfant et à l'équilibre de sa famille éprouvée. Pour en savoir plus, il est possible de consulter le site du Réseau francophone de soins palliatifs pédiatriques[29] qui, s'il est un outil didactique pour les professionnels de santé et les associations, est aussi un lieu d'échanges et d'informations pour les familles.

En France, le programme national de développement des soins palliatifs 2008-2012 stipulait qu'il « n'apparaît pas souhaitable de créer des unités de soins palliatifs pédiatriques ». Il semblait plus réaliste de favoriser plutôt le développement, au niveau régional, d'une équipe mobile de soins palliatifs (EMSP) à compétence pédiatrique, la création de lieux de répit, la prise en charge des soins palliatifs pédiatriques en hospitalisation à domicile (HAD).

Il est intéressant de noter qu'après avoir tant bénéficié de l'expérience des soins palliatifs dispensés aux patients adultes, les soins palliatifs pédiatriques, avec la dimension plurifactorielle de la prescription médicamenteuse chez l'enfant et les voies nouvelles qu'ils ont permis d'explorer, sont peut-être maintenant en mesure d'insuffler, juste retour des choses, un certain esprit d'innovation à la culture des soins palliatifs[30].

29. www.pediatriepalliative.org

30. A. Spathis, E. Harrop, C. Robertshaw, J. Elverson, S. Lapwood, « Learning from paediatric palliative care : Lessons for adult practice », *A Palliat Med*, 2012, 26: pp. 777-779.

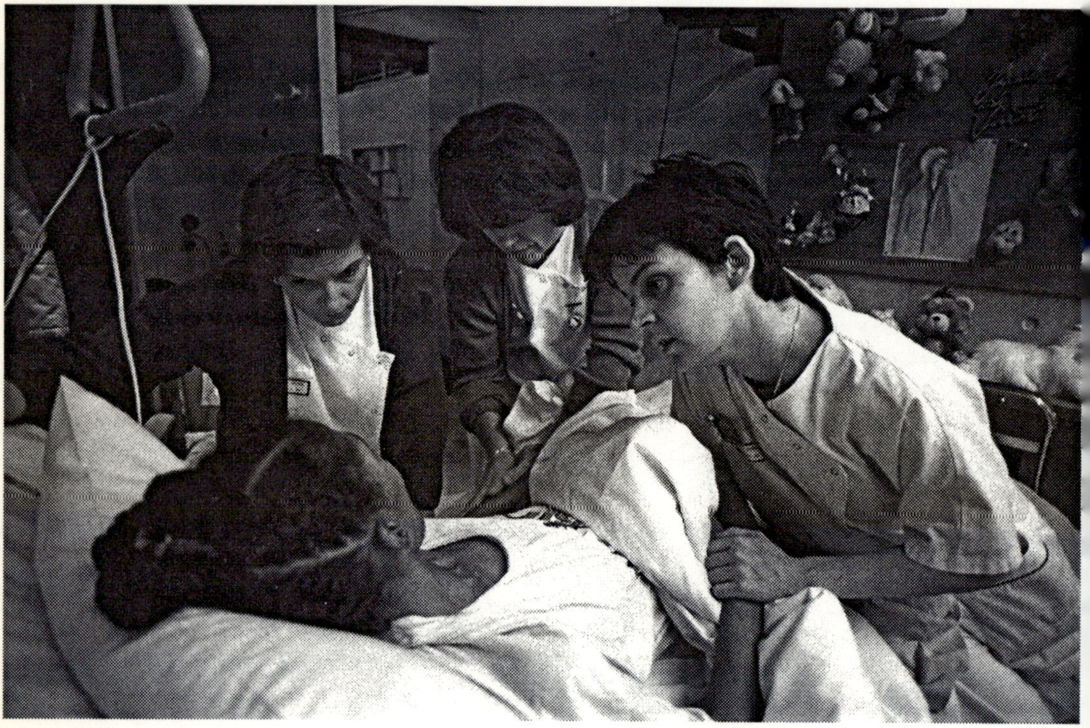

TROISIÈME PARTIE

LE TEMPS DE LA RÉFLEXION : ÉTHIQUE DES SOINS PALLIATIFS

20

Elisabeth Kübler-Ross

Accompagnement et dimension spirituelle

Hervé Mignot

S'il est une personnalité qui a marqué le mouvement des soins palliatifs et plus largement, celui de la thanatologie moderne, c'est bien Elisabeth Kübler-Ross : EKR ou Elisabeth comme la surnomment simplement ceux qui l'affectionnent sans pourtant l'avoir jamais rencontrée. Née le 8 juillet 1926 à Zürich en Suisse, Elisabeth Kübler-Ross, psychiatre, professeur de médecine du comportement à l'université de Charlottesville (Virginie, États-Unis), meurt le 24 août 2004 à l'âge de 78 ans, à son domicile de Scottsdale (Arizona). Considérée comme une des personnalités les plus marquantes du XXe siècle, elle a eu et continue d'avoir une influence considérable, tant sur les soignants que sur le grand public. On peut raisonnablement dire qu'Elisabeth Kübler-Ross a changé notre regard sur la mort.

EKR est tout autant adulée par les uns que stigmatisée par les autres, qui dénoncent son côté *New Age*. Le mouvement français des soins palliatifs n'a pas toujours été tendre avec elle. Il n'est pas facile, dans les années 1990, de se dire son élève, ce qui est mon cas. En réalité, Elisabeth Kübler-Ross n'a laissé personne indifférent. Les chiffres de vente de ses livres, encore aujourd'hui, attestent de sa popularité. Ses ouvrages comme ses conférences ont touché hommes et femmes de tous les continents. Ils venaient exactement au bon moment, tant l'exclusion de la mort par notre société devenait intolérable. La mort fait partie de la vie, répétait-elle inlassablement. La mort, comme la naissance, sont deux étapes naturelles qui jalonnent l'existence. Ce n'est pas mourir qui est difficile, mais vivre. Ces vérités universelles constituaient l'essentiel de son message, ouvrant la voie de l'accompagnement et offrant à la médecine une perspective radicalement différente.

Les papillons des enfants de Maïdenek

Impossible d'évoquer la personnalité d'Elisabeth Kübler-Ross sans évoquer son histoire, sa saga pourrions-nous dire, qui confine à la légende. Dès le début, sa vie s'inscrit dans un combat. Née triplée le 8 juillet 1926, Elisabeth Kübler ne pèse qu'à peine plus d'un kilogramme. Il n'existe à l'époque ni couveuse, ni lait maternisé. Petite fille, elle ne supporte pas d'être habillée à l'identique de ses sœurs, de fréquenter les mêmes écoles, de parader afin de flatter la vanité de ses parents. Elle veut être différente ! Son père la destine à être femme d'intérieur, elle rêve d'être médecin. Son entêtement, sa capacité de travail, sa volonté de différenciation ont raison des oppositions. Gâtée ni par sa taille (elle est petite), ni par le minois elle décrète qu'elle épousera le plus bel interne de sa faculté, en l'occurrence Emmanuel Ross, un Américain aux épaules carrées, au sourire ravageur, venu faire ses études sur le vieux continent. Elle parvient à gagner son cœur et, suivant son mari, émigre aux États-Unis.

Auparavant, il y a sa rencontre avec les réfugiés juifs fuyant l'Allemagne nazie, son engagement, à peine majeure, dans les *Peace Corps* en 1945, la découverte des camps de concentration nazis en Pologne (où atteinte de typhus, elle faillit perdre la vie en 1947). Celui de Maïdenek la marque profondément. Elle observe que les enfants, avant leur passage dans les chambres à gaz, ont dessiné des papillons sur les baraquements[1]. Elle reprendra par la suite ce symbole pour illustrer son discours sur

1. L'accompagnement des enfants en fin de vie sera l'un des centres d'intérêt majeurs d'Elisabeth Kübler-Ross. Ses livres *On children and death* paru chez Macmillan en 1981 (*La mort et l'enfant*, éditions du Rocher) et *A letter to a child with cancer* parue en 1979 (*Lettre à un enfant devant la mort*, éditions du Tricorne, 1992) en témoignent.

la mort. Tout cela affecte la jeune Elisabeth Kübler qui se destine à panser les plaies de l'humanité souffrante.

Son premier centre d'intérêt est la psychiatrie. C'est l'époque de la chimie lourde, des neuroleptiques. Elle veut se démarquer des chimiatres, confiante en la force de la relation. Elle obtient des résultats auprès de patients psychotiques. Diplômée, elle approche des malades en fin de vie qui délirent. C'est l'époque du rock-en-roll, des grosses voitures, de la conquête spatiale. La mort se doit d'être maitrisée, silencieuse, convenable, afin de ne pas perturber la frénésie des bien-portants. Elle est aussi appelée auprès de malades qui décrivent des sorties du corps, des tunnels, de la lumière, à la suite d'un arrêt cardiaque. Ils lui sont adressés afin d'être ramenés à la raison. Elle publie quelques articles pour relater ces expériences. Raymond Moody lui demande alors de préfacer son livre *Life after death* paru en 1975.

Avoir la témérité d'oser le face-à-face

Appelée au chevet des mourants, elle les écoute, leur demandant de partager ce qu'ils éprouvent. Bien loin de sédater leur angoisse ou leur agitation par des traitements médicamenteux, elle entame un véritable accompagnement. Ses confrères, aux yeux desquels cette attitude passe pour malsaine, la surnomment le vautour. Un jour, des étudiants presbytériens se destinant au pastorat et désireux d'en savoir un peu plus sur l'accompagnement des derniers instants, lui font une demande de formation. En guise de réponse, elle leur propose de mener une recherche. Des patients sont placés derrière une glace sans tain tandis qu'Elisabeth les interroge. Les étudiants sont chargés de consigner les échanges ainsi que leur propre ressenti. C'est ainsi que sont repérés des vécus communs à nombre de malades, des étapes, des stades, objets de publication : choc, déni, colère, marchandage, dépression et acceptation[2]. Ainsi paraît en 1969 le premier livre d'Elisabeth Kübler-Ross, *On death and dying*

2. Ces différentes étapes du mourir d'Elisabeth Kübler-Ross seront enseignées partout dans le monde. Leur compréhension, pas toujours exacte, incitera nombre de professionnels ou bénévoles à vouloir mener à tout prix les malades vers l'acceptation.

(dont elle cède les droits d'auteur à l'éditeur Macmillan pour un dollar symbolique, incluant tout autre ouvrage qu'elle écrira par la suite).

Ce livre rencontre un énorme succès à travers le monde. Elisabeth Kübler-Ross, par la description des étapes du mourir, offre aux innombrables personnes soignant des malades en fin de vie une échelle de compréhension de ce que ces derniers peuvent vivre et indique une façon de se comporter face à eux. Tandis que, trop souvent, les visites de médecins sautent les chambres de ceux pour qui la médecine n'a plus rien à proposer, elle donne aux soignants le courage d'oser le face-à-face. Une fois la porte ouverte, le lien se fait, l'accompagnement prend place, Il n'en faut pas plus. Combiné à la redécouverte par Cicely Saunders de l'usage raisonné de la morphine, le mouvement des soins palliatifs est né. Ces deux femmes, de part et d'autre de l'Atlantique, sont les deux grandes pionnières de cette nouvelle discipline[3].

Choc, déni, tristesse, marchandage, dépression et acceptation

Le succès retentissant de *On death and dying* se concrétise par sa traduction en une trentaine de langues. Il paraît en français en 1975 chez Labor et Fidès à Genève sous le titre *Les derniers instants de la vie*. Ce livre en appelle bien d'autres qui le prolongent (*Questions and answers on death and dying*; *Living with death and dying*, etc). Licenciée du Billings Hospital de Chicago pour mauvaise publicité faite à l'établissement (son livre sous-entend qu'on y meurt), Elisabeth Kübler-Ross est réclamée aux quatre coins du monde. Elle devient une conférencière infatigable, attirant des foules innombrables. Elle a un don incroyable de communication, sait capter son public. Elle l'appelle à regarder la mort comme une étape naturelle qu'il ne faut pas craindre. Elle ajoute qu'il lui paraît impossible

3. Le docteur Balfour Mount crée en 1974 au Royal Victoria Hospital de Montréal (Québec, Canada), la première *palliative care unit*. Ami personnel d'Elisabeth Kübler-Ross, il hérite, à l'image du mouvement des soins palliatifs, de ces deux pionnières que sont Cicely Saunders et Elisabeth Kübler-Ross.

qu'un professionnel de santé soigne des malades sans un travail personnel de confrontation à la mort.

Le mouvement d'adaptation psychologique qu'elle décrit s'observe en réalité à l'occasion de toutes les pertes de la vie, quelle que soit leur nature, remarque-t-elle. Choc, déni, tristesse, marchandage, dépression et acceptation, tel est notre lot commun face aux péripéties de l'existence. Elle utilise l'expression *unfinished business* pour décrire ces deuils inachevés vis-à-vis desquels nous demeurons bloqués à un stade du cheminement, sans parvenir à son terme. Cet *unfinished business*, c'est ce que nous déposent les malades sur leur lit de mort, témoigne-t-elle, davantage pressés de revenir sur les événements difficiles que sur les temps heureux de leur existence. Comme si la mort représentait pour eux une ultime opportunité de s'en libérer.

Elisabeth Kübler-Ross organise, partout dans le monde, des séminaires intitulés *Life, death and transition*, pour permettre aux malades d'exprimer leurs émotions à l'approche de la mort. Elle ouvre ces séminaires aux familles puis aux soignants, qui le lui réclament, alliant enseignement didactique et travail cathartique. D'une durée de cinq jours, regroupant près de cent personnes de toute nationalité, ils sont très impressionnants tant leur niveau émotionnel est élevé. Vient ensuite le temps de l'apaisement et l'expression d'une foi en la vie, quelque tourment qui ait pu la briser et quelque fragile qu'elle puisse être.

Les expériences de mort imminente et les années sombres

Elisabeth Kübler-Ross a reçu de nombreuses distinctions. Docteur *honoris causa* d'un grand nombre d'universités, elle rencontre mère Térésa, et bien d'autres personnalités. Selon un sondage réalisé pour l'hebdomadaire *Time Magazine* aux États-Unis, elle est l'une des cent personnalités les plus influentes du XXe siècle. Pourtant, Elisabeth Kübler-Ross n'a pas que des amis ! Elle a connu des années sombres qui ont scellé son exclusion de la communauté scientifique. Persuadée de l'existence d'une vie après la mort, elle rêve d'en percer le mystère… Elle n'hésite pas à se rendre en Californie auprès de mystificateurs afin de communiquer avec l'au-delà. Consciente de ses excès et incitée par sa famille, elle cesse ces recherches et revient vivre en Virginie une existence simple, dans une ferme située dans la *Shenandoah Valley*, proche d'une réserve indienne. Dans ce lieu qui lui rappelle sa Suisse natale, elle fait construire un centre où se déroulent dorénavant ses séminaires.

Certains ouvrages (*Life after death*; *Death, the final stage of growth*; *The Wheel of life*) la disqualifient aux yeux des scientifiques. Dans ces écrits, Elisabeth Kübler-Ross, fortifiée dit-elle par plusieurs expériences de mort imminente, exprime sa foi en un au-delà. Le papillon, symbole de cette métamorphose de l'âme, est largement utilisé pour illustrer son propos. Elle évoque de façon tout à fait irrationnelle sa croyance en l'existence d'anges gardiens, en des vies sur d'autres galaxies. Pour elle, la vie est une épreuve où nous nous devons d'apprendre les leçons qui nous sont envoyées. Son discours laisse parfois ses proches interdits. Il n'est cependant pas sans intérêt. Ces pertes que nous ne parvenons pas à accepter nous empêchent de vivre, scande-t-elle. Elles pèsent sur nos existences comme des valises trop lourdes. Elles font obstacle à l'amour inconditionnel auquel nous aspirons, qui, lorsque nous l'atteignons, nous permet de traverser la vie avec confiance et légèreté. Accompagner chacune de ces pertes, c'est défaire autant de nœuds. C'est permettre de vivre une vie plus aimante, en lien avec soi-même et avec les autres. C'est le gage d'une mort plus paisible, lorsque notre tour viendra. Voilà le credo d'Elisabeth Kübler-Ross : beaucoup y sont sensibles. Le lien avec le mouvement du développement personnel est fait, auquel elle appelle les soignants.

Le dernier engagement, auprès des personnes séropositives

Elle n'abandonne pas pour autant ses différents combats. Vers la fin des années 1980, elle prend fait et cause pour les victimes de l'épidémie du sida et lutte contre toute forme de discrimination à leur encontre. Elle projette de faire construire un orphelinat destiné aux enfants de parents morts du virus et écrit *Aids: the ultimate challenge*[4]. Sa ferme est incendiée en raison, dit-on, de l'opposition de son voisinage à ce projet d'orphelinat qui risque d'attirer des personnes séropositives dans la vallée. Sa correspondance et ses souvenirs sont détruits.

Ne se ménageant jamais, fumant plus que de raison, Elisabeth Kübler-Ross est victime de plusieurs accidents vasculaires cérébraux qui la laissent handicapée. Meurtrie par tant d'adversité à laquelle s'ajoute la mort de son mari (dont elle était divorcée), elle se rapproche de son fils Ken Ross et s'installe en Arizona. Restreinte dans son autonomie, elle connaît une longue traversée du désert entre dépit et colère, avant de s'éteindre. On n'abat pas les chênes si facilement! Quelques-uns s'étonneront d'une fin de vie si rude. En réalité, Elisabeth Kübler-Ross a eu une mort semblable à celle de nombreuses personnes âgées, entre lit médicalisé et déambulateur. Une dernière façon de manifester sa pleine et entière humanité, elle qui détestait être prise pour un gourou. Avant de rendre définitivement son souffle, elle rédige un ultime et magnifique ouvrage avec David A. Kessler son psychothérapeute: *On grief and greaving*[5].

Elle aurait pu être riche si elle n'avait pas cédé à si bon compte ses droits d'auteur. Elle a mené une existence nomade et simple, partagée entre son mari et ses deux enfants qu'elle délaissait trop souvent pour répondre à sa notoriété. Dotée d'un fort tempérament, cédant parfois à la colère, ses paroles étaient toujours en accord avec ses actes.

Promouvoir une culture de l'accompagnement intégrant la dimension spirituelle

Peu de Français ont suivi les séminaires d'Elisabeth Kübler-Ross. J'ai eu cette chance à treize reprises. Après une formation à l'animation, je rejoins son équipe non sans me rappeler notre première rencontre, en octobre 1991. Un voyage d'étude en

4. Macmillan, 1987; en français *Le sida, un défi à la société*, Inter-Éditions, 1988.

5. Simon & Schuster, 2005; *Sur le chagrin et le deuil*, éd. JC Lattès, Paris, 2009.

Amérique du Nord m'avait donné l'occasion – exceptionnelle – de passer plusieurs jours en Virginie en tête-à-tête avec elle. Alors que je m'étonne de l'absence de mouvement EKR en France tandis qu'il en existe partout dans le monde, Elisabeth Kübler-Ross me répond: « Vous autres Français, vous avez un esprit très critique et vous vous estimez supérieurs. Voilà pourquoi. Fonde un mouvement en France, si tu veux. » Le défi est de taille. Je le relève. Il n'est pas difficile de trouver des Français de toute appartenance professionnelle (infirmière, psychologue, psychothérapeute, enseignant, formateur professionnel, professeur de yoga, etc.) désireux de s'impliquer avec sincérité dans ce travail. J'affronte quelques sarcasmes: « Sainte Elisabeth » « gourou », murmure-t-on autour de moi. J'ai droit à une authentique audition dès mon retour des États-Unis où l'on me presse de faire un rapport sur l'état de santé mentale d'Elisabeth Kübler-Ross.

Les statuts de l'association Elisabeth Kübler-Ross France sont déposés à la Préfecture de Paris le 19 juin 1992 et paraissent au *Journal officiel* le 15 juillet. Nombreuses étant les associations d'accompagnement de fin de vie, il ne nous paraît pas opportun d'en créer une nouvelle: l'association EKR-France se donne pour objectif de diffuser les travaux d'Elisabeth Kübler-Ross et de promouvoir une culture de l'accompagnement intégrant la dimension spirituelle. Si cette dimension semble naturelle dans le monde anglo-saxon, elle est beaucoup plus difficile à mettre en œuvre dans le contexte français. Comment évoquer la mort sans questionner le sens de ce qui s'y vit ? Elisabeth accorde beaucoup d'importance à ces questions. Elle attache une particulière attention aux émotions vécues à l'occasion de toutes les pertes de la vie et nous incite à les exprimer sans retenue ce qui, là encore, heurte nos habitudes. Pour elle, l'accompagnement ne peut se concevoir sans que ces dimensions aient toute leur place. EKR France se propose d'inspirer les soignants et les bénévoles en les nourrissant de cette approche. Assez naturellement, l'association s'oriente vers l'accompagnement des deuils de l'existence, les étapes décrites par Elisabeth s'appliquant à toutes les pertes de la vie. Détentrice du protocole d'animation des groupes de soutien mutuel tels que les a conçus Elisabeth aux États-Unis, l'association est parmi les premières à les mettre en place en France et à y accueillir des personnes endeuillées.

Influence sur le mouvement français des soins palliatifs

EKR-France contribue à la naissance de l'association Vivre son deuil qui, à ses débuts, est un collectif d'associations et d'institutions constitué sous l'impulsion du docteur Michel Hanus, président de la Société de thanatologie. Elle prend de l'ampleur et organise des séminaires « Vie, mort et transition », réplique exacte de ceux animés par Elisabeth Kübler-Ross. Des intervenants étrangers, américains, suisses, irlandais, espagnols, les co-animent. Des journées de formation sont régulièrement organisées. Elles attirent plusieurs centaines de participants de toute la France. L'association se dote de locaux, à Paris et d'antennes en région. Une *newsletter* paraît, un site Internet est mis en place, recevant de très nombreuses visites.

Les travaux Elisabeth Kübler-Ross sont connus depuis qu'ils ont fait l'objet de lecture, au milieu des années 1970, dans les séminaires du Centre Laennec à Paris, que suivent les pionniers français de l'accompagnement des patients en fin de vie.

Elisabeth Kübler-Ross vient une première fois à cette époque faire une conférence à la Sorbonne. Elle revient à Nice puis à Paris, à la Maison de la chimie, en 1992. L'association l'invite à nouveau en avril 1994 pour une conférence au palais de la Mutualité, à Paris. Mille cinq cents personnes assistent à cette dernière. Elle visite l'unité de soins palliatifs du centre hospitalier Paul-Brousse de Villejuif (Assistance Publique – Hôpitaux de Paris) que dirige le docteur Michèle-H. Salamagne, et accepte d'en être la marraine.

Si certains adoptent une attitude réservée lorsque l'on évoque le nom d'Elisabeth Kübler-Ross, beaucoup, notamment des soignants, lui vouent une véritable affection. Ils ne donnent pas crédit à toutes ses thèses mais n'oublient pas qu'elle leur a permis d'oser le face-à-face avec les mourants et d'apaiser leurs propres angoisses face à la mort. Elisabeth leur devient comme familière. Sans l'avoir rencontrée, ils s'en sentent proches. Elle est au fondement de leur engagement.

Ultime témoignage de reconnaissance

Le congrès de l'association européenne de soins palliatifs (EAPC) doit se tenir à Genève du 22 au 24 septembre 1999, cent jours avant l'an 2000. Deux de ses organisateurs, le docteur Michèle-H. Salamagne et le professeur Charles-Henri Rapin, émettent l'idée d'interviewer les deux grandes pionnières du mouvement des soins palliatifs avant que celui-ci ne bascule dans le troisième millénaire. Ils me sollicitent pour soumettre Elisabeth Kübler-Ross à un questionnaire que nous avons mis au point avec David Oliviere, directeur de la formation au St Christopher's Hospice de Londres qui doit, de son côté, le soumettre à Cicely Saunders. Je pars pour l'Arizona avec une équipe de la télévision suisse afin de recueillir ce témoignage[6]. Sa projection déclenche une *standing ovation*. La réconciliation avec le public – et les soignants – notamment français, est en marche. À ce moment-là, je ne sais pas que quatre ans plus tard, je retournerai en Arizona prononcer, à la demande de son fils, l'éloge funèbre d'Elisabeth Kübler-Ross au nom de la communauté scientifique. Je serai porteur d'un message de la Société française d'accompagnement et de soins palliatifs (SFAP) et de la fédération Vivre son deuil, ultime témoignage de reconnaissance du mouvement français à l'une de ses grandes inspiratrices.

***

EKR-France a contribué, à sa mesure et dans le droit fil d'une de ses pionnières, à l'œuvre de construction du mouvement français des soins palliatifs. Forte d'une centaine de membres, l'association dispose de quatre antennes départementales (Paris, Rhône, Orne, Indre) et de permanents. Son siège est désormais à Châteauroux. EKR-France poursuit son œuvre

6. Ce document est toujours visible sur le site de l'association www.ekr.france.free.fr

d'accompagnement des deuils de la vie, continue à instaurer des groupes de soutien mutuel à l'image de ceux qu'Elisabeth animait, organise de nouveaux séminaires « Accompagner de tout son être ». Si le travail cathartique a disparu de ces formations, les enseignements demeurent identiques, d'une très grande richesse.

L'association est intervenue à deux reprises à l'occasion du tremblement de terre du 12 janvier 2010 en Haïti. Les Américains, qui ont été les principaux fournisseurs d'aide aux victimes, recherchaient des intervenants francophones afin d'évaluer l'impact psychologique de la catastrophe. Le nom d'Elisabeth Kübler-Ross a été un sésame Ce fut une expérience éprouvante qu'EKR n'aurait pas reniée.

Le travail n'est pas terminé. Nous nous devons de développer et de structurer encore le mouvement d'accompagnement du deuil tant son impact est important pour notre société affectée par tant d'*unfinished business*.

21

Les soins palliatifs, un outil de réappropriation de nos propres vies

Lucie Hacpille

Historiquement et originellement, la place des soins palliatifs a toujours été auprès des personnes proches de leur fin de vie. Ce terme de fin de vie reste flou : il n'appartient pas au registre professionnel des soins, mais à celui du quotidien. Il représente le *no'man's land* de notre ignorance de ce qu'est l'expérience de la mort. Pourtant, la mort fait bien partie du déroulement naturel de nos existences, qu'on le veuille ou non. Tout le monde s'acharne à se préparer à la vie. Et si se préparer à la vie pouvait aussi passer par se préparer à la mort qu'on ne peut éviter un jour ? Aujourd'hui la « crise de l'esprit » comme la nommait Paul Valéry[1], qui hante nos sociétés contemporaines, ne pourrait-elle pas se lire comme une lumière à l'horizon du nihilisme moderne ? Le sujet de la mort émotionnellement médiatisée ne pourrait-il pas devenir à travers l'histoire et le rayonnement européen et mondial des soins palliatifs un outil de réappropriation de nos propres vies ?

Ne pas accepter le système de pensée nihiliste

Nos sociétés modernes sont enracinées dans un système de pensée nihiliste connu comme le mode de pensée de certains

1. P. Valery, « La Crise de l'esprit », *Œuvres*, t.I, Gallimard, NRF, Paris, 1973, pp. 991-992.

humains dans toutes les sociétés et à toutes les époques. Cette école rejette et réfute toute origine du monde phénoménal. Le monde extérieur et les êtres qu'il contient apparaissent spontanément et ne sont produits par aucune cause première. Qui fait briller le soleil ? Qui fait couler l'eau ? Qui a dessiné l'harmonie des plumes de paon ? Ce n'est ni un créateur, ni un artiste, ni un magicien. Ces phénomènes apparaissent naturellement sans autre cause qu'eux-mêmes. Quand le corps périt, l'esprit périt avec lui. La loi de cause à effet n'existe pas dans ce mode de pensée. Ainsi n'y a-t-il pas d'actes nuisibles, ni de conséquences à redouter, et il n'est pas besoin d'accumuler d'activité bénéfique pour éviter les conséquences des actes négatifs. Cette approche a pour slogan : « Fais aujourd'hui même ce que bon te semble ! » Le courant nihiliste est le fondement de certaines explications matérialistes de l'univers, et constitue, dans l'ordre des réponses au problème de l'existence, le point le plus bas de la vie en société, puisqu'il permet de justifier des aberrations et des productions anarchiques de la loi universelle d'apparition des phénomènes. Il s'associe à un rejet de la mort souvent réduite à un contrat d'obsèques !

En effet, si telle était la réalité de l'existence, comment pourrait-on être certain de récolter du blé quand on plante des grains de blé ? Pourquoi n'obtiendrait-on pas du seigle ou du riz ? Pourquoi les hommes ne donneraient-ils pas naissance à des animaux ? Les pierres et les eaux pourraient être animées... On pourrait multiplier à l'infini les aberrations qui seraient susceptibles d'entraîner l'acceptation d'un tel système de pensée qui peut toutefois subtilement s'accepter sans s'en rendre compte.

Réintégrer la mort dans nos vies

L'histoire et le rayonnement des soins palliatifs expliquent leur place actuelle dans nos sociétés et la nécessité de prendre acte, dans ce domaine, du besoin d'une éthique pratique fondée sur l'expérience de chacun. Après les temps de l'identification associée au contexte éthique mondial de l'après-guerre (1945-1965) et après l'émergence des premiers modèles (1965-2005) vient le temps des défis européens éthiques face à la fin de vie[2] de populations dont la moyenne d'âge ne cesse de croître. C'est aussi le temps d'une crise économique enracinée dans une crise culturelle beaucoup plus profonde : l'exclusion de nos sociétés de la mort et d'autrui. Comment vivre ensemble sans autrui et sans la mort ?[3] Tel est l'enjeu éthique actuel.

Comme l'ont amplement montré les travaux des historiens, des anthropologues, etc.[4,5] la confrontation de la médecine à la mort ne se limite pas à « une inversion de norme, ni à l'acte d'un tiers (la médecine) qui mettrait fin délibérément à la vie d'une personne dans l'intention de mettre fin à une situation jugée insupportable »[6]. Les questions des conditions de notre mort ne se posent ni sous la forme d'un problème de « qualité de vie » comme on le dit dans nos pratiques, ni au sens d'un consommateur monnayant des prestations de confort « pour ladite chose ». Si cela était le cas, des normes ISO auraient réglé le problème depuis longtemps. Il s'agit plutôt de l'exclusion de nos cultures de la mort et d'autrui.

La place des soins palliatifs au cœur de la crise culturelle qui sévit dans nos sociétés est bien, comme en témoigne leur rayonnement, de réintégrer la mort dans nos vies. L'exclusion de la mort et d'autrui de nos cultures modernes fait appel à un effort de réflexion bioéthique sur la démarche médicale scientifique dominée prioritairement par la pensée discursive. Il n'est pas question d'abandonner la pensée discursive, mais de l'utiliser à bon escient et de laisser conjointement la place à la pensée née

2. F. Blondel, recueil 2012-2013 dans cinq quotidiens (*Le Monde*, *Figaro*, *Libération*, *Les Échos*, *Le Quotidien du Médecin*), informations européennes sur le thème de la fin de vie parues sous les titres : « Fin de vie et arrêt de traitement, des directives pour tous les Européens », « Le Conseil de l'Europe veut élargir à tous les pays les directives anticipées », « Regard européens sur l'euthanasie : du fragile équilibre d'une loi », « En Belgique des médecins estiment que c'est leur rôle d'aider à mourir ».

3. L. Hacpille, « Histoire et rayonnement européen des soins palliatifs » *in Manuel de soins palliatifs*, Jacquemin D. et de Broucker D, Dunod, Paris, 2014, éd. revue et augmentée.

4. LV. Thomas, *Pour la paix des vivants*, Fayard, Paris, 1985.

5. P. Aries, *Essais sur l'histoire de la mort en occident*, Seuil, Paris, 1975.

6. C. Byk, « L'euthanasie ou l'Eternel retour ? », *Journal international de bioéthique*, vol. 13, n°1, 2002, pp. 51-72.

de l'expérience de la vie (science de la vie) qui est la démarche bioéthique telle que la propose le philosophe Paul Ricœur[7].

Prendre acte du paradoxe : comment mourir libre ?

Comment mourir libre quand on y est contraint ? Comment vivre sa vie librement au milieu des contraintes exercées par nous-mêmes, les autres et les institutions ? La première étape consiste à prendre acte du paradoxe de la mort et de la médecine, qui ont en commun un même objet : la personne fragile. L'autonomie est classiquement opposée à l'hétéronomie. L'autonomie (*auto-nomos* signifie « qui se régit par ses propres lois ») désigne la liberté d'un être en tant qu'être raisonnable[8,9]. L'hétéronomie est la condition d'une personne qui reçoit de l'extérieur la loi à laquelle elle se soumet. L'hétéronomie définit un état d'immaturité de l'homme, source de préjugés et des superstitions, selon Kant[10].

La raison et la logique, démarche discriminante, sont-elles nos meilleurs outils dans les actes d'annonce diagnostique ou lors de la perception intime par la personne que sa mort s'annonce elle-même ? À ce moment, pour la personne qui fait cette expérience, la problématique est la suivante : un jour ou l'autre, la mort qui est un phénomène naturel adviendra. Comment mourir ? Quoi faire au moment de la mort ? Il est important de pouvoir en parler pendant que nous sommes vivants et chercher une solution pour mourir le mieux possible. Tel est en réalité le fil rouge des affaires médiatiques à ce sujet.

La démarche discriminante est efficace lorsqu'il s'agit de choisir et de signer un contrat obsèques… ou de faire un diagnostic éclairé de maladie. Elle est cependant inefficace face à

7. L. Hacpille, « À propos du juste médical », *Cahiers francophones de soins palliatifs*, vol. 11, n°1, Montréal, 2011, pp. 36-55.

8. E. Kant, *Fondements de la métaphysique des mœurs*, Delagrave, Paris, pp. 148-170.

9. E. Kant, *La raison pratique. Textes choisis par C. Khodoss*, Presse universitaire de France, p. 49 sq.

10. E. Kant, *Critique de la faculté de juger*, Vrin, Paris, p.128.

l'annonce d'une maladie grave ou à la question : comment mourir ? et surtout face à la question : comment mourir librement ou libre ? Là, une autre méthode d'approche s'impose : la démarche est celle de l'expérience. La première étape pour mourir dans la liberté, même au fond d'un camp de concentration, c'est de prendre acte du paradoxe commun à la mort, à la maladie et à la médecine : elles s'enracinent dans un refus commun de la perspective de la mort au profit de la vie en santé. Toutes trois sont des adversaires de la mort. En même temps, toutes trois sont incapables de s'opposer à l'évolution de la maladie et à la survenue de la mort elle-même. La mort fait partie de la vie de chaque homme (il naît, il meurt) sauf à en transgresser ses propres limites. La transgression ? telle est bien la question-clé du malaise de notre civilisation.

La mort, la maladie et la médecine placent la vie humaine face à ses limites en les confrontant au paradoxe de l'impossibilité. La peur, maladie existentielle de l'homme, la maladie, la mort sont des situations de peur de la perte de la vie, de ses enfants, de son métier... Pourtant, perdre est inévitable, contrairement à ce que veulent nous faire croire nos mentalités qui considèrent la perte comme un échec qu'il faut exclure du paysage du bonheur. L'expérience, elle, enseigne depuis la nuit des temps, que la loi de toute vie est que toute chose qui existe tend à disparaître. Pourquoi le cerveau rumine-t-il sans arrêt des situations qui font peur ? Parce qu'il essaie de trouver une solution avant l'heure, il projette une situation difficile qui n'existe pas encore, qui est de l'ordre du possible. Il essaie de trouver un truc pour que le scénario craint ne se produise pas. Or, jamais on ne pourra arriver à la certitude du futur : la certitude, c'est l'absence du doute. Vouloir une certitude dans le futur est absurde et impossible. Comment pourrait-on avoir une certitude sur ce qui n'est pas ? Voilà le mal de notre siècle : vouloir une certitude et une maîtrise technique sur le futur parce qu'on a la prétention de se croire maître de notre destin contre toutes les lois de l'univers.

Quelle est alors la démarche pour quitter ce fonctionnement erroné ? Laisser le futur libre : en venir à la vision de l'évidence de l'expérience, en comprenant comment on pollue notre présent de la maladie ou de la mort par des images fabriquées. La maladie est toujours une réponse du corps pour retrouver la santé[11]. Quand la maladie est trop avancée, la réponse va être la mort, parce que la vie n'aura pas d'autre réponse. Notre siècle oublie de voir l'évidence et cherche à enfermer le présent dans la manipulation. Alors pas de place pour la mort, pas de place pour la maladie et pas de place pour autrui ! L'évidence de l'expérience voit que la vie commence maintenant et la vie finit toujours dans un maintenant.

L'expérience de la mort : vers une autonomie libre

Entre autonomie et hétéronomie se jouent des liens entre liberté et obéissance. Prendre acte, c'est-à-dire prendre conscience, de l'impossibilité d'un choix face à certains événements de nos vies adoucit le paysage. La question devient : ce qui se pose comme impossible (non-choix) peut-il engendrer la liberté ? Le chemin s'ouvre plus facilement : ne pas chercher la liberté dans l'alternative autonomie-hétéronomie ou autonomie-obéissance, qui suppose une norme morale, mais remonter, en s'appuyant sur notre expérience, vers le lieu originaire où cette distinction n'a pas de raison d'être : l'espace pré-éthique de l'homme et de sa relation au pacte de confiance qui vit de la parole échangée[12,13,14].

Paul Ricœur propose de résoudre le conflit kantien entre autonomie et hétéronomie en faisant de l'attention à la personne souffrante le critère de la définition de l'attitude à adopter vis-à-vis de la loi. Ce choix pour la personne est celui de la sagesse pratique. La sagesse pratique réfléchit sur la situation de la personne humaine et sur les exigences normatives. Ces dernières régissent le traitement des personnes en vue de déterminer les attitudes pratiques, ici et maintenant. Ces attitudes peuvent assurer la valorisation de la personne souffrante. C'est ainsi que Paul Ricœur

11. G. Canghuilem, *La connaissance de la vie*, Paris, Vrin, 1967.

12. P. Ricœur, « La liberté selon l'espérance » *in Le confit des interprétations*, coll. L'ordre philosophique, Seuil, Paris, 1969, p. 394.

13. P. Ricœur, « Autonomie et obéissance », *Cahiers d'Orgemont*, n°59, 1967, p. 3.

14. P. Ricœur, « La parole instauratrice de liberté » *in Cahiers universitaires catholiques*, 1966, pp. 493-507.

enseigne à sortir de l'exclusion. Le critère de l'attention à la personne souffrante permet de n'exclure personne de la vie bonne. Il en est de même de toutes les figures dissymétriques de l'action dans lesquelles peuvent se trouver les personnes à un moment ou à un autre de leur existence. Le bonheur ne s'oppose pas à la souffrance. La souffrance, le vieillissement, la maladie, l'exposition à la mort enseignent que le soi est fragile et qu'il garde sa dignité dans cette fragilité. Il est non seulement vulnérable aux attaques d'autrui et aux désastres de l'histoire, mais aussi à l'indisponibilité des bien-portants et à toute forme d'institution qui l'encourage.

L'approche de la maladie, du vieillissement et de la mort devient alors une autre manière d'être-au-monde corrélative de la bonne santé et de la jeunesse. Nous faisons l'expérience qu'elle n'entame en rien la valeur intérieure du soi comme dignité absolue. L'expérience de la vie est l'outil-clé de la solution pratique dans une situation ici et maintenant. Elle est toujours fragile et implique toujours la prise en compte effective de l'autre homme-souffrant. La solution ne peut s'élaborer que dans le dialogue vrai d'homme à homme et le respect de l'espace de liberté intérieure de chacun. Autonomie et hétéronomie se conjuguent ensemble par le dialogue et le respect de l'ensemble situé dans le constat des impossibilités au lieu de vouloir que ce qui est indiscutable deviennen négociable tels des adolescents. L'enseignement de Paul Ricœur demande de prendre en compte les situations limites pour élaborer (*mimésis*) une poétique des comportements qui conviennent, c'est-à-dire justes, bons, qui soient adaptés à la singularité des circonstances et des contextes d'application.

***

L'exercice de l'autonomie, selon Paul Ricœur, est un phénomène à la fois réflexif et relationnel[15]. Il est dialogue de soi avec soi-même, dans son for intérieur. Il est une quête de reconnaissance et de responsabilité partagée sur le plan de l'interaction humaine. Pour accéder à la plénitude de notre être originaire, nous dépendons de l'approbation et des médiations des autres.

15. P. Ricœur, *Le juste II*, p. 225.

La quête de l'autonomie morale reste solidaire et tributaire de la règle de réciprocité dans l'estime, fondement de la dignité. Autrui ne m'est pas seulement insubstituable (singularité de chacun), il m'est aussi semblable du fait de notre commune humanité. Ainsi, nous sommes semblables dans l'exercice de notre autonomie morale et nous partageons de la même façon la précarité, la vulnérabilité, la souffrance et la mortalité. La réalisation éthique requiert, en dépit des figures dissymétriques de l'interaction, la reconnaissance et la promotion de l'autre en tant que singularité irremplaçable dans notre condition humaine.

Les deux termes, autonomie et hétéronomie, se déterminent et s'éclairent mutuellement au sein des paradoxes communs de la maladie, la médecine et la mort. L'exercice de la responsabilité du jugement propre suppose la prise en charge de l'idée d'hétéronomie dans celle de l'autonomie, de même l'autonomie du maître de justice n'est reconnue que si elle intègre la dépendance de l'hétéronomie des êtres faibles à l'autonomie, non pour l'affaiblir, mais pour renforcer l'exhortation de Kant : « *Sapere aude* ! Ose apprendre, goûter, savourer par toi-même. »[16]

La réalisation de soi comme « liberté » dans nos actes quotidiens n'est pas l'œuvre d'un maître du jeu et du sens extérieur, pas plus qu'elle n'est celui d'un être écrasé par la peur de l'autre. Elle dépend de notre pouvoir d'initiative conjugué à la médiation du dialogue intime et vrai avec autrui, notre semblable, mais également avec les institutions dans lesquelles nous vivons. C'est par la relation, et seulement par elle, que l'ipséité s'oriente, se tient et se maintient dans son autonomie morale au milieu des vents et des marées des possibles mêlées à l'impossible. Le poète et philosophe Friedrich Hölderlin écrivait : « Là où croît le péril [...] croît aussi ce qui sauve. »

16. P. Ricœur, *Soi-même comme un autre*, p. 321.

22

Soins palliatifs et thanatologie

Vers une mort pacifiée

Patrick Baudry

Les soins palliatifs, introduits en France il y a plus de trente ans, trouvent leur source dans la mise en cause de la solitude des mourants, pour reprendre le titre d'un ouvrage de Norbert Elias[1]. Dans les années 1970, des historiens, des philosophes, des sociologues disent le caractère indigne des situations du mourir dans les hôpitaux français. On parle des paravents que l'on utilise, de la « chambre des morts » (où l'on isole le « moribond »), on souligne que les médecins ou les soignants se font de plus en plus rares au chevet de celui qui va mourir, que les visites s'espacent. Cette mise en cause d'une déshumanisation n'est pas, à son origine, le fait d'intellectuels qui auraient décidé de principes au nom desquels il faudrait faire mourir les gens autrement. Cette opposition provient du monde soignant.

C'est dans le contexte de l'espoir fou que la mort pourrait être vaincue, qu'elle serait réductible à une sorte de maladie dont on pourrait guérir aussi, qu'émergent les soins palliatifs et avec eux la volonté d'un changement radical des pratiques devant la maladie et la mort. L'enjeu n'est pas de constituer ces soins comme une nouvelle spécialité médicale. Il s'agit d'une mise en cause radicale du rapport à la mort, mais aussi et d'abord à la maladie et par conséquent au malade. La question n'est pas celle d'une égalité devant la mort – pouvoir tous prendre la même

1. N. Elias, *La Solitude des mourants*, Christian Bourgois, Paris, 1987.

décision –, mais d'une prise en compte – être reconnu, chacun, en sa vulnérabilité.

On fait comme si la mort n'était pas un moment social

C'est autour de la personne qui meurt, que s'organisent les soins palliatifs dans une démarche d'accompagnement. Ils font place à la personne du malade mourant, ce qui suppose de ne pas ramener un sujet à un processus mortel et de mettre en avant l'importance d'une période de vie. Cela suppose aussi que l'on ne considère plus le sujet comme un être conscient viril devant « sa » mort, comme le principal acteur d'une mort qui ne devrait être, logiquement, que la sienne. On fait comme si la mort – la fin de (de la) vie –, l'épuisement d'un capital biologique – n'était pas un moment social.

Norbert Elias souligne la faible tolérance (comme à une odeur) de nos sociétés à l'endroit, non pas de la mort, mais des malades mourants. Son argument consiste à rappeler que la mort est une violence et à analyser ce qu'il appelle une pacification des mœurs, typique de nos cultures. Elias souligne encore que c'est l'aspect physique de la mort, l'allure que prend le corps au moment où il s'agit du mourir, qui provoque une gêne[2]. Le malade mourant, pourrait-on dire, disconvient par sa désorganisation à l'ordre des normes qui, en modernité, s'impose au corps. En matière corporelle, la réserve fait signe de contrôle de soi. Le mourant pourtant, s'abandonne. L'euphémisation ou la dénégation d'une corporéité s'impose quand la silhouette doit l'emporter sur la chair ou lorsque l'esprit de culture doit dominer une nature trop animale.

S'interroger sur le seuil de tolérance de notre société à l'endroit des malades en grande vulnérabilité, c'est poser deux questions[3]. La première porte sur le sentiment de soi et la perception de sa propre personne. La seconde renvoie à la

2. N. Elias, *La Solitude des mourants*, Christian Bourgois, Paris, 1987, pp. 117-118.

3. P. Baudry, *Pourquoi des soins palliatifs ?*, Cirey, éd. Châtelet-Voltaire, 2013.

projection qui s'organise d'un corps du mourant comme lieu proprement inhabitable : assignation à une prison biologique ou organicité toute carcérale (que garderaient les médecins jusqu'à ce qu'ils nous en libèrent enfin).

Peut-on mourir ou doit-on crever ?

Le philosophe et historien jésuite Michel de Certeau utilise le mot de mourant et fait, de manière triviale, la différence entre mourir et crever. Peut-on mourir ou doit-on crever ? Michel de Certeau dit en substance que « l'homme accède à la possibilité de mourir, s'il y a la possibilité de la parole ». Pour Michel de Certeau, la possibilité de parole ne se réduit pas à la possibilité de se parler. Il s'agit de penser l'humanité prise en sa culture : ce qui est possible ou non, c'est l'inscription dans une histoire collective et la possibilité de dire. « Entre la machine qui s'arrête ou crève, et l'acte de mourir, il y a la possibilité de le dire. »[4]

De Certeau écrit encore : « Mais à produire l'image du mourant, je procède de même. Je participe au leurre qui localise la mort ailleurs, dans l'hôpital ou dans les derniers moments : je la métamorphose en image de l'autre ; en l'identifiant au mourant, j'en fais l'endroit où je ne suis pas. » Aucune société n'a cru devoir faire exister le mourant qu'on sera un jour et qu'on ne veut pas être maintenant[5]. Aucune société n'a fait de la mort ce maintenant qu'il faudrait aménager ou dissiper au plus vite. La mort n'a jamais été un maintenant.

Assurer une mort pacifiée à ceux que nous aimons.

Louis-Vincent Thomas, le créateur de la thanatologie, rappelle qu'il faut se garder des projections ou des identifications qui donneraient le pouvoir de comprendre ce qui se situe hors de nous, à l'intérieur de notre système de représentations. Dans

4. M. de Certeau, *L'invention du quotidien*, Paris, UGE, 1980, p. 321.

5. R-W. Higgins, « Le statut du mourant » *in* P. Baudry, R-W. Higgins, J. Ricot, *Le Mourant*, M-Éditeur, Nantes, 2006.

notre commerce de la dignité. Dans notre philosophie de gens d'Occident, convaincus d'être pour la mort, et que le mieux serait de s'y destiner au lieu de subir une dégradation.

C'est à partir (et non pas seulement en comparaison) des sociétés négro-africaines[6] que Louis-Vincent Thomas développe ce qu'il appelle une anthropo-thanatologie polémique. Polémique, elle l'est parce qu'elle ne consiste pas seulement en l'enregistrement d'une évolution des attitudes ou en constat d'un changement des mentalités. Ce que Thomas analyse, c'est l'ambigüité qui marque toute relation à la mort. Nul besoin ici d'une philosophie qui rappellerait à la destination ultime et au non-savoir de cette fin, comme si la profondeur de la vraie pensée est ici trouvée. Le philosophe Jacques Derrida, en des termes à la fois odieux et indigents, croit pouvoir prendre de haut Thomas et Ariès[7].

La notion de « déni de la mort[8] » à quoi l'on a réduit trop souvent les travaux de Thomas sans en avoir compris la signification, renvoie à l'impossibilité d'une acceptation naturelle aussi bien que culturelle. C'est dans un climat complexe, et non pas en raison d'un « refus de la mort », que l'enjeu de fond est celui, non pas d'une acceptation toute individuelle du trépas, mais d'une solidarité dans la situation du mourir. C'est en 1991 que Thomas écrit :

> Ce qu'il faut proclamer bien fort, en dépit des préjugés les plus tenaces et les plus sinistres, c'est qu'il est possible aujourd'hui le plus souvent d'interdire la douleur et, par un accompagnement vigilant, une disponibilité sans défaillance, une capacité d'écoute jamais prise en défaut et beaucoup de tendresse d'assurer une mort pacifiée – je n'ose dire réussie – à ceux que nous aimons.[9]

6. LV. Thomas, *Cinq leçons sur la mort africaine*, Karthala, Paris, 2013.

7. P. Baudry, *La Place des morts*, L'Harmattan, Paris, 2009.

8. LV. Thomas, *Mort et pouvoir*, Payot, Paris, 1978. Voir P. Baudry, « Le déni de la mort », *Encyclopédie sur la mort*, agora.qc.ca

9. LV. Thomas, *La Mort en question*, L'Harmattan, Paris, 1991, p. 328.

La mort est à l'articulation du singulier et du collectif

La mort est à l'articulation du singulier et du collectif. Aussi, dire que la mort ne concerne que celui qui va mourir est-il faux. Dire que la mort est affaire de société est vague. Prétendre que la scène du mourir ne relèverait que d'une détermination sociale est imprécis et inexact. Chacun d'entre nous est « le premier à mourir » comme le dit Ionesco dans *Le Roi se meurt*. Mais cette singularité ne signifie pas que la mort de l'autre ne serait que son affaire propre. La mort si singulière d'autrui est ce que précisément nous ne pouvons considérer avec indifférence. Ce ne sont pas des conventions sociales, des règlements organisationnels, des manières culturelles de mourir qu'il faut ici prendre en compte. L'enjeu social du mourir est en vérité institutionnel. La mort n'est pas seulement cessation des fonctions vitales, arrêt cardiaque ou conséquence éventuelle de pneus lisses. Si l'enjeu du mourir est social et institutionnel, c'est parce que la mort renvoie à la question de la transmission.

***

Écoutons un autre philosophe, Émmanuel Levinas le dit bien :

> Je me demande même comment le trait principal de notre relation avec la mort a pu échapper à l'attention des philosophes. Ce n'est pas du néant de la mort dont précisément nous ne savons rien que l'analyse doit partir, mais d'une situation où quelque chose d'absolument inconnaissable apparaît; absolument inconnaissable, c'est-à-dire étranger à toute lumière, rendant impossible toute assomption de possibilité, mais où nous-mêmes sommes saisis.[10]

La mort relève de l'inconnu. C'est cette dimension que l'on voudrait réduire dans la logique d'un choix. C'est ce qui ne vient pas de soi que notre société tend à court-circuiter dans la sollicitation d'une demande. L'anthropo-thanatologie de Thomas,

10. É. Lévinas, *Le Temps et l'autre*, PUF, Paris, 1983, p. 58.

dont l'autorité n'est pas faite de sondages d'opinions, interroge cette demande dans la logique d'une gestion du mourir qu'il critique. La thanatologie de Thomas manifeste une exigence : la mort est irréductible à la fin de vie.

23

Des soins palliatifs à la médecine palliative

Un changement de paradigme

Marcel-Louis Viallard
& Térence Landrin

En ce début de XXIe siècle, la médecine continue son évolution technoscientifique avec l'émergence des nanotechnologies, de nouvelles possibilités en matière de médecine prédictive et le développement des savoirs dans les champs des marqueurs génétiques et tissulaires entre autres. Si l'on prend l'exemple de ce que l'on appelle la médecine personnalisée dans le champ de l'oncologie, on se rend compte qu'il s'agit bien plus que d'une révolution scientifique, d'un triple changement de paradigme. Changement de paradigme médical en premier lieu : la thérapeutique utilisable ne le sera que si – et seulement si – le patient est répondeur. Autrement dit, on ne prescrira plus de façon empirique, mais de façon ciblée, personnalisée car le patient a le maximum de chance de tirer les bénéfices du traitement. On n'imposera plus aux autres patients, non-répondeurs, un traitement dont il n'aurait à connaître que les effets délétères sans aucune chance ni de freinage, ni de rémission, voire de guérison, du processus pathologique. On passe d'une approche probabiliste généraliste, grossière, à une approche probabiliste affinée, personnalisée, ciblée.

Associer une médecine personnalisée à une médecine de la personne

Changement de paradigme sociétal ensuite: les méthodes « d'identification des marqueurs cellulaires ou autres » sont très onéreuses. Quels patients pourront bénéficier de cette approche ? Au détriment de quels autres pans de la médecine les financements dédiés à ces méthodes se feront-ils ? Les questions sont multiples, les réponses impossibles. Chaque personne pourra par ailleurs être classifiée en fonction de ces caractéristiques génétiques, biologiques, tissulaires, etc. Comment garantir à chacun la non-diffusion des informations le concernant ? La gestion de ces banques de données soulève de nombreux problèmes éthiques (liberté individuelle, justice, etc.).

Changement de paradigme ontologique enfin: qu'est-ce qu'être au fond ? Est-ce être constitué d'abord et avant tout par ces marqueurs biologiques ? Est-ce plus que cela ? La vie, le destin d'un individu est-il prédéterminé par ses caractéristiques ? Comment vivre avec ce type d'informations ?

À cette médecine personnalisée, il faut probablement associer une médecine de la personne quelle qu'elle soit, nouveau-né, enfant, adolescent, adulte, vieillard. C'est une médecine qui s'intéresse à la personne dans la globalité de ses besoins ou attentes, une médecine du sujet qui guérit autant que faire se peut, soulage toujours au mieux qu'elle le peut, n'abandonne ni ne trahit jamais le sujet en prenant toujours en compte ses préoccupations. C'est encore une médecine qui s'inscrit dans un souci d'équité, du juste soin, de la juste thérapeutique, qui tient compte des conceptions culturelles, existentielles et religieuses de la personne, une médecine qui prend soin du sujet. Autrement dit une médecine qui ressemble fort à la médecine hippocratique vieille de plus de 2500 ans bien que scientifiquement et techniquement fort enrichie grâce aux progrès liés aux efforts de recherche et de rationalisation. C'est enfin une médecine qui reprend à son compte les objectifs de Cicely Saunders[1] quand elle permet, par ses travaux, de développer l'accompagnement

1. C. Saunders, *Selected writings 1958-2004*, Oxford University Press, Oxford, 2006.

des mourants qui, avec le temps, est devenu le soin palliatif. Ces évolutions de la médecine moderne expliquent, en partie, le recours au terme de la médecine palliative.

La démarche palliative, une démarche médicale, soignante et accompagnante

Qu'est-ce que la démarche palliative ? C'est une démarche médicale, soignante et accompagnante qui s'inscrit dans la tradition hippocratique de la médecine : « Guérir tant que faire se peut, soulager toujours, sans jamais abandonner ni trahir la personne malade. » La médecine moderne permet de soulager la majorité des souffrances physiques sans recourir à une altération de la conscience. Parfois, sur des indications parfaitement identifiées, certaines souffrances peuvent amener à mettre en place des thérapeutiques entraînant une atténuation ou une perte de la conscience. La démarche palliative fait appel à des soins et, tant que de besoin, à la technologie ou des traitements actifs avec comme visée première le confort de la personne malade. Elle est aussi un état d'esprit qui prend souche dans la philosophie des Droits de l'homme et une tradition humaniste. Elle est ainsi une approche globale de la personne. Elle se préoccupe aussi du sensible aristotélicien : les souffrances psychiques et existentielles, moins aisément accessibles, les souffrances sociales qui concernent essentiellement la société, l'individu lui-même et ses proches sont pris en considération. L'idée forte de la démarche palliative est : prendre soin et ce prendre soin est solidarité humaine au-delà du seul soigner car le patient est au-delà de la simple organicité. Il est idée, subjectivité, émotion, ressenti. En cela la relation au patient se doit d'être pensée : elle nécessite une réflexion éthique et humaniste permettant de donner du sens non seulement aux décisions de soins, à la pratique soignante en tant que telle, mais aussi du sens au patient reconnu en tant qu'être humain vivant un moment de fragilité et non comme cette fragilité isolée, dénuée d'humanité.

Aucun de nous n'est insensible, mais le professionnel de santé ne peut, ni ne doit se laisser guider aveuglément par ses émotions. Son jugement est contraint d'intégrer l'émotionnel comme réaction normale et inévitable, comme preuve d'humanitude, permettant d'aboutir à la décision non pas seulement la plus techniquement efficiente mais la plus sensée au regard de la situation unique que représente le patient.

Savoir reconnaître et utiliser en conscience ses propres émotions et celles du patient, principe de l'*emotion-based medicine,* permet ainsi l'altérité, la rencontre de l'autre dans sa différence, aussi bien culturelle que spirituelle, et donc d'affronter plus sereinement des situations délicates sur le plan humain. Ceci est particulièrement vrai dans les situations de fin de vie où les émotions sont exacerbées et où les questions existentielles sont au centre des préoccupations du patient. Aux côtés de l'*evidence-based medicine* et de l'*emotion-based medicine*, n'y a-t-il pas place pour l'*human-based medicine* ? Si l'on répond par l'affirmative à cette dernière question, on peut alors parler de médecine palliative.

Médecine de la personne, la médecine palliative convoque la notion de *care*

La médecine palliative et accompagnante, autrement dit la médecine de la personne, repose sur la notion de prendre soin de l'autre, celui qui est en attente du meilleur recouvrement possible de sa santé. C'est une médecine devant être entendue comme « science, ensemble de techniques et de pratiques qui a pour objet la conservation et le rétablissement de la santé », comme « art de prévenir et de soigner les maladies de l'homme ». Cette médecine ne concerne pas que le médecin.

La médecine palliative se préoccupe des personnes atteintes d'une maladie potentiellement létale. Elle prend en compte ces personnes dans leur globalité jusqu'au terme de leur vie. C'est une approche qui considère le mourir de l'homme comme un phénomène physiologique, humain parce qu'il s'agit d'un être vivant. Elle s'implique dans cette ultime phase de vie pour lui assurer le meilleur confort possible à défaut de le pouvoir guérir.

Fragilité et vulnérabilité sont des vocables souvent utilisés pour évoquer un concept dans lequel s'inscrit la médecine palliative qui tient particulièrement compte de ces deux composantes de la réalité humaine. Pour cela, elle convoque l'idée du care anglo-saxon. Par care, on peut entendre les idées de soin, d'attention à autrui, de sollicitude. Cela déplace vers la notion de vulnérabilité, notre pensée de principes souvent réducteurs et ambigus bien que « pédagogiquement » efficients comme l'autonomie, l'impartialité, l'équité[2].

L'attention de soi pour l'autre se manifeste avec une acuité particulière sur ce qui rend l'autre dépendant. On glisse immédiatement vers l'idée des « impossibles » de cet autre et celle de solidarité interhumaine. C'est ici qu'apparaît la notion de fragilité aux côtés de celle de vulnérabilité.

En médecine palliative, on est également appelé à préciser le champ des prises en charge que l'on peut proposer. Il faut donner, comme le dit Sandra Laugier,

> [...] une réponse pratique à des besoins spécifiques qui sont toujours ceux d'autres singuliers (qu'ils soient proches ou non). Travail accompli tout autant dans la sphère privée que dans le public, engagement à ne traiter personne comme partie négligeable, sensibilité aux détails qui importent dans les situations vécues : autant de traits qui engagent une transformation de la perception des choses, et notamment une attention au détail, aux situations spécifiques, contre les grands principes moraux.[3]

La médecine palliative est un appel à l'humilité, à la rencontre avec l'autre dans nos fragilités, dans nos vulnérabilités. C'est avoir une attitude humaine et soignante qui mêle savoirs technoscientifiques de pointe, affirmation du souci de l'humain comme valeur première et obligation incessante de penser l'autre comme un autre soi-même et par conséquent d'interroger sans cesse notre « faire » comme notre « être ». Au fond, la médecine palliative n'est que médecine, toute la médecine rien que la médecine au sens générique du terme.

---

2. L. Kohlberg, *The Philosophy of Moral Development*, Harper and Row, San Francisco, 1981.

3. S. Laugier, « L'humain comme vulnérable » *in Encyclopedia Universalis 2013* (éd. DVD, mot-clé : vulnérabilité).

Une médecine du vivant et non pas du « mourir »

Cette médecine palliative est, de fait, une extension de ce que l'on dénommait par soins palliatifs il y a encore quelques années, à la fin du XXe siècle. C'est une extension en ce que l'idée de la médecine palliative conserve les apports des soins palliatifs eux-mêmes issus des apports de l'accompagnement des mourants. La médecine palliative a cependant pour ambition d'élargir ce champ d'intervention par un apport spécifique, son approche singularisée de la personne mourante ou en fin de vie, à la personne atteinte d'une pathologie potentiellement létale ou que l'on ne peut pas, qu'on ne sait pas encore, guérir. En visant le confort du patient, elle est non seulement soins et attention à la personne mais, bien plus encore, médecine au sens où elle vise à établir ou rétablir une sensation de mieux-être, voire de bien-être, pour la personne qui en bénéficie. Elle n'est pas une médecine du mourir mais bien une médecine du vivant, fusse-t-il en train de mourir. Le mourant est et reste vivant jusqu'à sa mort. Le psychologue clinicien et psychanalyste Robert-William Higghins a bien démontré que le mourant est une sorte d'invention symbolique dans laquelle nul ne doit s'enfermer[4]. Cette médecine ne nie pas la mort, ne considère pas la mort comme un échec, mais comme une réalité physiologique. La mort survient tout simplement parce que les conditions nécessaires à la vie ne sont plus réunies. L'homme est mortel simplement parce qu'il est un être vivant et un être de finitude avec des possibles comme des impossibles. Tous les discours sur la mort comme sur le mourir ne sont que des supputations car de la mort, le vivant ne peut rien dire. Du mourir, le vivant ne peut dire que de la mort d'un autre dont il a pu être témoin et en ce que celle-ci le touche.

Telle que nous la définissons, la médecine n'exclut en rien les non-médecins de sa pratique. Les infirmières et infirmiers, les aides-soignants et tous les autres professionnels paramédicaux

4. W R. Higgins, « L'invention du mourant. Violence de la mort pacifiée », *Revue Esprit*, janvier 2003, pp. 139-170.

y trouvent leur rôle, chacun à sa place, avec son expertise. Il en est de même des psychologues cliniciens comme des travailleurs sociaux ou des enseignants et éducateurs spécialisés ayant compétences les uns dans le champ de la dimension psychique et des représentations symboliques, les autres dans le champ des problématiques sociales. Les bénévoles d'accompagnement ont, eux, pour fonction de témoigner auprès de la personne ou de son entourage que le patient, quel que soit son âge, est vivant (même mourant) et toujours membre de la société. Ils symbolisent aussi la solidarité interhumaine au sein du groupe social.

De la pluridisciplinarité à la pluri-expertise

Ce que les pionniers des soins palliatifs appelaient pluridisciplinarité se doit aussi d'être repensée non pour être déniée ou abandonnée, mais au contraire pour être renforcée avec comme objectif de garantir au patient la meilleure compétence mobilisable pour répondre au mieux à ses attentes et ses besoins. Il paraît plus adapté de parler de pluri-expertise complémentaire, concertée chaque intervenant ayant, à sa place, la possibilité de mobiliser le meilleur et le plus opportun de son savoir dans la situation singulière du patient.

L'objectif visé n'est pas celui d'une bonne mort, d'une belle mort, d'une mort douce car il ne s'agit là que de mots, de mythes. La mort n'est jamais douce, belle ni bonne. Elle est rupture, drame, incompréhension, idée de néantisation. Même si certaines approches religieuses parlent de vie éternelle, de résurrection ou d'une vie après la mort, ces vies-là ne sont pas la vie d'ici et maintenant. Rien ne garantit que ces vies existent, rien ne permet non plus de les réfuter avec certitude. Chacun y pense, y réfléchit et ne s'en sort au fond qu'en passant par le pari de Pascal. Dans le doute, l'homme doit choisir s'il y a un après la mort ou non et il choisit, en conscience, en rationalité comme en subjectivité, un possible ou l'autre. Il conduit alors sa vie en fonction de ce choix. L'adhésion à l'idée d'un possible après-cette-vie-ci n'empêche en rien l'angoisse de la mort ici-bas, la mort-à-ce-monde-d'ici-et-maintenant.

Ces considérations ne concernent pas plus la médecine que d'autres savoirs pratiques. Il s'agit d'ontologie, voire de métaphysique. Elles concernent chacun d'entre nous en tant qu'individu, en tant qu'être-au-monde-pensant-là-jusqu'à-la-mort. La mort a toujours été, est et restera toujours impensable, inacceptable. L'homme est par nature et par essence voué à la mort. Sa rationalité comme son instinct animal de survie, voire de vie, ne lui permettent pas de penser, objectivement et profondément, la mort comme un bien possible en soi. Nier cela, c'est prendre un parti discutable sur la réalité de la condition humaine comme sur l'essence même de l'homme. Ce serait une vue enfermée dans une forme de croyance qui s'imposerait alors que cette croyance n'est ni démontrable ni partagée par tous. Ce serait prendre le risque de consacrer l'approche palliative uniquement à celles et ceux qui adhéreraient à cette idée. La médecine palliative concerne, au contraire, tous les êtres humains.

Ce que l'on attend de la médecine, des soins ou de la présence humaine, c'est plus d'anticiper, d'empêcher – ou à défaut d'atténuer – les souffrances qui peuvent l'être grâce aux connaissances ou aux techniques mobilisables même quand elles ne peuvent pas ou plus guérir. Il est temps d'extirper la médecine palliative de la seule phase terminale de la maladie, de la seule idée de mort. En effet, à quoi bon développer toute une série de données, d'outils d'analyse clinique, paraclinique, fonctionnelle ou physiopathologique qui n'auraient aucune déclinaison pratique au bénéfice du sujet lui-même ? À quoi sert une attitude bienveillante, préventive, anticipée si elle ne peut s'appliquer et se développer dans une durée qui permet de l'optimiser ? Autrement dit, ce n'est pas à la veille de la mort, au moment du mourir alors que tout est accompli et que l'on ne peut plus changer l'ordre naturel des choses, qu'il faut mettre en application cette médecine palliative telle que nous la concevons et essayons de la développer. La souffrance sera là, liée à l'inexorable confrontation, à l'inéluctable séparation, souffrance physique qui aurait pu être évitée ou au moins atténuée, souffrance psychique tant du sujet que des proches et des soignants, souffrance existentielle et tension éthique majeure qui aurait pu, par une anticipation adaptée être atténuée à défaut de pouvoir être évitée totalement. Ce n'est pas au moment du mourir, des derniers instants, que l'on peut introduire ce qui aurait pu donner sens et confort, c'est très tôt dans la vie, dans la démarche de soin, pour préserver justement un sens de vie. Il faut, au plus vite, prendre soin, adapter et partager ce que l'on proposera aux patients, aux proches, aux professionnels et qui sera un outil précieux permettant de garder une efficience, objective, au moment même où la situation devient irréversible. Comment se dire, en quelques instants, ce que l'on n'a jamais pris le temps de se dire au moment où cela était encore possible. Ce n'est pas dans l'urgence que l'on peut prendre en considération les éléments qui participent au confort, au maintien d'un sens. Dans l'urgence, on pare au plus explosif.

Le juste soin reste au cœur de la démarche palliative

La médecine palliative inclut les soins palliatifs terminaux, mais elle est bien plus que cela. Pour le comprendre, il faut simplement répondre à ces deux questions que pose le docteur Véronique Blanchet[5] :

1. La médecine palliative en s'élargissant à des problématiques bien en amont de la fin de vie maintiendra-t-elle la question du « mourir » dans sa déclinaison clinique, son champ d'étude et d'enseignement ?
2. La tentation de trouver reconnaissance et légitimité dans le modèle hospitalo-universitaire classique ne risque-elle pas de privilégier le développement universitaire de la discipline émergente au détriment de la qualité du juste soin ?

Pour répondre à la première de ces interrogations et rassurer, on peut rappeler que la démarche palliative, cœur de la médecine palliative, se décline tout au long de la maladie et qu'il est logique que le mourir soit partie intégrante de cette visée soignante. C'est une première garantie. Le fait d'anticiper

5. V. Blanchet, ML. Viallard, « De l'accompagnement des mourants à la médecine palliative », *Med Pal*, 2012, 11 : pp. 266-270.

les différentes souffrances, en est une deuxième. Pour que ces garanties s'exercent cependant, il est impératif de développer les compétences cliniques, physiopathologiques, thérapeutiques, pharmacologiques comme les compétences en techniques de soins ou celles qui peuvent assurer un accompagnement humain, social et psychique. Rechercher que la personne meurt en ayant accepté son destin de mortel, après avoir réglé ses affaires, entourée de ses proches ou de bénévoles, est un leurre. Par ailleurs, l'idée qu'il suffit d'être savant et technicien habile n'est pas acceptable. Il faut allier compétences, réelles et validées, avec souci de l'autre en humanité et en solidarité d'où la nécessité de développer des formations plus approfondies, plus performantes et parfaitement ciblées sur les compétences à acquérir par chacun à sa place et dans sa fonction. Ces formations doivent systématiquement permettre d'acquérir aussi la capacité de considérer l'expertise des autres professionnels comme l'expertise humaine ou sociétale des non professionnels d'accompagnement comme ayant le même poids et la même importance que sa propre expertise. L'apprentissage du dialogue, de la nécessité d'une décision collégiale centrée sur l'intérêt et le désir du patient, sans oublier son entourage naturel, est un troisième élément de garantie d'une médecine palliative qui, même si elle prend compte bien plus que la toute proche fin de vie, garde la question du mourir dans l'intégralité de ses déclinaisons cliniques comme dans son champ d'étude et d'enseignement.

À la seconde question on peut répondre qu'il ne peut y avoir de juste soin, de traitement pleinement justifié et adapté avec le minimum d'effets indésirables, d'une part, de considération de la personne dans ses attentes et désirs légitimes, d'autre part, sans un raisonnement et une pratique qui reposent sur des éléments de rationalité démontrés et une prise en compte d'une part de subjectivité et d'incertitude. Ces dernières persisteront systématiquement du fait de la singularité de la personne malade et de la situation dans laquelle elle est et qu'elle traverse à sa façon. Autrement dit, l'approche clinique, soignante comme humaine, nécessitent toutes un *corpus* théorique, une science ou des savoirs validés au terme d'études, de travaux de réflexion ou de recherche. À cette science, ces savoirs, il est pourtant important d'ajouter une part de discernement éthique et une pratique ancrée dans le souci du juste soin, de la juste présence comme dans le souci d'une véritable reconnaissance de l'autre tel qu'il est et dans ce à quoi il aspire.

Tout n'est pas recherche et la recherche n'a ni plus ni moins d'intérêt ni d'importance qu'une réelle activité clinique. Elle puise d'ailleurs son essence dans la clinique tout comme la clinique puise sa justification dans les apports... de la recherche. L'une et l'autre sont liées. Le risque peut être que le chercheur se considère comme supérieur au clinicien ou le contraire. Une formation adaptée, loin des *a priori*, fussent-ils anciens voire fondateurs, s'impose pour garantir une nécessaire ouverture d'esprit de chacun et l'apprentissage d'une humilité indispensable pour pratiquer la médecine palliative.

***

Il n'y a pas rupture entre les concepts de soins palliatifs et de médecine palliative, pas plus qu'il n'y a de main mise des médecins – au détriment des autres acteurs – sur la médecine palliative. En pratique, cette dernière est une démarche obligeant à développer des compétences validées et adaptées à la réalité de la médecine d'aujourd'hui comme aux réalités sociétales. Il est cependant essentiel de recourir à des techniques, thérapeutiques, soins, mesures d'accompagnement non plus empiriques, mais basées sur des preuves (*evidence-based*, *emotional-based*, *human-based*). En réalité, la continuité entre soins palliatifs et médecine palliative repose sur la nécessaire adaptation des pratiques aux possibilités médicales, techniques, humaines et sociétales disponibles. Elle se fait avec les femmes et les hommes qui, à la suite des pionniers de l'accompagnement des mourants, ont œuvré pour que se développent les soins palliatifs. Leur présence, leur expérience, les travaux qu'ils ont menés ou inspirés, participent à l'émergence de la médecine palliative. Ils peuvent – et doivent – également jouer le rôle de garants face à des dérives, toujours possibles, qui éloigneraient trop de la seule préoccupation qui mérite d'être : assurer le meilleur et le plus juste soin aux patients et en particulier aux patients en toute fin de vie.

24

Soins palliatifs à la française

Approche psychanalytique et groupes de parole

Martine Rusniewski

Jusqu'au début des années 1980, on ne dit rien aux malades, on leur cache la vérité, c'est le médecin qui sait ce qu'il faut dire ou ne pas dire. Le paternalisme médical va jusqu'à décider pour le patient y compris en accélérant sa fin de vie sans en parler aux familles qui ne demandent rien. À partir de 1985-1987, avec l'arrivée du sida, l'influence du mouvement des hospices anglais et l'apport de la psychanalyse, d'autres perspectives s'offrent. À l'obligation de cacher la vérité se substitue une contrainte du « tout dire » au nom du respect de l'autonomie du patient. Cette modalité de prise en charge du patient ne peut constituer un principe valable pour tous, alors qu'apparaissent des règles, des recommandations de bonnes pratiques, des repères et des textes de loi. L'incertitude ne convient plus, ne convient pas.

Les apports de la psychanalyse

À l'interdiction du dire qui prévaut jusque dans les années 1980, se substitue quelques années plus tard une obligation de tout dire au risque d'empêcher toute pensée quant à la singularité du patient auquel nous avons à faire. Fort heureusement, il y a, depuis longtemps déjà, des médecins qui, face à un malade qui réclame des informations, sont capables de transgresser la règle du rien dire quand ils entendent qu'ils se doivent d'aller plus loin dans une relation « en vérité » avec le patient. Aujourd'hui encore, certains praticiens sont, de la même façon, capables de transgresser la règle du tout dire et renoncent à faire signer des directives anticipées à un malade dont il suppose qu'il n'est pas prêt à le faire.

Pour qu'un tel changement soit rendu possible, il faut accepter le fait que nous sommes plusieurs à intervenir au chevet d'un patient et que pour comprendre cette parole, si complexe et parfois si désespérée, du malade et de sa famille, il faut se rassembler pour réfléchir afin que chacun puisse exprimer ses ressentis, ses peurs et ses projections par identifications, pour évoquer ses interdits philosophiques, voire idéologiques. Nous ne sommes pas obligés de penser tous de la même manière. Il est en revanche indispensable d'être ensemble pour aboutir à une décision basée non pas sur une recommandation, mais sur ce qui semble être le mieux pour un malade donné tout en acceptant un degré d'incertitude. Ces échanges sont toujours féconds car ils luttent contre l'isolement.

Ce que nous venons d'exposer illustre l'influence de la psychanalyse sur la médecine en général et les soins palliatifs en particulier. Pionnière dans ce domaine, la psychanalyste française Ginette Raimbault est l'une des toutes premières à s'être intéressée à l'importance de la relation soignant-soigné dans la prise en charge des enfants gravement malades qu'elle suit dans le service du Pr Pierre Royer à l'hôpital Necker-Enfants malades (Paris). Nous sommes alors dans les années 1970 et, à la même période, est publiée la version française de l'ouvrage d'Elisabeth Kübler-Ross, *Les derniers instants de la vie*, où elle expose pour la première fois sa théorie sur les étapes du deuil[1].

L'histoire de la relation entre la psychanalyse et le monde des soins palliatifs s'est ensuite enrichie au contact d'autres psychanalystes et en particulier Robert William Higgins, Emmanuel Goldenberg, Michel Renault, pour ne citer que les précurseurs. Pour illustrer cet apport de la psychanalyse à la spécificité des

1. E. Kübler-Ross, *Les Derniers Instants de la vie*, Labor et Fides, Genève, 1975. Nombreuses rééditions. Sur Elisabeth Klüber-Ross, Voir p. 235.

soins palliatifs « à la française », on peut retenir quatre thèmes : la prise en compte de l'ambivalence des patients, la mise en place des groupes de paroles et le rôle du psychanalyste au sein de ces groupes, la question du temps et le rapport à la loi.

Face à l'ambivalence du patient

La psychanalyse nous enseigne que nous ne savons rien en dehors de ce que nous dit l'autre : à nous de savoir écouter et entendre le cheminement psychique de ce dernier. En effet, tout sujet est un être *parlant* et *partant* soumis aux aléas de la parole et par conséquent des mots. Aussi règne entre ce que Lacan appelle « les parlêtres », la plus grande ambivalence dans ce que l'on nomme l'intersubjectivité : « Ce que je dis n'est jamais l'exact reflet de ma pensée et surtout n'est pas ce que l'autre entend. »

L'usage des mots introduit ainsi un décalage entre ce qui est émis et ce que l'autre perçoit. Il me semble que lors d'une prise en charge palliative, les patients alors au plus près de leur fin de vie, sont peut-être plus à même de vouloir réduire cette distorsion. La mort, indicible, les renvoie certainement à ce que l'on peut appeler « la vérité de leur être », une vérité qui, se laissant formuler par les mots, engage tout autant celui qui tente de la dire que celui qui cherche à l'entendre dans cette ambivalence. On retrouve cette ambivalence de façon quasi permanente dans cette oscillation entre pulsion de mort et pulsion de vie. Comment, en tant que soignants, pouvons-nous être à l'écoute de cette vérité ?

À l'écoute des soignants qui viennent « rendre compte » dans un groupe de parole, le psychanalyste doit pouvoir aider et soutenir la position inconfortable du soignant au prise avec l'intenable de cette ambivalence en s'appuyant sur le transfert. Il y tend avec le souci d'une éthique de la prise en compte de la parole de l'autre qui, si elle se doit d'être totale, ne doit pas oublier la force pernicieuse du mal entendu. Le jugement inhérent à toute position du patient se doit d'être analysé et ramené à des positions conduisant à la poursuite des soins. En effet, la récurrence de ces positions subjectives et l'impossibilité d'y répondre d'une façon que l'on pourrait tenir pour convenable, peuvent mettre le soignant dans une situation où la compassion, le rejet, voire l'abandon, ne peuvent que concourir à un sentiment de perte du patient.

L'homme possède d'insoupçonnables ressources, aux effets parfois singuliers mais aptes à faire cohabiter en lui deux attitudes apparemment contradictoires, alors qu'une part de lui-même demeure irrémédiablement immergée dans la réalité d'une mort inéluctable, l'autre persiste résolument à se tourner vers un désir de vie sans limite[2]. Ce sont précisément ces états de dédoublements alternés dans la conscience du sujet qui engendreront une scission ou clivage du moi[3]. On comprend tout le positif de cette notion qui exhorte les médecins à redoubler de vigilance face à ce malade qui, le matin, dit son souhait de mourir et le soir son désir de vivre. Le patient privilégie, souvent à son insu, l'une ou l'autre partie de son Moi clivé. La compréhension et l'interprétation de cette notion sont complexes et nécessitent de la part des soignants, une réelle ouverture. On voit, à ce stade de notre réflexion, combien il serait risqué de se réfugier derrière un texte de loi ou des recommandations pour prendre une décision concernant le patient, quelle que soit la nature de sa demande.

De l'intérêt des groupes de parole

À côté des patients et de leur famille, la psychanalyse s'intéresse aussi aux soignants qui peuvent être, eux aussi, invités à participer à des groupes de paroles animés par un psychanalyste. La constitution d'un groupe dans une équipe de soins palliatifs permet de prendre le recul nécessaire et d'entendre ce que les patients et leurs proches peuvent dire aux soignants, sans *a priori*, sans idéologie. Le savoir n'est plus du côté de ceux qui soignent, mais du côté de ceux qui leur parlent à condition de savoir les écouter, les entendre sans jugement. Un psychanalyste

2. M. Ruszniewski, *Face à la maladie grave*, Dunod, Paris, 1995, p. 87.

3. *Ibid*.

à l'écoute des soignants peut les aider à repérer ce qu'il en est du désir de l'autre et à reconnaître la difficulté de prendre certaines décisions quand la situation est complexe ou qu'elle semble sans issue. Ce temps pour parler de soi dans sa relation à l'autre, devant les autres, est un exercice « étrange » et qu'il s'agit d'apprivoiser. C'est un lieu et un temps pour parler, échanger, à propos de ce que les soignants éprouvent quotidiennement. Confrontés à la maladie grave et à la mort; c'est un temps qui leur permet aussi de repérer les signes d'épuisement psychique qui retentissent dans leur propre vie[4].

Le psychanalyste, animateur de groupe de paroles

Un groupe de parole ne va pas forcément de soi pour les soignants qui travaillent en institution. Exprimer ses difficultés, ses doutes, ses positions au sein de son équipe n'est pas sans risque pour la cohésion du travail en institution et pour le groupe. Bien évidemment, ce groupe de parole doit être souhaité par la hiérarchie, désiré par les participants et autorisé par l'Institution, mais aussi voulu par le psychanalyste qui doit, dans la durée, soutenir le désir des participants. En pratique, la position du psychanalyste-animateur suppose quelques règles et par exemple, laisser la parole à celui qui veut parler, préserver la confidentialité de ce qui se dit dans le groupe, etc. Écouter, entendre et interroger les dires de chacun et redonner la place au sujet parlant, qu'il soit rapporteur – celui qui dit – ou participant du groupe, mais aussi à celui dont on parle, présent ou absent, le malade, la famille ou le professionnel, demande un réel savoir-faire. Ainsi le psychanalyste doit-il favoriser la qualité de l'écoute de chacun à l'égard de celui qui ose exposer ses difficultés et ses ratages sans craindre le jugement, ce qui lui permet de repartir la tête haute devant les autres. Cela exige

4. Luc Canet, Jean-François Coudreuse, Guite Guerin, Michel Rohaut, Christian Aubert, Jacky Goimier et Martine Ruszniewski, Groupe Balint, Groupe de parole en institution : les différences. Une expérience de leaders Balint, Société médicale Balint, colloque national, Poitiers, 15-16-17 octobre 2010.

de sa part patience et humilité. Lors des premières réunions, il peut accepter que les soignants soient dans du bavardage. C'est en effet un temps qui échappe au rendement, aux comptes rendus ainsi qu'aux réponses toutes faites, un espace-temps hors du temps. Ce premier temps peut être décevant pour les participants, mais il est nécessaire pour favoriser l'installation d'un climat de confiance, pour faire l'expérience que la mise en mots n'est pas menacée par une mise en acte, condamnation, sanction ou renvoi.

On peut repérer trois périodes pour un groupe de parole. Tout d'abord un temps pour voir, puisqu'on peut y assister et observer sans s'y impliquer, on peut parler sans se sentir menacé. C'est un temps d'apprivoisement réciproque. Vient ensuite un temps pour comprendre : parler en groupe permet de mieux percevoir les enjeux transférentiels à l'œuvre dans les relations soignant-soignant, soignant-malade, soignant-famille, soignant-hiérarchie, les mécanismes d'identification et de projection, la place du sujet. Le groupe devient un lieu où les affects peuvent être déposés, où l'on peut apprendre à écouter, s'écouter. Il suppose d'accepter que le discours écouté existe. Il ne s'agit pas d'être d'accord ou pas d'accord, mais d'écouter une réalité psychique. Le dernier temps est un temps pour conclure, ce temps où on ne peut plus envisager de travailler en équipe sans l'existence d'un groupe de parole, ni travailler ensemble sans prendre un temps pour penser la médecine autrement qu'en réunions d'équipe ou en réunion de concertation pluridisciplinaire. En faisant l'expérience de sa propre singularité, le soignant peut reconnaître la singularité de l'autre : le malade, la famille, le collègue.

La question du temps

La rapidité avec laquelle certaines décisions sont prises (transfert en unité de soins palliatifs, arrêt des traitements) est parfois surprenante et peut faire des dégâts pour tous les acteurs du soin : le patient, les proches et les soignants. La responsabilité éthique serait donc de faire taire en soi ce que le soignant pense être le bien pour l'autre : la fonction apostolique dont parle Michaël Balint. Le travail du psychanalyste à l'écoute des soignants se situe essentiellement au niveau d'un certain ralentissement du rythme pour prendre le temps de cette prise de conscience. Mais ce n'est pas toujours facile dans le cadre d'un exercice hospitalier. Beaucoup de soignants sont d'accord pour mettre le sujet malade au centre, mais concrètement le temps presse, les durées de séjour sont comptées, même en soins palliatifs ! Pourtant, prendre le temps d'échanger entre tous (soignants, proches et patients), pourrait faire gagner du temps au sens où chacun a aussi le sentiment d'avoir été acteur de la décision qui pourra, au besoin, être remise en question, pourvu qu'aucun des protagonistes ne soit sourd à l'autre.

Les soignants sont toujours en train de courir après le temps. Celui du malade en revanche est soit dilaté, soit contracté : il peut être interminable lors d'un isolement ou violent en cas d'annonce d'une mauvaise nouvelle. Toute hospitalisation modifie la temporalité et peut, pour cette raison, être associée à une phase régressive qui installe le malade dans la dépendance à laquelle le soignant répond par le prendre soin.

Quand un malade passe en phase palliative, lui et ses proches peuvent ne pas toujours bien comprendre les changements dans les pratiques de soin ni dans les décisions d'arrêt de traitement. Face à ces changements, il y a un temps nécessaire pour intégrer que la vie va s'arrêter. Il y a le temps de l'horloge et puis il y a le temps psychique : celui du malade, celui du proche mais aussi celui du médecin. Pour le médecin : un temps pour décider, pour expliquer et se faire entendre. Pour le malade : un temps pour entendre et tenter de comprendre, digérer, puis intégrer et accepter si possible ce qui lui arrive, ce qu'on lui dit, ce que l'on décide pour lui, ce qui est bon pour lui, ce qui n'est pas bon pour lui. Ces temps psychiques valent pour tous mais avec de fréquents décalages. Ces décalages génèrent des malentendus fréquents entre les uns et les autres, parfois même des conflits, d'où cette nécessité de redonner un statut à la parole et un espace pour l'élaboration.

Le rapport à la loi

Il est un autre domaine où le psychanalyste peut aussi aider les équipes soignantes : celui du rapport à la loi. Si les lois récentes votées en faveur du développement des soins palliatifs sont indispensables pour clarifier et organiser les pratiques, elles ne peuvent en aucun cas prétendre se substituer à la relation quotidienne avec le patient. Face au danger d'objectiver la prise en charge il appartient aux équipes de redonner au patient sa place de sujet car aucune loi, ni aucun protocole ne sauraient répondre à chaque cas singulier. C'est pourquoi psychanalyse et soins palliatifs sont des concepts extrêmement pertinents à condition d'être bien conscient qu'ils reposent sur un savoir pluridisciplinaire qu'il faut adapter à chaque histoire de patient. Tout comme le concept de soins palliatifs s'appuie sur des recommandations, des lois et des valeurs que le soignant doit connaître, de même, la psychanalyse est une théorie sur laquelle le psychanalyste peut et doit s'appuyer mais qu'il doit réinventer pour chaque patient. Pour reprendre une citation de Lacan : « Tel que maintenant j'en arrive à le penser, la psychanalyse est intransmissible. C'est bien ennuyeux. C'est bien ennuyeux que chaque analyste soit forcé – puisqu'il faut bien qu'il soit forcé – de réinventer la psychanalyse[5]. »

Ce que nous enseigne la psychanalyse c'est la primauté de la parole, celle qui est écoutée, entendue et partagée. Une loi ne parle pas, elle ne peut qu'édicter. Ceux qui nous parlent sont le malade et ses proches. Il est vrai que ces paroles évoluent, que les mots sont parfois confus, ambivalents et parfois revendicateurs, voire extrêmement agressifs. Toutefois, c'est malgré tout cette parole qu'il faut entendre du début de la maladie jusqu'à la fin de la vie.

Conserver cette liberté dans les soins ne veut pas dire qu'il faut ignorer la loi. L'essence du travail du soignant qui a en charge un malade grave, est d'inventer une façon de soigner adaptée à la singularité du patient. L'essence de son travail,

5. J. Lacan, 9e congrès de l'École freudienne de Paris sur « La transmission », *les Lettres de l'École*, n° 25, vol. II, 1979, pp. 219-220.

même s'il doit s'articuler dans le cadre de ce que prescrit la loi, se pratique aussi dans un autre espace de relation et d'écoute, fondée sur une éthique.

La loi, les protocoles et les recommandations de bonnes pratiques peuvent parfois apparaitre comme des empêcheurs de penser, amenant à considérer le patient non comme un sujet mais comme un objet d'étude ou de soins. La psychanalyse intervient pour redire qu'un sujet ne peut être objectivé sauf au risque de lui faire perdre son statut de sujet. C'est en tant que sujet parlant, que le malade formule des demandes, façon pour lui d'exprimer son désir. Et ce désir peut aller à l'encontre des indications médicales quelquefois trop objectivantes. N'oublions pas que ces décisions médicales ont un effet de rupture dans le parcours de vie d'un patient et de ses proches... et toute rupture est douloureuse !

***

Il nous faut parvenir à favoriser tous ensemble une troisième voie qui serait celle qui découvre pour chaque patient la vérité de la parole, celle qui remet au centre du jeu la grandeur et la difficulté de la relation entre un médecin, un malade et un proche. C'est une relation qui peut être houleuse, souvent complexe, évolutive, mais qui est vivante entre un patient, sa famille, le médecin référent et l'équipe soignante. C'est le fait d'inventer une prise en charge singulière tout en tenant compte des contraintes juridiques mais qui ouvre, qui encourage, qui autorise et qui favorise la parole et la concertation entre tous les membres d'une équipe. Fort de cette évolution, nous pourrons peut-être espérer mieux assumer les situations complexes avec humilité et en renonçant à toute forme de toute puissance.

25

La sédation en soins palliatifs

Une technique dans le cadre d'un réel projet de soin

Sylvain Pourchet

La sédation en soins palliatifs est une technique médicale issue de la pratique anesthésique. Son usage a fait l'objet de nombreuses études publiées dans les revues professionnelles et s'est progressivement précisé depuis une vingtaine d'années. Il s'agit d'une forme d'anesthésie qui intervient, en ultime recours, chez des patients ayant des symptômes dont le soulagement paraît réfractaire aux traitements usuels. Ainsi des douleurs, des asphyxies ou des états de panique qui ne parviendraient pas à être efficacement traités par les mesures conventionnelles, trouvent-ils la garantie d'une réponse médicale efficace. Les médicaments sédatifs utilisés permettent de plonger le malade souffrant dans un coma artificiel pour obtenir le soulagement escompté. Ce coma peut être plus ou moins profond selon le dosage des drogues utilisées. En cas d'amélioration des symptômes, la sédation est réversible, son effet peut être levé par l'interruption d'administration des sédatifs. La mort peut aussi survenir pendant ce coma, lorsque le patient est au dernier stade de sa maladie. La sédation a alors permis le soulagement des symptômes réfractaires qui parfois peuvent accompagner la défaillance des organes malades, responsable de la mort du patient[1]. Il s'agit heureusement de situations rares. Les traite-

1. M. Maltoni, C. Pittureri, coll. Palliative sedation therapy does not hasten death: results from a prospective multicenter study, *Annals of Oncology*, Vol. 20, Issue 7, pp. 1163-1169.

ments classiques sont, dans la majorité des cas, suffisants pour obtenir un soulagement satisfaisant sans avoir besoin de recourir à une technique privant le patient de sa capacité à communiquer. En dehors d'une situation d'urgence, la possibilité thérapeutique d'une sédation doit faire l'objet de discussion avec le patient et sa famille, comme pour tout traitement.

Une technique de soin

En anesthésie, la technique de sédation consiste à provoquer, au moyen de médicaments sédatifs, une diminution transitoire et réversible du niveau de vigilance. On parle de coma pharmacologiquement induit. L'objectif thérapeutique est de réduire les conséquences physiologiques du stress en limitant la perception des agressions extérieures (geste traumatique, exploration invasive, chirurgie, etc.). Une réduction de la morbidité et de la mortalité est ainsi obtenue. La sédation protège la santé du malade et lorsqu'elle est utilisée, contrairement à ce qu'on observe dans une anesthésie générale où les fonctions vitales sont altérées de façon majeure, il n'est pas indispensable de recourir à une assistance respiratoire. L'activité cérébrale modifiée chez le patient donne lieu à un vécu dont on sait assez peu de chose, difficilement évaluable pour l'extérieur. L'apparence paisible du patient, due à la relaxation musculaire induite par les médicaments, ne présume pas du soulagement effectif: il est par conséquent important de garder à l'esprit que la sédation ne garantit pas l'absence totale de souffrance, mais elle en atténue la perception et en modifie le ressenti dans des proportions semblant satisfaisantes au regard de l'agression. La technique est sûre et bien maîtrisée dans le cadre sécurisé des blocs opératoires, des salles de réanimation ou de réveil.

L'application de la sédation à des patients en situation de soins palliatifs, en hospitalisation classique voire à domicile, a pu faire l'objet de discussions professionnelles nourries. Réalisée chez un patient de condition fragile, la sédation présente des risques de iatrogénie et de complications, y compris mortelles, que le fait pour le patient d'être en fin de vie ne rend pas plus acceptables[2]. C'est la probabilité d'une efficacité qui peut justifier la prise de risque. Comme pour tout traitement, la sédation doit être légitimée par une indication médicale et son rapport bénéfice/risque évalué. Cette notion de proportionnalité est au cœur de toute intervention médicale. Or la sédation en soins palliatifs réalise un paradoxe thérapeutique car elle perturbe, voire empêche, la relation, condition de l'amélioration de la qualité de vie en soins palliatifs, au même titre que le contrôle adapté des symptômes. Si le bénéfice attendu vaut la perte de la relation, autre condition du soulagement, on peut parler d'une efficacité thérapeutiqu et justifier le recours à la sédation. À défaut de cette efficacité, la sédation réaliserait une fausse promesse thérapeutique et offrirait l'image d'un patient calme et détendu là où il ne serait qu'empêché dans l'expression de sa plainte, privé de l'évaluation de cette dernière et d'autres possibilités de soulagement réellement accessibles.

Pire, la sédation pourrait par glissement entretenir une confusion entre ce qui relève d'une compétence de soin (la technique de sédation) et ce qui relève du débat citoyen (l'euthanasie). Cette confusion serait évidemment préjudiciable aux progrès légitimement attendus sur ces questions bien distinctes. Faut-il rappeler que la médecine a pour première mission le soin au malade vivant ? Améliorer le soin pour faire disparaître la souffrance n'équivaut pas à faire disparaître le souffrant. Il existe une grande différence entre chercher à répondre à un besoin existant et faire disparaitre le besoin pour éviter d'avoir à y répondre. Dans le premier cas, c'est l'intérêt du malade qui guide le soin, dans le second, c'est celui du soignant lorsqu'il se considère en situation d'échec. Toute la recherche menée autour de la sédation montre que le recours à cette technique peut se construire dans le cadre d'un réel projet de soin. Partout où un tel projet thérapeutique ne peut être élaboré, il semblerait légitime de recourir à une autre terminologie que celle de sédation, pour des pratiques sortant du cadre soignant.

---

2. M-H. Salamagne et S. Pourchet, « Décisions éthiques : euthanasie et sédation », *in* CNEUD-CNMD-SFAP, « Douleurs aiguës, douleurs chroniques, soins palliatifs », *Modules Med-Line*, n°6, Med-Line Éditions, 2001, pp. 57-373.

Un sommeil pharmacologiquement induit

Dans la littérature, la référence à la sédation apparaît dans les années 1990[3]. Les études évoquent plutôt la fréquence du recours à cette technique (de 10 à 52 % des cas)[4,5] ou la liste des symptômes ou des situations dans lesquels la sédation a été utilisée[6,7] sans qu'une définition très précise ne soit initialement proposée. En France, les docteurs Marie-Sylvie Richard[8,9] et Benoît Burucoa[10] rapportent les expériences de patients qui restent écrasés par des souffrances physiques ou psychiques, et pour lesquels la sédation, sommeil pharmacologiquement induit pour l'une, mini-anesthésie pour l'autre, est réalisée. Peu d'articles, en revanche, se penchent de façon précise sur le versant technique de la sédation. Pourtant, il est notable que dans cette même période, le midazolam, un médicament sédatif de la famille des benzodiazépines, apparaît en anesthésie. Il offre à la sédation en soins palliatifs un support technique apparemment plus sûr et plus maniable que les molécules préexistantes, au point parfois de faire passer au second plan la nécessaire réflexion sur le choix des drogues utilisées et leur mode d'administration.

Le champ du débat éthique, lui, est posé d'emblée pointant les contradictions, les risques de dérive et de confusion[11]. À mesure que les publications se multiplient, la réflexion

---

3. DJ. Roy, « Need they sleep before they die ? », *J Palliat Care*, 1990, 6:5-6.

4. V. Ventafridda, C. Ripamonti, F. De Conno, M. Tamburini, BR. Cassileth, « Symptom prevalence and control during cancer patients' last days of life », *J Palliat Care*, 1990, 6(3):7-1.

5. R. Twycross, SA. Lack, *Therapeutics in terminal cancer*, 2nd ed., Churchill Livingstone, London, 1990.

6. I. Lichter, E. Hunt, « The last 48 hours of life », *J Palliat Care*, 1990, 6(4):7-15.

7. RD. Truog, CB. Berde, C. Mitchell, HE. Grier, Barbiturates in the care of the terminally ill, *N Engl J Med*, 1992, 327(23) : 1678-1682.

8. MS. Richard, « Faire dormir les malades », *Cahiers Laennec*, 1993, 41(5) : 2-7.

9. P. Verspieren, « Profondeur et durée du sommeil induit », *Cahiers Laennec*, 1993, 41(5):7-10.

10. B. Burucoa, « Face aux tous derniers jours de la vie, pour une utilisation des benzodiazepines injectables et des neuroleptiques sédatifs », *Actes du 2e congrès de la SFAP*,Vaison La Romaine ,1992 et Burucoa B, Delzor M & coll., Hypnovel® et Nozinan®, alternative à l'euthanasie, Pour une sédation vigile non euthanasiante, *Actes du 4e congrès de la SFAP*, Strasbourg, 1994.

11. I. Marin, « Traiter l'agonie ? », *Esprit*, 1992, pp. 91-97.

continue de s'affiner. Pour le docteur Jean-Claude Fondras, anesthésiste et docteur en philosophie, le débat sur la sédation illustre les contradictions entre éthique utilitariste et éthique déontologique. Il appartient aux soignants d'éclairer leur positionnement afin de proposer une prise en charge cohérente[12]. La nécessité de s'appuyer sur des modèles d'analyse distincts selon les situations rencontrées est bien mise en évidence car sur le terrain des pratiques, lorsque le recours à la sédation paraît fréquent, les stratégies décisionnelles ne sont pas optimales[13]. Un consensus se dégage autour des indications concernant les situations d'urgence ou de détresse « terminales » (hémorragie, détresse respiratoire, etc.). À l'inverse, la sédation proposée pour des situations caractérisées principalement par la référence aux souffrances dites morales, fait l'objet de controverses[14,15]. Intervenir auprès de patients en fin de vie, c'est prendre la responsabilité d'affecter le moment de leur mort[16]. Ces situations de souffrances complexes[17] posent la question des limites du champ d'intervention des soins palliatifs.

Des mots pour le dire, avec précision, sans ambiguïté

En 1994, afin de mieux préciser les situations où l'intervention médicale est légitime, les professeurs Nathan Cherny (Jerusalem's Shaare Zedek Medical Center, Israël) et

12. JC. Fondras, « La sédation pharmacologique et les contradictions éthiques » *European Journal of Palliative Care*, 1996, 3(1):17-20.

13. T. Morita, T. Akechi, Y. Sugawara, S. Chihara, Y. Uchitomi, « Practices and attitudes of japanese oncologists and palliative care physicians concerning terminal sedation », *J Clin Onco*, 2002, 20(3):624-626.

14. EJ. Cassel, « The nature of suffering and the goals of medicine », *N Engl J Med*, 1982, 306:639-645.

15. NI. Cherny, N. Coyle, KM. Foley, « Suffering in the advanced cancer patient : a definition and taxonomy », *J Palliat Care*, 1994, 10(2):57-70.

16. R. Hunt, « Taking responsability for affecting the time of death », *Palliat Med*, 1999, 13(439):441.

17. J. Girardier, JL. Beal, V. Alavoine, « Les situations extrêmes en soins palliatifs », *Info Kara*, 1995 ; 38:35-4.

Russell K. Portenoy (Beth Israel Medical Center, New York, États-Unis) introduisent la notion de « symptôme réfractaire » (*refractory symptom*)[18]. L'usage actuel de ce terme, devenu assez courant en soins palliatifs, est souvent restrictif par rapport à la richesse de la définition initiale :

> Le caractère réfractaire peut être attribué à un symptôme lorsque celui-ci ne peut être soulagé de façon adéquate malgré la recherche obstinée d'un traitement ayant une bonne tolérance, c'est-à-dire qui respecte l'état de vigilance. Pour les patients atteints d'un cancer en phase avancée, affirmer le caractère réfractaire d'un symptôme a de profondes implications. Cela suggère que la souffrance ne pourra être soulagée par les mesures habituelles. Affirmer qu'un symptôme est réfractaire implique que le clinicien soit convaincu que de nouvelles interventions (invasives ou non invasives) sont incapables d'apporter un soulagement adéquat, sont associées à une morbidité aigue ou chronique excessive ou inacceptable et qu'il est très improbable qu'elles permettent la survenue d'un soulagement dans un délai de temps raisonnable.

À partir de 1991, l'expression « sédation terminale», traduite de l'anglais[19], est fréquemment utilisée, malgré la confusion possible entre une sédation réalisée chez un patient en phase terminale et une sédation qui termine la vie du patient. Les tentatives de clarification se font nombreuses[20,21]. Pour éviter les confusions, le docteur Susan Chater (qui exerce alors au Ottawa Civic Hospital, Ottawa, Canada) propose d'abandonner la notion de sédation terminale, ambigu, au profit de celle de « sédation pour détresse intraitable »[22].

---

18. NI. Cherny, RK. Portenoy, « Sedation in the management of refractory symptoms: guidelines for evaluation and treatment », *J Palliat Care*, Summer 1994, 10(2):31-8.

19. RE. Enck, « drug-induced terminal sedation for symptom control », *Am J Hosp Palliat Care*, 1991, 8(5):3-5.

20. B. Mount, « Morphine drips, terminal sedation, and slow euthanasia : definitions and facts, not anecdotes », *J Palliat Care*, 1996, 12(4):31-37.

21. T. Morita, J. Tsunoda, S. Inoue, S. Chihara, « Do hospice clinicians sedate patients intending to hasten death? », *J Palliat Care*, 1999, 15(3):20-23.

22. S. Chater, R. Viola & coll., « Sedation for the intractable distress in the dying : a survey of experts », *Palliative Medicine*, 1998, 12:255-269.

La complexité des réalités résumées sous le terme englobant de « souffrance existentielle »[23] permet difficilement d'échapper aux polémiques sur l'euthanasie. Le recours à la règle éthique du double effet[24] devient central dans les discussions, principalement dans la littérature anglo-saxonne. Cette règle postule que lorsqu'une action entraîne à la fois un effet désirable et un effet indésirable, il reste éthiquement justifié d'agir, si on le fait dans la seule intention d'obtenir l'effet désirable[25]. Certains semblent considérer que l'application scrupuleuse de la règle met fin au débat[26], d'autres critiquent le rôle prépondérant de l'intentionnalité[27]. Le professeur Timothy E. Quill (University of Rochester Medical Center, États-Unis), en particulier, discute la sédation selon un modèle de pensée utilitariste où le défi est d'abord de trouver la moins mauvaise proposition permettant de soulager le patient qui souffre. Il semble dès lors considérer de façon équivalente le recours à la sédation, l'augmentation des doses d'antalgiques morphiniques, le suicide assisté, l'abstention thérapeutique. En 1996, un article va jusqu'à qualifier la sédation d'euthanasie lente (*slow euthanasia*)[28]. Il ne s'agirait plus de considérer le risque de survenue d'un décès au cours d'une sédation comme l'intrication de l'évolution de la maladie sous-jacente et d'éventuels effets indésirables des médicaments, comme le font certaines études[29], mais de proposer la sédation comme forme socialement acceptable d'euthanasie.

---

23. T. Morita, J. Tsunoda, S. Inoue, S. Chihara, « Terminal sedation for existential distress », *Am J Hosp Palliat Care*, 2000, 17(3):189-195.

24. J. Boyle, « Who is entitled to double effect ? », *J Med Philos*, 1991, 16(5):475-494.

25. JC. Fondras, « La règle du double-effet en soins terminaux : critiques, justification et limites », *Medecine Palliative*, 12/2002, 1, 2, pp. 89-94.

26. JD. Cowan, TW. Palmer, « Practical guide to palliative sedation », *Curr Oncol Rep*, 2002, 4(3):242-249.

27. TE. Quill, « The ambiguity of clinical intentions », *N Engl J Med*, 1993, 329(14):1039-1040 ; TE Quill, R. Dresser, DW. Brock, « The rule of double effect - a critique of its role in end-of-life decision making », *N Engl J Med*, 1997, 337(24):1768-1771.

28. JA. Billings, SD. Block, « Slow euthanasia », *J Palliat Care*, Winter 1996, 12(4):21-30.

29. T. Morita, S. Inoue, S. Chihara , « Sedation for symptom control in Japan : the importance of intermittent use and communication with family members », *J Pain Symptom Manage*, 1996, 12(1):32-38.

Vers un consensus…

En France, la Société française d'accompagnement et de soins palliatifs (SFAP) et en Europe, l'European Association of Palliative Care (EAPC) travaillent à l'élaboration de recommandations de bonnes pratiques concernant l'usage de la sédation. En 2002, la SFAP publie des recommandations sur la « sédation pour détresse en phase terminale »[30] et l'EAPC adopte l'expression sédation palliative (*palliative sedation*)[31] pour lever l'ambiguïté véhiculée par sédation terminale et les références à l'euthanasie. La SFAP innove en proposant d'évaluer le niveau de sédation à l'aide d'échelles adaptées selon que le patient est complètement éveillé et orienté, somnolent, qu'il a les yeux fermés et répond à l'appel ou les yeux fermés et qu'il répond à une stimulation tactile légère (traction sur le lobe de l'oreille).

En réalité, la littérature fait rarement référence à la profondeur de la sédation, pourtant condition de son efficacité[32,33]. Pour la SFAP, mesurer cette profondeur permet de distinguer les sédations légères, altérant pas ou peu la communication du patient, des sédations profondes, empêchant la communication et posant des questions médicales, éthiques et légales d'un autre ordre.

La SFAP définit la sédation en phase terminale pour détresse comme suit :

> La recherche, par des moyens médicamenteux, d'une diminution de la vigilance pouvant aller jusqu'à la perte de conscience, dans le but de

30. Société française d'accompagnement et de soins palliatifs (SFAP), V. Blanchet, R. Aubry, JC. Fondras, MT. Gatt, JM. Lassaunière et al., « Sédation pour détresse en phase terminale. Recommandations de la Société française d'accompagnement et de soins palliatifs (SFAP) », *Med Pall*, 2002, 1:9-14.

31. NI. Cherny, L. Radbruch, « European Association for Palliative Care (EAPC) recommended framework for the use of sedation in palliative care », *Palliat Med*, octobre 2009, 23(7):581-93.

32. RL. Fainsinger, A. Waller, M. Bercovici, K. Bengtso, W. Landman, M. Hosking et al., « A multicentre international study of sedation for uncontrolled symptoms in terminally ill patients », *Palliat Med.*, 2000, 14(4):257-265.

33. T. Morita, J. Tsunoda, S. Inoue , S. Chihara, K. Ok, « Communication Capacity Scale and Agitation Distress Scale to measure the severity of delirium in terminally ill cancer patients: a validation study», *Palliat Med.*, 2001, 15(3):197-206.

> diminuer ou de faire disparaître la perception d'une situation vécue comme insupportable par le patient, alors que tous les moyens disponibles et adaptés à cette situation ont pu lui être proposés et/ou mis en œuvre sans permettre d'obtenir le soulagement escompté par le patient. La sédation est déclinée en coma provoqué transitoire (sédation intermittente) et coma provoqué non transitoire (sédation prolongée).

Le recours à la sédation peut être proposé dans des situations fondamentalement différentes et faisant appel à des modes de raisonnement distincts. On peut, en effet, être dans des situations aiguës à risque vital immédiat, facilement identifiables (hémorragies cataclysmiques notamment extériorisées, détresses respiratoires asphyxiques avec sensation de mort imminente, réaction de panique, etc.). On peut aussi être en présence de symptômes physiques réfractaires, autrement dit d'un symptôme dont la perception est insupportable pour le patient et qui ne peut être soulagé, en dépit des efforts obstinés pour trouver un protocole thérapeutique adapté, sans compromettre la conscience du patient. Il existe également des situations singulières et complexes dont la réponse ne peut se réduire au seul domaine médical et qui sortent alors du domaine des indications. Leur complexité nécessite un questionnement au cas par cas. L'élaboration de la décision impose d'être particulièrement rigoureux eu égard aux « modalités pratiques » de la mise en œuvre de la sédation. Elle repose sur une analyse de la situation non seulement à un niveau médical mais également légal et humain. Cette élaboration doit être renouvelée dans le temps, en fonction de l'évolution.

… et des recommandations acceptables (et applicables) par tous

Le premier cas est celui des indications médicales, validées sinon par des preuves scientifiques du moins sur la base d'accords professionnels motivés par des faisceaux d'arguments empiriques. La sédation s'inscrit dans une logique classique : symptôme/diagnostic/traitement. Le traitement s'entend ici au sens palliatif du terme : il n'est pas proposé pour guérir le symptôme diagnostiqué mais pour diminuer l'inconfort qui y est lié et n'aurait pas pu être soulagé par des moyens plus simples.

Le second cas, traité sur un plan différent de celui des indications médicales, concerne les situations-limite, celles où la détresse paraît liée à une souffrance globale. La souffrance ne saurait plus alors être réduite à une maladie ou à un symptôme, mais à une expérience humaine complexe. Elle sort de fait du champ d'exercice exclusif de la médecine. Dans ces situations il ne s'agit plus de diagnostiquer un dysfonctionnement en vue de sa correction, mais de discerner, dans l'expérience même de la souffrance du malade, s'il peut exister une quelconque efficacité de l'intervention médicale axée par le principe du *primum non nocere*. Il n'est donc pas possible, surtout dans ce second cas de figure, de valider une liste préétablie des situations qui relèveraient ou non d'une sédation. Un travail d'analyse au cas par cas est nécessaire. Il requiert une compétence d'équipe et l'expérience du maniement de problèmes complexes dans le cadre d'une visée éthique. La SFAP propose que ce soit l'ensemble du processus décisionnel qui conduit à la sédation qui fasse l'objet d'une validation. Les recommandations détaillent les conditions préalables indispensables à la mise en route d'une réflexion sur le bien fondé médical justifiant l'utilisation de la technique à savoir :

- les compétences de l'équipe (connaissance des médicaments à utiliser – pharmacocinétique, effets secondaires –, capacité à clarifier la situation : indications, contexte, phase terminale, objectifs et intention de la démarche) ;
- l'organisation de l'équipe (multidisciplinarité, organisation des discussions en vue des prises de décision – participants, régularité –, renseignement des décisions dans le dossier du patient, information de l'équipe sur les objectifs visés par les thérapeutiques mises en œuvre) ;
- l'anticipation des situations pour lesquelles une sédation serait à envisager ;
- l'information du patient, de son entourage et en particulier de la personne de confiance (si elle a été désignée), de l'ensemble de l'équipe sur la technique (modalités – administration des

produits, sédation intermittente avec possibilité de choix du moment du réveil ou sédation continue… –, implications éventuelles – incidence sur la maladie, nutrition, hydratation… –, sur l'objectif visé et les moyens de l'évaluer s'il est atteint, sur les risques (impossibilité d'obtenir une diminution de la vigilance, possibilité de non-soulagement du symptôme ou de la situation ayant conduit à en proposer la prescription, possibilité de non-réversibilité et de survenue du décès pendant la sédation) ;
– le consentement qui doit être recherché systématiquement en application de la loi du 4 mars 2002 relative aux droits des malades et à la qualité du système de santé, mais ne peut être toujours obtenu. Le recueillir suppose, en effet, de s'être assuré de la compréhension de l'information par le patient et de son aptitude à prendre une décision. Lorsque la personne est hors d'état d'exprimer sa volonté, aucune intervention ou investigation ne peut être réalisée, sauf urgence ou impossibilité, sans que la personne de confiance prévue à l'article L. 1111-6 du code de santé publique (toute personne de confiance, majeure désignée par le patient : parent, proche, médecin traitant, etc.) ou la famille, ou à défaut, un de ses proches ait été consulté.

Les recommandations de la SFAP détaillent également les modalités pratiques à respecter, une fois prise la décision de sédation face à une détresse en phase terminale : choix du sédatif et voie d'administration, poursuite des mesures d'accompagnement (adaptation des traitements symptomatiques, intensification du *nursing*, du soutien des proches, de la présence de bénévoles), évaluation et surveillance, réévaluation du bien-fondé de la poursuite de la sédation au cours du temps en cas de sédation prolongée, selon l'évolution ou la découverte de nouveaux éléments pouvant influer sur la décision. Avec ces modalités, l'objectif est clairement de viser l'efficacité à moindre risque.

Un traitement politique de la fin de vie

Malgré une législation favorable et d'importants progrès réalisés avec les lois du 9 juin 1999 visant à garantir le droit à l'accès aux soins palliatifs et du 4 mars 2002 relatives aux droits des malades et à la qualité du système de santé, l'accès aux soins palliatifs reste inégal en France en 2013. Sur l'ensemble des patients qui, chaque année, devraient pouvoir bénéficier d'un accompagnement, on estime que plus de la moitié, soit 150 000 personnes, n'a pas accès aux soins palliatifs. Selon un sondage IFOP pour l'hebdomadaire *Le Pèlerin* du 3 octobre 2012, une majorité de Français ignore encore que la loi du 22 avril 2005, dite loi Leonetti, relative aux droits des malades et à la fin de vie, garantit l'absence d'acharnement thérapeutique et le respect de la volonté du malade, base de cette démarche palliative.

Lors de la campagne pour les élections présidentielles en juin 2012, le candidat François Hollande a inclus la question de la fin de vie dans son programme. La proposition 21 énonce « que toute personne majeure en phase avancée ou terminale d'une maladie incurable, provoquant une souffrance physique ou psychique insupportable, et qui ne peut être apaisée, puisse demander, dans des conditions précises et strictes, à bénéficier d'une assistance médicalisée pour terminer sa vie dans la dignité ». Les termes sont ambigus et les militants des associations favorables à la légalisation de l'euthanasie ou du suicide assisté y ont vu la promesse d'une évolution législative conforme à leurs visées. Les professionnels de santé y ont lu un encouragement à poursuivre leurs efforts pour développer une offre de soins somme toute encore insuffisante : inégalité de la répartition géographique des structures, limitation de l'accès aux soins palliatifs à domicile, manque de formation des professionnels de santé et d'information du grand public. Missionnés par le président de la République une fois élu pour éclaircir le débat, la « commission de réflexion sur la fin de vie en France », présidée par le professeur Didier Sicard et le Comité consultatif national d'éthique pour les sciences de la vie et de la santé (CCNE) dans son avis n° 21 du 21 juillet 2013 « Fin de vie, autonomie de la personne, volonté de mourir » confirment le constat de l'insuffisance d'accès aux soins palliatifs. En rejetant par ailleurs, à la majorité de ses membres, toute idée d'une dépénalisation de l'euthanasie ou du suicide assisté, le CCNE qui estime que « dans la lutte contre “les situations d’indignité”, une dépénalisation de l’euthanasie ou du suicide assisté serait un signal d’abandon adressé aux personnes les plus vulnérables, personnes gravement malades, handicapées ou tout simplement âgées », rejoint les conclusions du rapport Sicard. Trouver le compromis attendu semble dès lors difficile. Par défaut, au nom d’un moindre mal qui n’ose plus même envisager le moindre bien, la notion de sédation terminale est appelée à la rescousse. Elle prend les allures consensuelles de voie médiane pour sortir de l’impasse politique.

Une inadmissible instrumentalisation de la technique de sédation

La possibilité d’un droit à la sédation est évoquée, négligeant le fait que le droit de recevoir un traitement ne peut se concevoir sans une indication médicale. La sédation n’est plus uniquement pensée comme un traitement qu’il s’agit d’administrer selon des règles de bonnes pratiques professionnelles mais elle est retenue pour le compromis social qu’elle pourrait offrir. Cette alternative ne parvient toutefois pas à clarifier le débat, ni pour le grand public, renvoyé à ses angoisses, ni pour les professionnels, comme en attestent les prises de positions contrastées du Conseil national de l’ordre des médecins et de l’Académie de médecine. Le premier, dans une position de synthèse intitulée « Fin de vie, assistance à mourir » souligne le 14 février 2013 « la nécessité d’une meilleure application des dispositions législatives existantes et envisage, par devoir d’humanité, le recours à une sédation terminale pour le patient, dans des situations exceptionnelles. Si en ces circonstances, estime que la profession médicale doit pouvoir rester libre d’exercer sa clause de conscience, celle-ci n’en garde pas moins le devoir d’accompagner ses patients jusque dans leurs derniers jours ». L’Académie de médecine publie, en réponse à cette prise de position, le 26 février 2013, un communiqué de presse sous la signature des professeurs Denys Pellerin et Jean-Roger Le Gall, rappelant qu’on ne saurait confondre fin de vie et arrêt de vie.

L'instrumentalisation de la technique de sédation réactive une confusion qui paraissait dépassée. Dans cette relance de l'idée d'un rôle social de la sédation, il est particulièrement intéressant de remarquer l'absence de référence à la dimension économique du projet. Conçue initialement pour des tableaux cliniques de souffrance réfractaire, la pratique de la sédation en soins palliatifs intervient désormais dans la culture de l'acte rémunérateur. L'impact économique influence de plus en plus la prise les décisions médicales sans qu'on observe toujours, dans le même temps, la mise en place de mécanismes de vigilance pour en éviter les dérives[34]. Quelle incidence les nouvelles conditions économiques pesant sur le système de santé peuvent-elles avoir dans une réflexion sur la sédation terminale ? À imaginer la sédation de nature à supporter autant le défi de l'efficacité thérapeutique de la bonne mort que celui du respect d'une liberté du patient, le tout hors des contraintes économiques, on se prendrait à l'euphorie d'avoir découvert une panacée.

***

La sédation est une technique d'anesthésie utilisée en médecine palliative, pour soulager la détresse liée à des symptômes réfractaires aux soins classiques. Elle est en cela un traitement réservé aux situations rares et non le protocole d'une standardisation du bien mourir. Le développement de son utilisation a fait l'objet de recommandations, précisant progressivement sa place dans l'arsenal thérapeutique des soins palliatifs. Le recours à la sédation nécessite une compétence médicale issue de champs techniques, psychologiques, philosophiques, spirituels, sociaux et légaux… Elle est à ce titre une illustration des enjeux bioéthiques du soin en situation extrême, qui est la marque de la médecine de ce début de XXIe siècle.

La détresse vécue par le patient en appelle à notre devoir de solidarité humaine. Cette solidarité ne saurait légitimer de

34. S. Pourchet, Préface, *in* E. Hirsc, *L'euthanasie par compassion ? Manifeste pour une fin de vie dans la dignité*, coll. Espace Ethique, Erès, Paris, 2013.

mauvaises pratiques pour le professionnel[35]. Elle s'exprimera si nous avons la pleine conscience des frontières de notre champ d'action légitime[36]. En considérant un peu rapidement comme acquis des soins palliatifs qui restent pourtant à développer, en voulant à tout prix inclure les questions sur l'euthanasie ou le suicide assisté dans le champ de la médecine, il existe un risque d'enfermer des champs irréductibles de questions essentielles dans des solutions binaires et simplistes.

Faire porter à une technique médicale, autant d'enjeux ne nous parait pas de nature à faire progresser le débat social dans un autre axe que celui de la confusion, ni à faire évoluer les savoirs médicaux dans la promesse d'une plus grande efficacité. C'est ce souci constant d'amélioration de la qualité de vie qu'on est en droit d'attendre des progrès de la médecine palliative dont la sédation a constitué une étape décisive.

---

35. E. Hirsch, *La révolution hospitalière – Une démocratie du soin*, Bayard, Paris, 2002.

36. I. Baszanger, M. Bungener, A. Paillet, *Quelle médecine voulons-nous ?* La Dispute, Paris, 2002.

26

La question des injections létales

Comparaison des pratiques en Belgique et en France

Bernard Devalois

Depuis l'émergence du concept au Royaume-Uni sous l'impulsion de Cicely Saunders au sein du St Christopher's Hospice, un certain nombre de principes constituent les fondements des soins palliatifs. Le principe dit « du double-refus » en est un des points incontournables. Il s'agit de refuser à la fois l'acharnement thérapeutique et la pratique des injections létales dans le but d'accélérer la survenue de la mort des patients en fin de vie. Il est clairement mis en avant par exemple dans les textes fondateurs de l'Association européenne de soins palliatifs (EAPC) repris *in extenso* par l'Organisation mondiale de la santé en 1990 : « Les soins palliatifs affirment la vie et considèrent la mort comme un processus normal ; ils n'accélèrent pas la mort et ne la retardent pas. » Ce principe a été régulièrement réaffirmé depuis.

Il est intéressant de comparer le positionnement, très différent, adopté par les acteurs de soins palliatifs en Belgique et en France sur cette question. Le contexte législatif entre les deux pays est diamétralement opposé. En effet, depuis 2002, la Belgique a légalisé, dépénalisé, dans certaines circonstances, la pratique des injections létales dans le but d'accélérer la survenue de la mort des patients en fin de vie. La France a quant à elle maintenu, comme la plupart des autres pays, l'interdiction faite aux médecins de provoquer la mort de leur patient par l'administration d'une substance létale [1]. Elle a choisi d'adopter une législation innovante sur l'interdiction de l'acharnement thérapeutique et l'obligation faite aux médecins de respecter les volontés exprimées par les patients.

Une position initiale commune : le refus de la pratique des injections létales

Jusqu'au début des années 2000, la position des pionniers des soins palliatifs tant en Belgique (en tout cas francophone) qu'en France est identique. S'appuyant sur leurs expériences, ils dénoncent les pratiques clandestines de raccourcissement de la fin de vie et prônent la diffusion des compétences pour mieux soulager les patients. Bernadette Wouters, infirmière belge et membre (suppléant) dans son pays du comité consultatif de bioéthique (1996-2000), écrit ainsi en 1996 : « À l'heure actuelle, l'euthanasie équivaut à tuer le malade pour traiter l'incompétence médicale, comme on jetterait sa voiture parce que le premier garagiste consulté ne peut la réparer. » [2] Bien avant, en 1984, le père Verspieren a fait paraître un texte, « Sur la pente de l'euthanasie », dans lequel il dénonce la pratique des cocktails lytiques, euthanasies clandestines alors largement pratiquées dans les hôpitaux français pour accélérer la survenue de la mort chez des patients en phase terminale. Il y défend par ailleurs l'approche palliative développée par le mouvement des hospices

1. Seuls les deux autres pays du Benelux, les Pays-Bas en 2001, et le Luxembourg en 2009, ont adopté des législations similaires. La Suisse tolère (du fait d'une faille de son code pénal) l'aide désintéressée au suicide, pratiquée par des associations, dont certaines sont accusées de dérives financières. Quelques États des USA - dont l'Oregon a été le pionnier - ont mis en place un système qui permet d'apporter des moyens pharmacologiques aux patients en fin de vie désirant se suicider. De son côté, l'Assemblée nationale du Québec a adopté le 5 juin 2014 une loi concernant les soins en fin de vie. Ce texte régit les droits, l'organisation et l'encadrement relatifs aux soins de fin de vie lesquels comprennent : les soins palliatifs d'une part et d'autre part l'« aide médicale à mourir » qui est ainsi introduite dans le système de santé québecquois. Cette loi doit entrer en vigueur en décembre 2015.

2. *La Recherche*, 1996, 287 : p. 730.

anglais et les travaux du docteur Elisabeth Kübler-Ross, les uns comme les autres encore très peu diffusés à l'époque en France. Cet écrit du père Verspieren est souvent considéré comme le texte fondateur des soins palliatifs en France, en particulier par les acteurs intervenant dans ce domaine qui, bien que d'origines philosophiques, politiques et religieuses très diverses, sont, depuis l'origine, unanimes dans leur refus d'une légalisation des pratiques euthanasiques.

La voie française

C'est sur cette base du refus des pratiques euthanasiques que naît en 1990, du rassemblement des différentes initiatives de professionnels de santé et de bénévoles d'accompagnement, la Société française d'accompagnement et de soins palliatifs (SFAP)[3].

Le mouvement français des soins palliatifs a toujours affiché son attachement à la laïcité, respectueuse de la liberté de conscience et par conséquent des croyances ou des non-croyances de chacun. Certains partisans de la légalisation de l'euthanasie et/ou du suicide assisté, comme le philosophe Michel Onfray, tentent pourtant d'enfermer la question dans un contexte purement religieux : « Les soins palliatifs sont l'avant-garde armée du Vatican », affirme-t-il abruptement dans son livre à succès *Féeries anatomiques*. En fait, bien qu'attaché à la dimension spirituelle des soins, le mouvement français des soins palliatifs ne l'a jamais confondue ou réduite à une dimension purement religieuse. Ainsi à l'occasion du congrès de la SFAP à Grenoble en 2007 sur le thème « Compétence clinique et dimension spirituelle : l'Homme au cœur des soins », j'écrivais en tant que président de la SFAP, dans mon éditorial :

> Cette dimension spirituelle est consubstantielle à la question de la mort, probablement depuis que l'homme est Homme. Elle ne saurait toutefois être simplement ramenée à la dimension religieuse. L'accompagnement de fin de vie est nécessairement laïque au sens où il se doit

3. Voir p. 121.

> de respecter toutes les convictions métaphysiques, considérées comme du domaine exclusif de chacun, tant pour les malades que pour les acteurs professionnels ou bénévoles de cet accompagnement. Il existe bien sûr une spiritualité religieuse transcendantale, liée aux grandes religions du Livre. Il existe aussi une spiritualité religieuse plus immanentiste par exemple à travers certaines religions panthéistes. Il existe enfin, indéniablement, une spiritualité a-religieuse (et non ir-religieuse) qui affirme la possibilité d'une dimension sacrée en dehors d'une existence divine. C'est avec cette diversité de vue qu'il nous faudra aborder l'ambitieuse question de la dimension spirituelle (c'est-à-dire de tout ce qui se rapporte à l'esprit) en fin de vie. Il faudra nécessairement mettre en avant ce qui est et restera une des caractéristiques du mouvement des soins palliatifs : l'humanisme. C'est cet humanisme qui nous pousse à penser sans cesse nos actes en fonction d'une valeur suprême : l'Homme, l'être humain, l'individu, le sujet. Une belle occasion de tenter de rassembler ce qui est épars.

Jusqu'au milieu des années 2000, la question de l'euthanasie reste toutefois un sujet dont les acteurs de soins palliatifs français n'aiment pas débattre en public. L'argument généralement avancé est que « cela fait de la publicité à l'ADMD ». À partir de 2004, les choses changent. À l'initiative du président d'alors, le docteur Régis Aubry, le congrès de la SFAP à Besançon a pour thème « L'euthanasie et la mort désirée : questions pour les soins palliatifs. » C'est le début d'un long combat sémantique qui permet peu à peu de lever les ambiguïtés sur les termes utilisés et les amalgames entretenus, consciemment ou non, entre des situations très différentes. Tiré de cette réflexion collective, un livre blanc est publié en janvier 2005, sous le titre *L'euthanasie et la mort désirée : questions pour la société et la pratique des soins palliatifs*. Fermes sur les principes, les auteurs argumentent, non pas sur un plan dogmatique, mais à partir d'expériences cliniques, leurs réticences à une évolution législative légalisant des pratiques euthanasiques. Ils ne nient ni la réalité de certaines situations complexes, ni les demandes exprimées par les familles et plus rarement les patients, mais proposent d'y apporter d'autres réponses que l'injection létale.

Dans les medias aussi le ton change. Avec la médiatisation de l'affaire Vincent Humbert[4], puis de celle de Chantal Sébire[5] par exemple, les représentants des soins palliatifs prennent la parole publiquement pour exprimer clairement leur opposition à toute légalisation. Ils défendent fermement leurs positions face aux thanactivistes très présents sur le terrain médiatique. Cela me vaudra cette réflexion désabusée du président de l'ADMD de l'époque, le docteur Gérard Payen, à la sortie d'un débat télévisé musclé : « Avant, ils étaient gentils, les gens des soins palliatifs ! »

S'opposer à la légalisation des injections létales

À mes yeux, il peut exister au moins trois positions de principe justifiant une opposition à la légalisation des injections létales. Elles sont toutes les trois respectables, mais ne gagnent rien à être confondues. La position religieuse en appelle à une pensée hétéronomique conforme aux commandements divins. La position politique, voire politicienne, repose sur une appartenance à la mouvance conservatrice et/ou une opposition de principe à une proposition présentée par des partis dits de gauche. Enfin, on peut refuser la légalisation des injections létales en ayant une position citoyenne. Désapprouvant en termes de choix de société une approche libertarienne (qui met en avant la prééminence absolue du choix de la liberté individuelle) elle privilégie une approche solidaire (s'appuyant sur la Déclaration universelle des droits de l'homme qui rappelle

4. Le 26 septembre 2003, Vincent Humbert, 23 ans décédait dans un centre spécialisé de Berck-sur-mer. Trois jours plus tôt, sa mère, lui avait administré une très forte dose de barbituriques, le plongeant dans le coma. Le jeune homme, qui présentait des séquelles neurologiques gravissimes du fait d'un accident de voiture en 2000, avait écrit un an auparavant au président de la République Jacques Chirac pour lui « demander le droit de mourir ». Cette « douloureuse affaire » avait conduit à la mission parlementaire d'information dont les travaux ont servi à l'élaboration de la loi Leonetti du 22 avril 2005 relative aux droits des malades et à la fin de vie.

5. Chantal Sébire est décédée le 19 mars 2008. Atteinte d'une tumeur rare déformant sa face pour laquelle elle avait refusé tout traitement, y compris antalgique, elle avait demandé à la justice le droit pour son médecin de lui administrer une injection mortelle. Dans le respect du Code pénal, le tribunal d'instance de Dijon rejette sa requête. Chantal Sebire a finalement mis fin à ses jours par ses propres moyens.

que tous les êtres humains sont égaux en droits et en dignité). La position des professionnels (ou des bénévoles) engagés dans l'accompagnement de la fin de vie, directement complémentaire de cette dimension citoyenne, s'appuie sur leurs réflexions, leurs compétences et leurs approches de la complexité des situations quotidiennes. C'est en se gardant des deux premières positions et en affirmant son attachement à la troisième, seule compatible avec l'éthique du soin, que le mouvement des soins palliatifs français a défendu un point de vue sage, détaché de toutes arrière-pensées. C'est le sens du Plaidoyer sur la fin de vie, lancé en 2007 en réponse à une initiative pro-légalisation :

> Notre responsabilité de professionnels et de bénévoles d'accompagnement est de réagir, en dehors de tout extrémisme et de tout dogmatisme, en nous appuyant sur notre pratique et nos valeurs éthiques », pouvait-on y lire. « Il est essentiel de réaffirmer en préalable la complexité des problèmes posés en promouvant une réflexion approfondie et dépassionnée et non des solutions simples voire simplistes. Très souvent les arguments avancés font appel à l'émotion et à la souffrance, générée par le tragique ou la perte : cette approche émotionnelle ne nous apparaît pas suffisante dans la recherche de réponses sages et prudentes. C'est bien une approche rationnelle a-dogmatique et une large concertation qui doivent être proposées pour éclairer le débat citoyen.

Ainsi, le mouvement français s'est efforcé de déjouer le piège tendu par les partisans de la légalisation de l'euthanasie qui voulaient faire croire qu'il s'agissait seulement là d'une question de clans, d'un côté des libres-penseurs progressistes et de l'autre des catholiques intégristes conservateurs. Plusieurs interventions d'acteurs reconnus au sein du mouvement des soins palliatifs ont permis de sortir de cette caricature simpliste[6].

Il est probable que cette position de l'ensemble des acteurs de soins palliatifs français a largement contribué à ce que, malgré l'activisme remarquablement organisé des prolégalisation, la France a, jusqu'à ce jour, fait un autre choix, celui que traduit la loi Leonetti du 22 avril 2005. La voie française est celle du

---

6. On peut citer par exemple : I. Marin, J. Ricot, « L'euthanasie est-elle de gauche ? *Le Monde.fr* du 16 novembre 2009 ou L. Copel, AM. Dickelé, B. Devalois, M. Ruszniewski, G. Terrier, « L'euthanasie n'est pas compatible avec les valeurs de la gauche », *Marianne*, 29 janvier 2011.

respect de l'autonomie de décision du patient concernant ce qui est pour lui une obstination déraisonnable (un acharnement thérapeutique)[7].

La voie belge

C'est en 1980 qu'est fondée l'ADMD belge francophone, suivi en 1982 de son équivalent flamand (*Recht op WaardigStervent*). Dans le même temps, différentes initiatives prennent corps dans le domaine des soins palliatifs. Une unité de soins palliatifs (USP) se crée à l'université catholique de Louvain (UCL), puis des équipes de soins palliatifs à domicile se mettent en place, avec des expérimentations tarifaires innovantes. En 1995 naissent des plates-formes (réseaux) de soins palliatifs en Flandre. Pourtant, en 1997, puis en 1999, le Comité national belge de bioéthique émet deux avis ouvrant la porte à la légalisation de l'euthanasie[8]. L'arrivée au pouvoir en juin 1999 de la coalition Arc-en-Ciel qui est formée, pour la première fois, de libéraux, de socialistes et d'écologistes, avec à sa tête Guy Verhostadt, permet le lancement du processus. Il aboutit, au terme d'une discussion parlementaire animée, à l'adoption de la loi du 28 mai 2002 relative à l'euthanasie. Le texte est proche, mais différent de la loi du 12 avril 2001 relative au contrôle de l'interruption de vie pratiquée sur demande et au contrôle de l'assistance au suicide adoptée aux Pays-Bas. Quelques semaines plus tard, les parlementaires belges adoptent, le 14 juin très exactement, une loi relative aux soins palliatifs et le 22 août, une loi relative aux droits des malades.

Un véritable coup de théâtre a lieu un an plus tard quand, pour la première fois, une organisation professionnelle de soins palliatifs se positionne en faveur de l'euthanasie : la fédération flamande de soins palliatifs décide de promouvoir ce qu'elle appelle

7. La mise en œuvre de la loi Leonetti est cependant très loin d'être satisfaisante dans la réalité quotidienne. *Cf.* D. Sicard, *Penser solidairement la fin de vie*, commission de réflexion sur la fin de vie en France, décembre 2012.

8. Avis n°1 du 12 mai 1997 concernant l'opportunité d'un règlement légal de l'euthanasie et avis n° 9 du 22 février 1999 concernant l'arrêt actif de la vie des personnes incapables d'exprimer leur volonté.

les soins palliatifs intégraux. Elle affirme qu'il n'existe pas deux voies séparées entre soins palliatifs et euthanasie[9]. Cette position devient peu à peu, malgré quelques oppositions, celle de la grande majorité des responsables de structures de soins palliatifs dans les deux autres régions de la Belgique, la région wallonne et la région de Bruxelles, qui ont toutes les deux leur propre fédération de soins palliatifs. C'est dans cette logique que sont créés en 2003 en Flandre le LEIF-artsen et en Wallonie le Forum EOL. En collaboration avec l'ADMD, ces structures organisent la promotion de la loi sur l'euthanasie et la formation des médecins à sa pratique. Des responsables de soins palliatifs en sont les animateurs. Ainsi le docteur Dominique Lossignol, coordinateur du programme de formation EOL, est également tout à la fois le responsable du « service de soins supportifs » à l'Institut Jules-Bordet de Bruxelles, et vice-président de l'ADMD belge.

Pour le professeur Jan L. Bernheim, l'un des artisans de cette approche belge, les raisons de la convergence entre soins palliatifs et euthanasie tiennent au fait que les premières initiatives de soins palliatifs ont été prises par des promoteurs de l'euthanasie appartenant aux universités libres de Bruxelles, l'ULB pour les francophones, la *VrijeUniversiteit Brussel* (VUB) pour les néerlandophones. Ces centres ont été auparavant les fers de lance de la contraception, de l'interruption de grossesse et de la procréation médicalement assistée. C'est un même groupe de soignants qui se fait les propagandistes, en même temps, de l'euthanasie et des soins palliatifs. De ce double engagement est né le concept belge des « soins palliatifs intégrés » qui inclut la pratique des injections létales à la demande dans certaines circonstances. Ce modèle n'a à ce jour été repris par les acteurs de soins palliatifs dans aucun autre pays.

Depuis la fin des années 2000, il existe une certaine forme de prosélytisme de la part des acteurs des soins palliatifs belges pour convaincre la communauté internationale du bien-fondé

9. Fédération flamande de soins palliatifs, *Faire face à l'euthanasie et à d'autres formes d'assistance médicale à la mort* (*Omgaan met euthanasie en anderevormen van medischbegeleidsterven*).

de la « voie belge ». Leur forte présence aux congrès de l'EAPC, mais aussi aux congrès de la SFAP ou aux premiers congrès internationaux francophones, à Lyon en 2011 et à Montréal en 2013, en témoigne. Extrêmement sourcilleux et n'acceptant que difficilement toute critique du dispositif législatif belge, ils s'en font les défenseurs intransigeants. Ils mettent en avant la réflexion sur leurs pratiques et la rareté, relative, des actes euthanasiques sur leurs patients. Ils décrivent les critères qu'ils ont mis en place, plus contraignants que les critères légaux. On constate néanmoins à travers leurs communications et les discussions qu'elles entraînent deux attitudes distinctes. Les uns vont jusqu'au bout de leur démarche et pratiquent, le cas échéant, les injections létales. D'autres s'y refusent et laissent cet acte au médecin traitant, au domicile par exemple. Il existe par ailleurs de grandes différences entre les pratiques selon la culture, flamande ou wallonne. On peut noter que 80 % environ des déclarations officielles d'euthanasie sont rédigées en flamand, sans que pour autant les explications données soient vraiment satisfaisantes.

« Médecin et catholique, je pratique l'euthanasie »

Un éclairage très intéressant est apporté par le docteur C. Van Oost, médecin généraliste qui pratique les soins palliatifs à la clinique Saint-Pierre, à Ottignies, dans un entretien paru le 10 octobre 2013 dans le quotidien *La Libre Belgique* :

> La demande d'euthanasie s'inscrit dans une philosophie d'autonomie individualiste, alors que dans la philosophie des soins palliatifs, la personne qui meurt fait partie de toute une société. [...] Du côté flamand, l'euthanasie est entrée assez vite dans la pratique des soins palliatifs. Du côté francophone, on suivait davantage les directives internationales, selon lesquelles l'euthanasie ne fait pas partie de la philosophie des soins palliatifs. [...] Les équipes palliatives flamandes se sont positionnées en disant : on accompagne toute personne jusqu'au bout, même si elle est dans une philosophie de contrôle de sa vie et on accepte qu'elle veuille partir à un moment donné. Alors que du côté francophone, on est resté davantage dans une philosophie selon laquelle on ne contrôle pas l'heure de sa mort, que la mort fait partie

> de la vie, que c'est un processus naturel à respecter. [...] À la Clinique Saint-Pierre, à Ottignies, comme avec Domus, l'équipe de soins palliatifs à domicile avec laquelle je travaille, nous avons choisi d'accompagner ces personnes jusqu'au bout. On fait équipe ensemble, avec les infirmières ou avec le médecin traitant quand la demande arrive chez lui. On ne lâche pas un patient. [...] Du côté francophone, on a mis du temps à intégrer l'euthanasie dans nos pratiques. Maintenant, cela se fait de plus en plus. Rares sont les services de soins palliatifs qui y restent opposés. La demande est toujours accompagnée mais certains restent réticents par rapport à l'acte. Est-ce que j'en pratique personnellement ? Oui. On aide nos patients jusqu'au bout. Dans notre unité, il y a cent soixante-dix décès par an, dont trois ou quatre par euthanasie. On essaie toujours d'être à deux parce que c'est un acte qui est difficile, qui n'est pas banal et qu'il y a aussi deux injections à pratiquer. Cela nous permet de nous soutenir. [...] Le déclic qui m'a amené à intégrer l'euthanasie dans ma pratique palliative ? Il y a des patients à qui on a dit non, on va encore un peu attendre... Et qui se sont suicidés. Là, je me suis dit que peut-être, on devait entendre un peu plus leurs souffrances. C'est ce type de patients qui nous ont fait bouger, nous, médecins de soins palliatifs[10].

Ce même médecin a publié en 2014 un livre polémique intitulé *Médecin et catholique, je pratique l'euthanasie*[11].

Un symbole de la belgitude

Sans aucun doute, il existe chez les acteurs belges des soins palliatifs une vraie réflexion et un questionnement complexe sur l'euthanasie, légalisée dans leur pays[12]. Afin de rendre plus compatibles leurs pratiques avec les valeurs éthiques internatio-

10. Cet argumentaire souvent utilisé par des médecins de soins palliatifs wallons laisse entendre que l'euthanasie serait pour eux un moyen d'empêcher le suicide et que la pratique d'une injection létale par un médecin serait plus « bien-traitante » que le suicide d'un patient. Sur cette question *cf.* par exemple mon article : B. Devalois, M. Broucke, « La bientraitance peut-elle justifier la pratique d'injections létales ? » *in* M. Schmidt (Ed), *Bientraitance et qualité de vie*, Elsevier Masson, Paris, 2013, pp. 267-271.

11. Presses de La Renaissance, septembre 2014.

12. Voir par exemple l'enquête que j'ai menée auprès d'acteurs belges francophones de soins palliatifs sur cette question : *Légalisation de l'euthanasie en Belgique : un bilan ; Résultats d'une enquête qualitative auprès de professionnels de santé belges travaillant en soins palliatifs*, http://plusdignelavie.com/wp-content/uploads/2012/03/Bilan-euthanasie-belgique-Analyse-des-reponses.pdf

nales des soins palliatifs, ils occultent les dérives du dispositif qui ne leur sont pas imputables[13]. En effet, ce sont des situations hors du champ strictement palliatif qui posent le plus de questions. Citons, parmi les cas récents, l'euthanasie de personnes condamnées à de longues peines[14], celle d'une anorexique mentale ou celle de jumeaux sourds et muets ne supportant pas l'idée de pouvoir devenir aveugles à terme. Un des autres cas marquants est l'euthanasie d'un transsexuel déçu des résultats de la chirurgie pénienne qu'il avait subie[15].

Il est un autre élément de réflexion à considérer: la situation particulière de la Belgique, avec ses fractures politiques, culturelles et linguistiques mettant en permanence son existence en jeu. C'est sans doute l'un des facteurs expliquant les réactions, souvent virulentes et parfois sans nuances, des professionnels des soins palliatifs belges. En effet, alors qu'il existe assez peu de consensus dans la société belge, la légalisation des injections létales est très largement approuvée par toutes ses composantes ou presque. Questionner les éventuelles dérives de la loi, c'est en quelque sorte porter atteinte à l'intégrité, si fragile, du territoire et à l'un des rares socles communs aux Wallons et aux Flamands. La loi légalisant l'euthanasie est vécue comme un élément de fierté, un symbole de la « belgitude ».

Toutefois à l'occasion des discussions sur l'élargissement des dispositions légales aux déments et aux mineurs, des voix commencent à s'élever pour s'interroger non pas sur la loi, mais sur son application réelle. C'est le cas, par exemple, du philosophe et vice-président du comité consultatif de bioéthique, Michel Dupuis dans un entretien paru dans la *Libre Belgique* du 23 octobre 2013 sous le titre « Euthanasie des mineurs: ne pas forcer l'agenda »:

---

13. Voir mon exposé en vidéo : *Euthanasie: le modèle belge vu de France. Un exemple à suivre ou à éviter ?* http://www.crise.ca/fr/instituts_2013-devalois.asp?section=instituts

14. L'injection létale revient ainsi en boomerang se substituer à la peine de mort en réponse à la souffrance existentielle insupportable que constitue la perspective d'un enfermement à vie.

15. Une euthanasie après une opération ratée de changement de sexe: « C'est conforme à la loi », *Le Soir*, 1er octobre 2013.

> Depuis l'installation de [la] loi, depuis une dizaine d'années, explique-t-il, nous ne disposons pas d'une information bien claire sur la façon dont elle est mise en pratique. Il m'importe beaucoup, avant de décider de la modifier, de voir comment elle est réellement appliquée. Je crois que nous aurions quelques surprises à étudier mieux les situations. J'ai d'ailleurs le sentiment que les choses patinent au niveau du débat politique parce que beaucoup d'informations ne sont pas disponibles.

Un mouvement citoyen, les Dossards jaunes[16], vient d'ailleurs de voir le jour en Belgique pour questionner le dispositif légal d'euthanasie.

***

En Belgique comme en France la pratique d'injections létales sans une demande du patient est une dérive illégale. Deux études scientifiques rigoureuses et à la méthodologie similaire permettent de comparer la situation dans les deux pays[17]. En France, elles représenteraient 0,6 % des décès, alors que pour la Flandre (seule région étudiée) elles atteindraient les 1,8 %, soit trois fois plus. Ces chiffres concernent seulement les injections létales illégales dans les deux pays. Ils n'incluent pas les euthanasies pratiquées à la demande du patient, légales en Belgique (1,8 % des décès) et illégales en France (0,2 % des décès). Il est tentant d'en conclure que finalement la voie française protège mieux les patients d'une injection létale non explicitement réclamée que la voie belge.

« Je me suis battue contre l'euthanasie il y a dix ans, mais depuis, j'ai changé d'avis parce que je travaille dans une institution où les soins aux personnes en fin de vie ne sont pas de qualité et où tout le monde s'en fout. » Ce témoignage émane d'une infirmière belge, pionnière des soins palliatifs, qui s'est

16. www.dossardsjaunes.be

17. Pour la France : S. Pennec, A. Monnier, S. Pontone, R. Aubry, « End-of-life medical decisions in France: a death certicate follow-up survey 5 years after the 2005 act of parliament on patients'rights and end of life », *BMC Palliat Care*, 2012, 11:25. Pour la Belgique : K. Chambaere, J. Bilsen, J. Cohen, BD. Onwuteaka-Philipsen, F. Mortie, L. Deliens, « Physician-assisted deaths under the euthanasia law in Belgium : a population-based survey », *CMAJ*, 2010, 182(9) : 895-901.

longtemps opposée à la légalisation des injections létales dans son pays. L'importance d'une visée « bientraitante » pour les patients à l'approche de la mort est sans aucun doute un point commun entre les acteurs français et belges de soins palliatifs. Néanmoins, il serait particulièrement inquiétant que les défaillances du système de santé et l'incapacité de certains professionnels à accompagner efficacement les patients justifient à elles seules la pratique d'injections létales pour accélérer la survenue de leur mort. La prééminence de la liberté individuelle ou la promotion d'une solidarité collective traduisent en fait des choix de société profondément opposés.

27

Face au vieillissement des populations

Un nouveau défi pour les soins palliatifs et l'accompagnement

Bernard Wary

L'histoire des soins palliatifs a longtemps été intimement liée, voire cantonnée à la cancérologie. L'une des spécificités du mouvement palliatif français est pourtant d'avoir été largement influencé par la gériatrie, suscitant finalement une ouverture rapide à bien d'autres spécialités, particulièrement dans le champ des maladies chroniques évolutives, mettant en jeu le pronostic vital. De par ses pathologies nombreuses et intriquées, de par la fragilité des personnes âgées en fin de vie, de par son approche globale (corps-âme-esprit), de par sa confrontation aux problèmes de communication verbale et aux troubles cognitifs et psycho-comportementaux, de par son travail en équipe pluridisciplinaire et multiprofessionnelle, de par son questionnement social, spirituel, existentiel, et éthique, la gériatrie a élargi les champs du soin palliatif et de l'accompagnement. Face au pronostic particulièrement aléatoire chez les personnes âgées en fin de vie, elle a influencé la définition des soins palliatifs, effaçant par exemple la notion initiale de « pronostic vital évalué à trois mois ». Parmi les pionniers des soins palliatifs figure ainsi plus d'un gériatre[1].

1. Parmi les gériatres qui ont été des pionniers des soins palliatifs, il faut citer notamment Renée Sebag-Lanoë, Charles-Henri Rapin, Robert Hugonot , Bernard Peter, Marilène Filbet, Jean-Marie Gomas, et l'auteur de ce texte.

De plus en plus de soins palliatifs gériatriques

Les personnes âgées en fin de vie sont de plus en plus âgées et plus en plus nombreuses. Elles forment une population très hétérogène de par leur degré d'autonomie physique, psychique et sociale comme de par leurs conditions et lieux de vie : seules ou entourées, chez elle ou en institution, autonomes ou dépendantes, etc. Les dernières données démographiques montrent un accroissement du phénomène : plus de 80 % des décès surviennent après 65 ans et ce chiffre est amené à s'accroître dans les vingt années à venir engendrant un véritable *boom* des décès. Aussi les soins palliatifs sont-ils – et seront-ils – de plus en plus gériatriques[2]. Pourtant, le double déni de la vieillesse et de la mort est encore tenace et la gériatrie, qui plus est palliative, reste paradoxalement le parent pauvre de la médecine[3].

Ceci n'est pas nouveau et a même tendance à s'aggraver. Dans les années 1980, nous avions plus de moyens en personnel que dans les unités de soins de longue durée (ULSD) et les établissements d'hébergement pour personnes âgées dépendantes (EHPAD) d'aujourd'hui. La souffrance des soignants est encore plus grande actuellement, car ceux-ci sont le plus souvent formés aux soins palliatifs, mais n'ont ni le temps, ni les moyens de les appliquer. Un scandale ! Si le problème est démographique en premier lieu, il est également économique, politique et éthique. Ce qu'affirmait déjà Renée Sebag-Lanoë il y a quinze ans – elle était alors chef de service gérontologie et soins palliatifs à l'hôpital Paul-Brousse de Villejuif (Assistance publique-Hôpitaux de Paris) – reste encore une douloureuse réalité : « Ce sont les patients les plus âgés, les plus malades et les plus fragiles qui sont les plus négligés »[4]. Souvent, cette négligence touche également leurs aidants et accompagnants naturels, eux-mêmes âgés,

2. R. Sebag-Lanoë, S. Legrain, S. Lefebvre-Chapiro, « Spécificités gériatriques des soins palliatifs », *Revue de Geriatrie*, t. 23, n°2, 1998.

3. F. Lopez-Tourres, S. Lefebvre-Chapiro, M. Guichardon, A. Burlaud, D. Feteanu, C. Trivalle, « Fin de vie et maladie d'Alzheimer : étude rétrospective dans un service de gériatrie », *Neurologie Psychiatrie Gériatrie*, 2010, 10, pp. 37-42.

4. *Op. cit.*, R. Sebag-Lanoë et *alii*, 1998.

voire dépendants ou absents. L'Observatoire de la fin de vie ne s'y est d'ailleurs pas trompé, centrant son nouveau programme (de 2013) sur le vieillissement et la fin de vie des personnes âgées. Sera-t-il entendu ?

Une philosophie de soin particulière

En gériatrie, le pronostic est une notion tout à fait aléatoire et l'expérience nous apprend à dissocier bonne santé et bonne vitalité. Le questionnement éthique est permanent. Nous, soignants, devons sans cesse naviguer à vue, rester vigilants, pour ne pas confondre la fin de vie avec son aboutissement. Celle-ci peut durer très longtemps et le « lent mourir » est fréquent en gériatrie. Il faut alors déployer des trésors de patience, d'imagination, de créativité, pour que ce temps, si long, reste bien un temps de vie, donc de relation. Si les fonctions cognitives sont altérées, les fonctions sensorielles restent un vecteur majeur de la communication. Nous pourrons toujours et au minimum parler, regarder, toucher.

Au fil du vieillissement, les personnes âgées vont accumuler pathologies et handicaps, guérisons et séquelles, plaies et cicatrices, obligeant les soignants à s'interroger constamment et à conjuguer soins curatifs et soins palliatifs dans ce concept de soins continus qui ne fige pas le prendre soin dans des protocoles rigides et dangereux car sous couvert de non-acharnement peut s'immiscer le défaut de soin.

Pour éviter de tomber dans l'acharnement ou l'abandon, il est nécessaire de travailler en équipe pluridisciplinaire et multiprofessionnelle, ce qui améliore profondément l'évaluation de la douleur, des symptômes pénibles, de la souffrance psychologique, de l'autonomie, du projet de soin et du projet de vie. L'approche collégiale, l'utilisation d'outils d'évaluation (de la douleur, des symptômes, de la qualité de vie) et d'outils d'aide à la décision éthique comme la grille de questionnement éthique de Renée Sebag-Lanoë[5], la bonne connaissance du contexte socio-

5. R. Sebag-Lanoë, C. Trivalle, « Du curatif au palliatif : 10 questions pour prendre une décision », *Gériatries*, 2002, 28 :15-18.

familial, l'observation fine des comportements du malade et de l'entourage (famille et soignants) facilitent le consensus d'équipe et l'approche continue des soins. Cela permet également de respecter l'autonomie au sens étymologique du terme (régi par ses propres règles) de la personne âgée, La loi du 22 avril 2005 dite loi Leonetti, relative aux droits des malades et à la fin de vie, a largement contribué à officialiser cette reconnaissance du droit à l'autonomie, en donnant un cadre légal à la non-obstination déraisonnable[6].

Des traitements prudents, mais pas frileux !

La fragilité des personnes âgées (surtout lorsqu'elles sont en fin de vie) a bon dos. Si la prudence est de règle, elle n'exclut en rien le recours aux traitements classiques utilisés chez l'adulte, à condition de tenir compte des modifications pharmacologiques liées au vieillissement. Celles-ci sont bien connues des gériatres, mais pas toujours des autres médecins ayant en charge des personnes âgées. Ces incompétences engendrent des surdosages et des effets iatrogènes qui, finalement, ne font que renforcer les préjugés, par exemple sur les morphiniques. Rappelons brièvement ce que sont ces modifications : diminution de la masse maigre, augmentation de la masse grasse, diminution des clearances rénales et hépatiques, augmentation de la perméabilité de la barrière hémato-encéphalique. Il faut y rajouter que l'on doit souvent faire face dans le même temps à une polypathologie, une dénutrition, une polymédicamentation, voire une automédication. Pourtant, en respectant l'adage *start low and go slow*, en privilégiant la tolérance et l'observance sur l'efficacité (au moins dans un premier temps), en utilisant des médicaments à durée de vie courte, un traitement personnalisé peut être proposé, accepté et réévalué. Cette manière gériatrique de procéder trouve également son intérêt dans la prise en charge de tout malade en fin de vie, quel que soit son âge.

6. F. Blanchard SFGG, « La fin de vie des personnes âgées : à propos de la révision de la loi Leonetti », *La revue de Gériatrie*, t. 38, n°2, février 2013, pp. 81-92.

Il est important d'avoir toujours présent à l'esprit par ailleurs qu'une polypathologie et des troubles fréquents de la communication verbale engendrent des tableaux cliniques trompeurs et posent des problèmes d'évaluation, de la douleur en particulier. Il faut ainsi se méfier des 3 D de la gériatrie : Douleur et dépression sont souvent masquées, notamment par la démence et sont par conséquent sous-évaluées et sous-traitées. Rien n'empêche d'être dément, douloureux et dépressif ! L'évaluation collégiale, les échelles d'hétéro-évaluation et le test thérapeutique sont ainsi des outils précieux pour tenter de faire la part des choses[7]. Autre défi lancé par la gériatrie palliative, les 3 zéros : zéro douleur, zéro sonde ou cathéter inutile, zéro contention malveillante.

Des douleurs fréquentes et sous-évaluées

Pédiatres (dans les années 1980), puis gériatres (dans les années 1990) sont à l'origine de l'évaluation de la douleur chez les personnes dites non communicantes. Nous pouvons rendre hommage aux travaux précurseurs du collectif Doloplus qui a abouti à la première échelle d'hétéro-évaluation de la douleur chez les personnes âgées. Créée en 1992, cette échelle qui permet d'évaluer la douleur d'une personne ne pouvant pas communiquer, est validée en 1999[8]. La prise en charge de la douleur de la personne âgée progresse encore ces dernières années, mais l'évaluation systématique de ce symptôme pourtant si fréquent n'est pas acquise. Pourtant, la prévalence de la douleur des personnes âgées en fin de vie atteint 80 % et davantage encore lorsque celles-ci sont atteintes de démence. Il persiste des préjugés et des réticences alors que nous disposons, outre Doloplus, d'outils d'auto- et d'hétéro-évaluation performants et validés : échelle verbale simple (EVS), échelle comportementale pour personnes âgées (ECPA) et échelle d'évaluation comportementale de la

7. T. Hadjistavropoulos, K. Herr, D. Turk and Col., « An interdisciplinary expert consensus statement on assessment of pain in olderpersons », *Clin J Pain*, Vol.23, n°1, Supplement S1-43, January 2007.

8. B. Wary, JF. Villard, « Spécificités de l'évaluation de la douleur chez les personnes âgées », *PsycholNeuroPsychiatr Vieil*, vol. 4, n°3, sept. 2006, pp.171-178.

douleur aiguë chez la personne âgée (ALGOPLUS) ou encore échelle *Pain Assessment Checklist for Senior with Limited Ability to Communicate* (PACSLAC).

Ces échelles permettent d'aborder les différentes situations et d'évaluer les douleurs aigues, les douleurs récurrentes et les douleurs chroniques, si fréquentes en gériatrie. Elles permettent de passer de la conviction à la preuve, de la subjectivité à l'objectivité, en travaillant notamment son seuil de tolérance à la douleur. La notion de seuil de douleur à atteindre pour que la douleur soit effectivement prise en compte nous questionne, en particulier sur la crédibilité accordée aux personnes âgées démentes surtout si elles sont en fin de vie.

Une communication non pas impossible, mais différente

Les personnes âgées ne pouvant s'auto-évaluer sont encore trop souvent victimes d'un défaut d'évaluation qui risque fort d'engendrer un défaut de soin et les gériatres ont très vite tiré la sonnette d'alarme[9]. Ils ont validé des outils d'hétéro-évaluation, mais ce risque est finalement le même chez toute personne ne pouvant s'auto-évaluer: jeune enfant, malades psychiatriques, comateux, polyhandicapés, déments, etc.

Dans une société du paraître et de la performance, la fin de vie, et qui plus est la fin de vie d'une personne âgée, est vite assimilée à l'accumulation de pertes, l'involution, la dégradation, la déchéance. Quand la communication verbale fait défaut – nous parlons alors d'incommunicabilité quand, en réalité, c'est nous qui nous excluons de la relation –, il fait faire appel aux autres possibilités non verbales. Il est vrai qu'elles nous demandent un effort et un engagement relationnel et que l'on estime l'un et l'autre estimé trop coûteux. Notre habitude à juger sur les apparences nous amène à considérer ce temps de vie trop long et dénué de sens. Mais qui peut estimer la valeur de ce temps

9. M. Michel, PY. Malo, P. Jouanny, « Démence et fin de vie », *Revue de Gériatrie*, numéro hors série du 23e congrès international de la Société de psychogériatrie de langue française, Limoges, 19-21 septembre 2007, pp. 72-81.

donné ? Les « coups de burin » de la vie font perdre beaucoup de matière à la masse de pierre informe. En devenant statue, ne prend-elle pourtant pas toute sa valeur ?

***

Toute vie est unique et nous ne sommes tous que des êtres en devenir, en construction, jusqu'à notre dernier souffle. Échapper à la simulation réciproque, au fatalisme, communiquer jusqu'au dernier souffle, c'est répondre aux tentations d'euthanasie, mais également au défaut de soin. Or, nous pouvons toujours communiquer et les soignants en gériatrie et en soins palliatifs savent depuis longtemps développer de nombreuses approches non médicamenteuses. Il va de soi que ces techniques ne sont pas à opposer aux soins classiques et médicamenteux, mais qu'il faut au contraire les conjuguer à un même temps. Elles ont non seulement un intérêt pour les malades, mais elles sont à l'évidence bénéfiques également aux soignants (qui rentrent alors concrètement dans le *care*, le prendre soin) et aux familles dont le parent âgé, dément et en fin de vie, reste bel et bien une personne dont on prend soin. Nous pouvons offrir ces approches non médicamenteuses également aux familles qui font partie intégrante de notre projet de soin. C'est une réponse concrète pour « habiter ce lent mourir » dont les accompagnants souffrent bien davantage que les patients. Mais de quoi parlons-nous exactement ? Les approches non médicamenteuses sont nombreuses et diverses. Il peut s'agir d'entretiens avec tous les soignants, les bénévoles et plus spécifiquement avec un ou une psychologue, de toucher relationnel, d'hypnose, de sophrologie, de musicothérapie et d'art-thérapie, de méditation, de concerts et plus largement de fêtes. Voilà quelques exemples que nous nous offrons et que nous pouvons offrir aux autres. Attention cependant de ne pas tomber dans l'activisme ou l'acharnement relationnel !

La perspective de la mort fait du vieillir et du mourir un vivre particulièrement intense, tant pour les personnes âgées en fin de vie que pour leur entourage, famille et soignants inclus. Si la gériatrie a élargi les champs d'application des soins palliatifs lors de leur développement en France, elle sera très probablement demain un nouveau défi pour les soins palliatifs et l'accompagnement, de par son poids démographique, économique, politique et éthique. Notre société saura-t-elle enfin se défaire du double déni de la vieillesse et de la mort ? Saura-t-elle définitivement écarter la tentation euthanasique ? Soyons conscients que c'est aujourd'hui que tout se joue déjà.

28

Soins palliatifs, douleur et sociologie

Plaidoyer en faveur d'une autre enquête

Isabelle Baszanger

Le paysage des soins palliatifs en France aujourd'hui est assez confus et sa géographie complexe. On les trouve dispensés, selon des modalités diverses, ici ou là, à hôpital dans des unités de soins palliatifs, dans des services de certaines disciplines (oncologie, neurologie, réanimation, gérontologie, etc.) ou encore en tant que lits dédiés. Ils s'adressent à l'ensemble d'un établissement hospitalier, dans des équipes mobiles de douleur et/ou soins palliatifs ou encore dans des départements de soins de support (lesquels peuvent avoir, selon les lieux, des noms fort différents). Ils existent aussi à l'extérieur de l'hôpital, dans des établissements privés spécialisés, des établissements pour personnes âgées, ou encore au domicile des patients, et, de plus en plus, dans des réseaux de soins. Leurs équipes sont loin d'être uniformes mais elles mêlent toujours des professionnels d'origines diverses, médecins, infirmières, aides soignantes, psychologues... Ces professionnels ne sont pas tous nécessairement dotés du même degré de qualification dans leur branche respective.

Délier soins palliatifs et temps de la mort

Les variations dans la composition et les compétences des équipes ont à voir, en partie, avec les lieux d'exercice et les types de malades concernés. Un point encore vient renforcer cette impression de confusion : le moment de leur intervention qui est en discussion. Au cours d'une maladie, doivent-ils intervenir tardivement en aval des prises en charge antérieures – qu'elles aient été à visée thérapeutique ou de contrôle au long cours d'une maladie chronique –, c'est-à-dire en phase tout à fait terminale et alors, selon les lieux, sous condition de temps pour accéder à une hospitalisation spécialisée ? Doivent-ils intervenir beaucoup plus tôt, comme certains le revendiquent, en amont des phases terminales, éventuellement jusque dans des consultations d'annonce diagnostique, la prise en charge palliative commençant alors dès les premiers jours de la trajectoire d'une maladie grave même si cette maladie, à ce moment-là au moins, n'est pas inéluctablement mortelle – qu'on pense à un premier diagnostic de cancer et plus encore à un diagnostic de précancer ? Cette tendance à délier soins palliatifs et temps de la mort est bien soulignée par la notion de « culture palliative » qui irriguerait toute la médecine, à l'exception peut-être d'une potentielle spécialité de médecine palliative que certains appellent de leurs vœux et qui elle agirait comme agent de diffusion. Les réponses qui seront apportées à ces interrogations façonneront l'avenir des soins palliatifs et la définition du mandat que la société voudra leur donner.

En un sens, depuis leurs débuts, pour le grand public mais pas seulement pour lui, la donne s'est compliquée. Il semble qu'on soit passé d'une perception relativement claire des soins palliatifs (même si, initialement, elle pouvait être négative) à une vision plus contrastée voire brouillée, mêlant la reconnaissance de leur souci du confort, de l'écoute et de la prise en charge « globale » des malades, à l'imminence de la mort qu'ils annoncent. C'est d'ailleurs sans doute dans cette vision mêlée que s'enracinent bien des contradictions relevées régulièrement dans les sondages d'opinion. Au-delà du questionnement sur le temps de leur intervention, l'actualité soutenue autour d'un hypothétique droit à la mort, de la sédation palliative et de l'euthanasie est venue en un sens à nouveau braquer les projecteurs sur les soins palliatifs et en particulier sur la douleur et la souffrance à la fin de la vie qu'ils seraient à même de soulager.

Du temps des pionniers et de l'invisibilité…

Avec ces évolutions, on est bien loin – et il faut s'en réjouir – des prémices de l'histoire des soins palliatifs en France lorsque dans la pratique quotidienne, les pionniers (quelques médecins et infirmières) essayaient, initialement dans l'ignorance les uns des autres, de changer la prise en charge de la douleur et l'approche de la fin de vie. Pour ces précurseurs, l'objectif était d'abord de s'attaquer à la douleur en cherchant des voies nouvelles de soulagement. En effet, face aux douleurs dévastatrices souvent provoquées par des récidives de tumeurs cancéreuses, peu de molécules étaient alors disponibles, les antalgiques majeurs restaient trop souvent enfermés dans les pharmacies centrales et le contrôle de certaines douleurs intolérables apparaissait impossible en dehors de la déconnexion. Les médecins bricolaient, ils marchandaient aussi pour tenter d'arracher des préparations mélangeant de la morphine et du sirop alcoolisé. Chacun, dans des contextes locaux guère favorables, tentait d'adapter à sa pratique l'expérience du contrôle de la douleur pratiqué au St Christopher's Hospice telle que le père Verspieren la relatait dans de nombreux articles[1]. Ces écrits, avec d'autres, ont favorisé l'émergence d'un petit groupe de médecins, infirmières, bénévoles, travailleurs sociaux, religieux qui souhaitaient mettre en commun et discuter leurs expériences et réflexions isolées. Il s'agissait alors d'apprendre et certaines formations s'organisaient autour du Centre Laennec en particulier. Un corpus de connaissances, savoir-faire et techniques transmissibles se constituait. Il n'existait toutefois, pas encore de milieu professionnel proprement dit, même si certaines réalisations voyaient le jour (en clinique privée, en médecine de ville, en gérontologie). C'était le temps de l'invisibilité.

… au passage à la lumière

Le passage graduel à la lumière est beaucoup mieux connu. L'histoire officielle car issue du milieu lui-même, nous offre

1. Voir p. 73.

toute une palette de récits et d'analyses de l'émergence des soins palliatifs. Ces mises en récit, dont on connaît l'importance sociologique dans la constitution d'un groupe professionnel, montrent le travail interne de personnes diverses pour assurer peu à peu cohésion et identité autour d'un objet commun, en l'espèce : soigner et accompagner jusqu'au bout. Comme en écho à ce travail, et en soulignant l'enjeu social très au-delà de l'enjeu professionnel, on a vu très tôt apparaître des publications issues des sciences sociales. Les premières d'entre elles participaient à ce mouvement en même temps qu'elles en étaient des manifestations[2] Pour ne parler que de la France, accompagnant en quelque sorte la lente professionnalisation des soins palliatifs, les textes de sciences sociales se sont multipliés. La plupart d'entre eux, suivant souvent assez fidèlement la périodisation fixée par l'histoire officielle, ont centré leur analyse et le plus souvent leur critique autour du versant médical des soins palliatifs et des problématiques sociologiques classiques de médicalisation de la mort avec ses professionnels et ses institutions, de contrôle social et d'émergence d'un modèle de soins parallèles ainsi que son inscription dans le système de santé français. Ce faisant, ils ont le plus souvent éludé une analyse qui embrasserait plus avant l'histoire large des soins palliatifs avec son double mouvement initial, peu visible mais crucial, *dans et hors* la médecine qui constitue une des marques de leur histoire. Ce point est pourtant important car comment comprendre certaines des tensions actuelles qui agitent ce milieu en particulier autour de l'idée d'une médecine palliative sans les référer à ce double mouvement et à la philosophie qu'il portait. Dans l'institutionnalisation d'une médecine palliative une grande part de ce qui se situe à l'extérieur de la médecine, à ses marges risque en effet, et à la grande crainte de certains acteurs du mouvement, d'être marginalisée. Qu'il s'agisse par exemple de la coopération étroite avec des associations de bénévoles ou

2. On peut se référer par exemple à G. Gorer, *Death, grief, and mourning*, New York, Doubleday, 1965 (trad. française *Ni pleurs ni couronnes, précédé de Pornographie de la mort*, Paris, EPLEL, 1995) ; ou encore à B. Glaser et A. Strauss, *The discovery of grounded theory*, Chicago, Aldine, 1967.

encore de l'inscription dans la cité entre autres par la coprésence de générations différentes dans un même lieu comme elle a été pensée au Royaume-Uni, dans le projet des hospices tel que le St Christopher.

Relever la tête du guidon

Je plaide ici pour beaucoup plus qu'un additif à la connaissance socio-historique des soins palliatifs et de leur mouvement en France. Je plaide pour une autre enquête qui, à ma connaissance, n'a pas été faite. Elle permettrait, c'est mon hypothèse, de faire face mieux armé à la situation complexe des soins palliatifs aujourd'hui. Je n'ai pas vécu, loin s'en faut, l'émergence des soins palliatifs en France même si je l'ai suivie avec un intérêt aussi vif qu'interrogateur. Je voudrais néanmoins saisir l'occasion de cet ouvrage, pour stimuler une réflexion qui nous inciterait à changer de focale, ou pour le dire familièrement : à relever la tête du guidon. Sans que je sache trop qui est ce nous ou, peut-être plus justement, sans savoir tout à fait à quel titre je pourrais bien en faire partie.

Sociologue de la médecine, j'ai voulu dès mes débuts travailler sur la douleur. Sans en être tout à fait consciente, je me suis trouvé embarquée à travailler à/dans une histoire fortement prescrite par la date même du début de ma recherche (1983). Certains choix faits avaient en effet déjà dessiné, même mal, la route de deux groupes, deux micromondes, celui des soins palliatifs et celui de la douleur. Ces deux groupes en France poursuivaient séparément leur travail pour se fédérer sur le plan professionnel, institutionnel, médical et conceptuel. Ils le faisaient respectivement en référence à au moins un leader charismatique dominant respectivement leur champ, le docteur Cicely Saunders et le docteur John Bonica[3], dont ils étaient chacun, occupés à traduire les principes et l'action pour les professionnels français. Chacun alors avançait lentement, au

3. Anesthésiste américain, le docteur John Bonica (1917-1994) a, le premier, défini au lendemain de la seconde mondiale, une approche clinique spécifique de la douleur – et plus particulièrement des douleurs rebelles – pour combler une carence manifeste du système de soins.

gré des difficultés, dans la construction d'un récit qui lui fût propre, retraçant ses débuts, le passage des zones d'ombre de la médecine aux premiers pas dans la lumière.

Pour une histoire conjointe des soins palliatifs et de la douleur

Je voudrais suggérer ici que le travail qui reste à faire est une histoire conjointe des soins palliatifs et de la douleur qui, seule sans doute, nous permettrait d'appréhender l'arborescence touffue d'un univers qu'on sait mal nommer, faute peut-être d'en saisir les origines entrecroisées et le sens général. Les débuts des soins palliatifs, on le sait, sont liés au cancer. On sait moins cependant que John Bonica, dans son ouvrage fondateur d'une médecine de la douleur[4], consacre une section de plus de quatre-vingts pages aux douleurs du cancer. Cet ouvrage fut publié en 1953, précédant donc la première publication de Cicely Saunders de quatre ans. Inversement, comment rendre compte sans mêler ces deux histoires du fait qu'en France, bien avant l'autonomisation de ces deux groupes, une possibilité d'ouvrir un lieu qui mêlerait prise en charge de la douleur chronique et accompagnement des malades en fin de vie ait existé ? En effet, le général de Gaulle en avait fait la proposition à Jean Lassner, médecin anesthésiste, compagnon de la Libération, qui la déclina et fonda plus tard une des premières consultations de la douleur. Les douleurs du cancer, et c'est important de le souligner, sont un des carrefours où toutes ces entreprises spécifiques s'entre-croisent, entre autres, pour des raisons physiologiques (elles n'interviennent pas seulement en fin de vie) mais aussi en termes de choix raisonnés faits par certaines institutions médicales et par les pouvoirs publics. Ainsi, nombre de centres de lutte contre le cancer ne pouvaient entendre parler, au moins officiellement, de soins palliatifs et avaient développé en revanche des consultations de la douleur dont certaines faisaient des soins palliatifs. C'est d'ailleurs en partie dans cette surdité structurelle que s'y

4. J. Bonica, *The management of pain*, Philadelphia, London, Lea and Febiger, 1953.

est développée plus récemment une nouvelle modalité de prise en charge de la douleur et de la fin de vie, les soins de support. La carrière, au sens sociologique du terme, de bien des médecins, jeunes et moins jeunes, fortement motivés par le soulagement des malades peut se lire dans ces entrelacs : certains sont entrés dans cet univers plus spécifiquement *via* la douleur, d'autres *via* la mort, d'autres sont passés de l'une à l'autre ou encore gardent un pied dans chaque domaine. La formation est un autre exemple de ces entrecroisements : suivant à peu près le même calendrier initial, l'enseignement s'est organisé sous des formes séparées pour aujourd'hui se rejoindre dans un unique nouveau diplôme, les diplômes d'études spécialisées complémentaires ou DESC.

***

Une histoire conjointe offrirait une voie originale pour interroger certaines des profondes transformations engagées au tournant de la seconde guerre mondiale entre médecine et société, dont les rapports à la douleur et à la mort sont, parmi bien d'autres choses, à la fois et de façon entremêlée, causes et conséquences. Ces transformations sont devenues plus visibles au tournant des années 1980, mais je crois que l'histoire tant des soins palliatifs que de la douleur constitue un laboratoire où observer comment ont été et sont encore travaillés à nouveaux frais les liens avec ce que les historiens ont défini comme le modèle de la médecine biographique ou au lit du malade, modèle dans lequel il n'y a pas de séparation profonde entre le corps et l'esprit. Que ce soit avec la création de l'entité nouvelle douleur chronique à travers laquelle s'est construite la médecine de la douleur ou le concept de *total pain* dont il n'est pas besoin ici de rappeler le rôle fondateur pour les soins palliatifs, c'est d'abord le ressenti des malades et leurs paroles qui ouvrent l'espace du travail médical[5]. Pour le dire autrement : les symptômes constituent le premier espace de ce travail. Des symptômes qui, pour autant, ne retrouvent pas le statut qui était le leur dans le

5. I. Baszanger, *Douleur et médecine, la fin d'un oubli*, Seuil, Paris, 1995.

paradigme de la spécificité (un symptôme/une cause) fondant la médecine scientifique et ses prolongements dans la biomédecine, mais qui appellent dans ce cadre une façon renouvelée de penser les personnes malades et nouer des relations avec elles.

Dans ce paysage confus d'aujourd'hui ne se joue-t-il pas, bien au-delà d'aménagements conjoncturels, une reconfiguration de certains objectifs de la médecine clinique contemporaine, en particulier dans ses rapports à la guérison ? Ces derniers peut-être éclairent comment le souci de la douleur et de la souffrance a été depuis le milieu du siècle précédent aussi distribué, pénétrant la médecine par des interstices différents. Une reconfiguration qui, avec la participation des malades, éloignée des soubresauts médiatiques et des dichotomies obsolètes qui enferment nos capacités d'imagination et d'action, travaillerait à démontrer dans la pratique quotidienne que rien ne s'oppose au plan des connaissances à inscrire la lutte contre toutes les douleurs et l'accompagnement de la mort au cœur de la médecine scientifique la plus performante, bien au contraire.

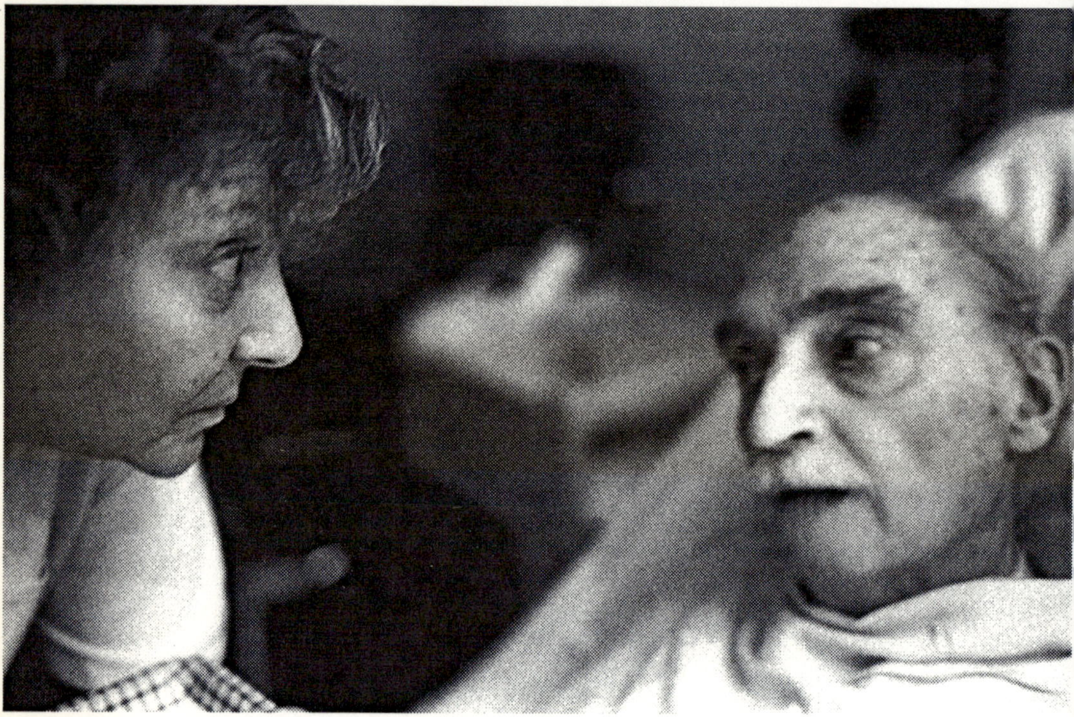

QUATRIÈME PARTIE

DANS UN MÊME ÉLAN, LA NÉCESSAIRE MOBILISATION DE TOUS

29

À l'USP de l'hôpital Paul-Brousse

Une collaboration exemplaire entre les soignants

Marie-Jeanne Dien

À la fin des années 1980, nous sommes seulement quelques pionniers en matière de prise en charge des personnes âgées en fin de vie en institution et en soins palliatifs. Nous sommes un peu marginalisés au sein même des hôpitaux où nous exerçons. La mort est toujours vécue comme un échec par la plupart des médecins et il paraît étrange de vouloir accompagner cette période de la vie des malades comme un moment important et même de l'intégrer à la prise en charge de ces patients par l'équipe soignante. La création de l'unité de soins palliatifs à l'hôpital Paul-Brousse (Assistance-Publique-Hôpitaux de Paris, Villejuif, Val-de-Marne) qui voit une collaboration exemplaire entre médecins, infirmiers et infirmières, est pour beaucoup dans le changement des mentalités.

Il faut en effet dire qu'à cette époque, la réflexion sur l'accompagnement des patients âgés et la fin de vie est déjà avancée dans plusieurs services de gérontologie en France et en particulier dans celui où j'exerce depuis le début des années 1980, celui du docteur René Sebag-Lanoë à Paul-Brousse justement. Le personnel est sensibilisé à l'attention portée au confort des malades, tant sur le plan physique que psychique, et l'accompagnement des familles fait partie de cette prise en charge. Je travaille dans ce service. L'accent est mis sur le refus de tout acharnement thérapeutique, le soulagement de la douleur et le confort des patients au quotidien.

Sensibilisée à l'émergence de cette nouvelle pratique, l'équipe de direction de l'hôpital porte un intérêt particulier à sa mise en œuvre au sein de l'établissement, en continuité avec la réflexion et le travail déjà entrepris au sein du service du docteur Sebag-Lanoë. Elle prend la décision d'ouvrir ce qui est la première unité de soins palliatifs de l'Assistance publique-Hôpitaux de Paris (AP-HP).

Se connaître, se reconnaître et changer les pratiques

À partir du mois d'octobre 1989, une partie de l'équipe médicale prend ses fonctions afin de préparer cette ouverture. Le docteur Michèle-H. Salamagne, médecin responsable, assistée d'autres médecins, d'une psychologue et de moi-même qui suis alors détachée du service de gérontologie, faisons connaissance et commençons à réfléchir à la manière d'organiser cette nouvelle structure. Nous découvrons tout d'abord le résultat des travaux d'aménagements des locaux confiés à une équipe d'architectes lauréats du concours ouvert par l'AP-HP. Leur vision du lieu où des malades viendront finir leur vie ne correspond en rien à l'image que nous en avons. Murs en béton brut, grandes surfaces en verre dépoli en façade, grand tableau en bois sur le mur face au lit… c'est un lieu sans chaleur, sans… vie. Nous décidons d'y remédier par des aménagements et des éléments de décoration afin d'adoucir la rigueur des locaux. L'espace de vie réservé aux familles est un peu plus chaleureux mais il n'existe pas d'endroit clos où s'isoler. C'est une difficulté que nous saurons pourtant surmonter.

Du côté du personnel soignant, nous sommes autorisés à recruter quatorze infirmières et infirmiers et huit aides soignants afin d'assurer un roulement sur vingt-quatre heures. Cela nous paraît correct pour permettre une prise en charge adaptée aux exigences de soins d'une unité de soins palliatifs, mais c'est beaucoup en comparaison de ce qui est généralement accordé et nous sommes jalousés par les autres services de l'établissement. Après avoir élaboré une fiche de poste et un questionnaire en vue du recrutement, le docteur Salamagne et moi-même recevons les candidats infirmiers et aides-soignants. Parmi les critères de sélection, nous exigeons une expérience professionnelle d'au moins trois ans, la maîtrise dans la réalisation pratique des soins techniques afin qu'elle ne soit pas un frein à l'approche relationnelle et l'appréciation et l'approfondissement pour chaque candidat des motivations qui les guident. Ils évoquent souvent l'envie de « réparer » ce qu'ils ont vécu lors de situations difficiles ou le sentiment de malades « abandonnés », parfois même l'expérience de prescription létale. Ils sont tous animés du désir de changer et d'améliorer leur pratique en privilégiant le côté relationnel du soin.

Parallèlement, nous élaborons un programme de formation qui vise à bien définir le sens des soins palliatifs et la prise en charge des malades et de leur entourage, mais aussi le fonctionnement d'équipe tel qu'il nous semble le mieux adapté à la spécificité du service.

La confiance s'installe, la cohésion se fait

Tout le mois de janvier 1990 est consacré à un temps d'échanges et de découverte : connaissance des uns et des autres, échange d'idées et présentation du rôle du psychanalyste qui assure les groupes de paroles hebdomadaires afin que chacun puisse se protéger des difficultés et de la souffrance que risque d'induire la prise en charge en soins palliatifs. Il faut également aider chaque membre de l'équipe à arriver à faire sa place et trouver la bonne distance entre le malade, la famille et les autres soignants, se méfier de la projection et du surinvestissement, éviter de prendre des décisions individuelles sans en référer à l'équipe. Cette période, vécue en dehors du lieu de soins, réunit tous les membres de l'équipe pluridisciplinaire qui vient d'être constituée. Ce temps de rencontres se vit sans barrières hiérarchiques et chacun peut s'exprimer librement. La confiance commence à s'installer car les attentes sont fortes. C'est le début d'une aventure ou chacun inaugure une nouvelle approche sur un pied d'égalité. Nous faisons chacun état de nos espoirs et de nos craintes. L'aventure cependant n'en est qu'à son début et la cohésion ne se fait qu'au fil du temps. Quand il faut instituer de nouveaux modes de relation, on ne change pas les habitudes antérieures aussi rapidement !

Nous installons, tous ensemble, le mobilier dans l'unité et préparons ainsi l'arrivée des premiers patients qui a lieu le 12 février 1990. L'organisation de la vie d'équipe se fait autour de rencontres biquotidiennes entre tous les professionnels présents. Il est important que tous puissent partager les mêmes informations et participer aux décisions. Le matin, autour d'un café, l'infirmière qui fait la transmission avec ses collègues de nuit relate, pour chaque patient, les événements survenus depuis la veille. Nous discutons pour chacun de ce qu'il convient de mettre en place ou de modifier dans la prise en charge. La parole de chaque membre de l'équipe est écoutée avec autant d'intérêt que ce soit l'infirmière, l'aide-soignante, l'agent hospitalier ou le médecin. Nous sommes tous conscients que le malade ne se livre pas de la même manière en fonction de son interlocuteur. L'après-midi, nous faisons le bilan de la matinée avec le même souci des malades et des familles. Nous avons également des réunions mensuelles avec l'équipe de nuit.

Le dossier patient informatisé, une innovation essentielle

L'évaluation de nos prises en charge et du ressenti de chacun des membres de l'équipe nous permet d'avancer ensemble et d'améliorer, autant que possible, la qualité des soins en donnant priorité au soulagement de la douleur et au confort global du patient afin de répondre aux besoins physiques, psychiques et relationnels des patients ainsi qu'à ceux de leur entourage. Dans ces temps de partage, il nous arrive d'aborder le comportement des uns ou des autres face à une situation particulière qui peut provoquer une tension dans l'équipe et remettre en cause le projet commun. Il en est ainsi, par exemple, quand une infirmière s'approprie un patient au détriment de ses collègues, quand un médecin modifie la prescription d'un de ses confrères, quand un membre de l'équipe entretient des relations avec une famille en dehors de l'unité, etc. Il n'est pas toujours nécessaire d'attendre le groupe de paroles pour aborder ces sujets même s'il est parfois important de les reprendre avec le psychanalyste.

Un autre facteur contribue à modifier les relations médecins-soignants : la mise en place du dossier informatisé du patient. Nous sommes d'emblée dotés d'ordinateurs dans tous les bureaux. Pour certains, c'est une découverte, alors que d'autres font profiter l'équipe de leur expertise sans distinction de grades ou d'appartenance professionnelle. Je me souviens ainsi de cette aide-soignante qui, ayant fait du secrétariat, aide efficacement ceux qui maîtrisent difficilement le clavier !

Avec l'accord de la Commission nationale de l'informatique et des libertés (CNIL), un logiciel est mis en place pour créer le dossier patient commun à l'ensemble des membres de l'équipe et ouvert à tous. Sous réserve d'avoir les codes d'accès réservés au seul personnel de l'unité, chacun peut ainsi lire les informations mais il ne peut écrire que dans la partie transmission de son domaine. Le dossier est construit à partir des remarques de chaque professionnel (médecins, infirmiers, aides-soignants, psychologue, etc.) en fonction de ce que chacun désire dire de sa pratique et de ce qui lui semble important à connaître de la pratique de ses collègues. Ce travail en commun renforce la confiance entre les membres de l'unité et le travail en équipe.

Le temps de la maturité

Malgré ce temps de préparation, assez innovant pour nous habituer au travail en milieu hospitalier, nous rencontrons des obstacles. Le fonctionnement pluridisciplinaire qui privilégie la parole de chacun et la capacité de se remettre en cause lorsque cela est nécessaire, nous permet de les surmonter. Nous avons à faire face aux embûches évoquées durant la période de mise en commun : le surinvestissement de certains soignants, le chevauchement de rôle ou de fonction, l'acharnement relationnel qui fait que les malades sont peu souvent laissés seuls avec leurs proches, la rivalité entre soignants avec des préférences menant à s'occuper davantage de certains patients, etc. Dans la gestion des moments de crise, le rôle du psychanalyste est primordial. Il nous faut, en réalité, trouver la bonne distance professionnelle indispensable à notre activité qui s'inscrit dans la durée et la répétition afin d'être efficaces tout en nous préservant.

Nous sommes également amenés à revoir les limites du partage d'informations. En effet, il nous apparaît très vite que certaines confidences de malades ne doivent pas être relatées à l'ensemble de l'équipe car elles peuvent provoquer des réactions de rejet du malade lui-même ou d'un membre de son entourage.

Nous vivons quelques moments de crise qui amènent certains soignants à quitter l'unité. Curieusement, l'une de ces crises remet en cause le fonctionnement de la hiérarchie : certains membres de l'équipe reprochent le manque de cohésion entre les responsables de l'unité. Il faut de longues discussions et un rappel des principes fondamentaux qui ont présidé à la création de l'USP, pour ramener le calme et la sérénité indispensables au bon fonctionnement du service. Ceux qui restent, repensent l'organisation des premiers temps. Cela débouche sur une structure beaucoup plus solide et clairvoyante où les nouveaux venus peuvent se faire une place.

Nous recevons en permanence des stagiaires à qui il faut laisser une place dans l'équipe sans les impliquer dans nos différends. C'est une difficulté supplémentaire dans la bonne marche de l'unité, mais nous la prenons en compte et la surmontons sans remettre en question notre travail de formation et d'enseignement qui s'est largement développé au fil du temps. En plus de l'accueil de nombreux stagiaires, nous assurons des interventions auprès des élèves infirmiers, des étudiants du diplôme universitaire de soins palliatifs, etc. Nous participons aussi aux actions de sensibilisation aux soins palliatifs organisées par la formation continue. Toutes ces activités mobilisent, indistinctement, tous les membres de l'équipe qui participent et interviennent, nombreux, aux congrès de la Société française d'accompagnement et de soins palliatifs (SFAP). Un temps fort et un agréable moment de convivialité où nous profitons tout à la fois du plaisir de représenter l'unité et de parler de son fonctionnement.

***

Il nous faut cependant trouver des espaces de détente sans perdre de vue l'objectif de notre mission. Toutes les occasions de nous réunir autour d'un événement heureux sont les bienvenus. Ainsi, quand je propose à tous une formation autour du toucher-massage animée par le kinésithérapeute, Joël Savatofski, tous les membres de l'équipe adhèrent immédiatement à ce projet qui se déroule en deux temps et par demi-équipe. Cette formation qui est aussi bénéfique pour les soignants que pour les patients est un moment assez exceptionnel de la vie hospitalière. Pour les infirmières, les aides-soignantes et les médecins, les exercices de massage réciproque ne sont pas habituels ! Nous faisons tous ensemble l'expérience de la décontraction et du bien-être et cela contribue au renforcement de l'équipe.

Cette expérience, unique, nous amène à prendre conscience de l'importance de se remettre en cause. C'est important tout autant pour les patients que pour nous-mêmes et permet de mieux travailler dans le respect, la confiance et l'écoute. Malgré les réticences du début, notre expérience porte ses fruits au sein même de l'hôpital. Progressivement, notre équipe est appelée dans d'autres services par des soignants qui sont venus en stage à l'unité. L'infirmière générale nous sollicite pour mettre en place des journées de formation destinées au personnel soignant de l'hôpital. C'est aussi cela la réussite de la création de l'USP de l'hôpital Paul-Brousse, de cette nouvelle approche de la fin de vie. Fort heureusement, ce modèle de prise en charge s'est développé un peu partout en France. Espérons qu'il sera sans cesse amélioré et que, progressivement, les pratiques que nous avons initiées dans la prise en charge des personnes en fin de vie seront enseignées et participeront à une meilleure prise en charge globale des soins.

30

Prendre soin

Les acteurs des soins infirmiers dans l'essor des soins palliatifs

Martine Nectoux

Choisir la profession infirmière ne prédestine pas, *a priori*, à une longue carrière dans le milieu des soins palliatifs. La formation initiale, à la fois dense en connaissances médicales et en apprentissages techniques, pointe pourtant une part d'ombre. Intuitivement, Je m'interroge sur l'essence même du soin. Je perçois de manière subjective que l'infirmière possède un art à développer dans son champ autonome d'exercice professionnel. Nous sommes alors au début des années 1980 et de manière sans doute un peu insolente, j'intitule mon mémoire de fin d'études : « Infirmière aux mains nues. »

Derrière ce titre, obscur, se profilent au moins trois questions fondamentales : quelle est la mission de l'infirmière dès qu'elle sort de son rôle délégué par le médecin ? Est-elle totalement démunie alors qu'elle pourrait avoir une place prépondérante auprès des plus vulnérables ? Comment pourrait-elle véritablement prendre soin de cet Autre éprouvé par la maladie, le handicap, la dépendance et trop souvent en grande souffrance ? Difficile lorsque l'on est une jeune professionnelle de répondre à ces questions, et pourtant !

S'engager dans un prendre soin rigoureux

Dans les dernières semaines de mon cursus initial, j'ai la chance de rencontrer des infirmières cliniciennes nous venant tout droit du Québec. C'est une révélation. Au-delà de leur accent délicieux et de la chaleur humaine qu'elles dégagent, je découvre toute la profondeur de leur engagement dans un prendre soin rigoureux. Or, pour avancer dans nos parcours de vie, nous savons combien nous avons besoin de modèles d'identification et ce premier déclic vient éclairer mon chemin professionnel. Sans hésiter, je m'engage dans une formation complémentaire, totalement nouvelle en France et bien loin d'être reconnue officiellement : la formation d'infirmière clinicienne.

Consciente de ma fragilité face aux grands malades et accompagnée d'une soif d'apprendre, j'entre de plain-pied dans un laboratoire où j'explore toute la dimension du rôle propre infirmier, qui, aujourd'hui enfin, est pleinement décliné dans le dernier référentiel de compétences de la profession infirmière[1] !

Très rapidement, je choisis de travailler en hospitalisation à domicile (HAD), pour être au plus près de l'histoire de vie du malade, le rejoindre dans son univers et m'appuyer sur ses propres ressources pour mettre à son service d'autres formes de savoirs acquises dans cette formation complémentaire. Nous sommes au milieu des années 1980 et le sida fait son apparition en France. Je découvre l'immensité de l'horreur qui accompagne chacun de ces malades emmurés dans le silence et dans la honte. L'espace du soin devient dans ce contexte le lieu d'une rencontre autour d'un impensable à dire, d'un impensable à vivre. Une souffrance innommable voit le jour et confronte chaque professionnel de santé à une impuissance terrifiante.

Confrontée à ma totale incompétence dans le registre de la douleur, c'est pourtant mon premier cheval de bataille. Je ne veux pas être le simple témoin d'une vie criante de non-sens à mes yeux. Je suis déterminée à agir, refusant d'être impliquée dans une démarche d'euthanasie comme réponse à tant de souffrances. L'aide apportée ne peut décemment pas se résumer à ce seul acte qui serait alors seulement le reflet de nos limites et une manière d'abdiquer. Il me semble urgent de progresser dans

1. Annexe II de l'arrêté ministériel du 31 juillet 2009 relatif au diplôme d'État d'infirmier : http://www.sante.gouv.fr/IMG/pdf/arrete_du_31_juillet_2009_annexe_2.pdf

ma pratique plutôt que d'avoir à vivre un arrêt traumatique de la relation faute de moyens devant des douleurs intenses ou d'autres symptômes foudroyant ces malades.

Exister pleinement aux côtés des médecins dans une totale complémentarité

Je ne connais pas encore l'existence du mouvement des soins palliatifs qui est en train de naître en France. Je me mets en quête et recherche l'aide de médecins pour apprendre au plus vite à soulager correctement ceux que l'on qualifie trop souvent de « pestiférés » et qui n'intéressent pas grand monde. Ce partenariat me permet de surmonter l'éprouvant et l'éprouvé d'un quotidien professionnel (partagé avec le malade) où je crains de m'effondrer. Cette initiative me conforte, s'il en est encore besoin, dans l'idée qu'il y a une nécessité absolue de travailler en équipe devant ces situations extrêmes.

Poussée par l'urgence, je m'engage sans le savoir dans un militantisme en soins palliatifs où la profession infirmière peut démontrer toute la pertinence d'une approche clinique qui lui est spécifique et où la définition même du soin trouve toutes ses lettres de noblesse. Sollicitée pour une intervention lors d'un des premiers congrès de soins palliatifs, j'ose aborder la place du toucher relationnel dans les soins, mettant en mots l'enseignement que j'ai reçu de ma formation de clinicienne et l'apprivoisement de mes peurs les plus profondes devant la mort. Quelle n'est pas ma surprise lorsqu'un médecin vient me féliciter en tenant les propos suivants : « On peut dire, Madame, que vous êtes entrée dans le sérail des médecins ! » Que faut-il comprendre de ce qui se veut un compliment ? Ma réponse ne se fait pas attendre car tout en le remerciant, je prends conscience que la profession infirmière, cette profession de l'ombre, peut pleinement exister aux côtés des médecins dans une totale complémentarité sans vouloir pour autant glisser subrepticement vers un rôle qui ressemblerait au leur. Depuis cette prise de conscience, je défends cette place particulière dans l'échiquier de la démarche palliative, faisant entendre une voix qui est le plus souvent bien accueillie de mes pairs et des autres acteurs de santé tout comme de la part des femmes et des hommes politiques que je rencontre. Mais quelle est cette place et en quoi les soins infirmiers jouent-ils un rôle fondamental dans ce que vont vivre le malade confronté à sa finitude, ses proches et l'équipe qui les accompagnent ?

Aider le patient à trouver en lui des ressources jusqu'alors insoupçonnées

Même si la profession infirmière n'a pas le monopole du prendre soin, elle en est le fer de lance et se positionne, comme nous l'enseignait déjà Virginia Henderson, « dans l'accomplissement de tâches dont le malade s'acquitterait lui-même s'il en avait la force, la volonté ou possédait les connaissances voulues. L'infirmière assume ces fonctions de façon à l'aider à reconquérir son indépendance le plus rapidement possible »[2]. Cette conception même du soin peut sembler inappropriée dans une situation de fin de vie puisque le malade devient de plus en plus dépendant des soignants. Sa grande vulnérabilité cependant, ne doit justement pas nous faire oublier que nous sommes certes là pour pallier ses insuffisances mais aussi pour l'accompagner dans ses capacités à faire face, en l'aidant à trouver en lui des ressources jusqu'alors insoupçonnées. Il s'agit bien ici de l'art de soigner et ce prendre soin s'enracine dans « une combinaison d'éléments de connaissances, d'habileté, de savoir être, d'intuition qui vont nous permettre de lui venir en aide dans une situation toujours singulière », comme nous le rappelle Walter Hesbeen[3]. Ces compétences s'acquièrent au fil du temps et chaque malade contribue, sans le savoir, à guider mes pas sur le chemin de l'incertitude, me surprenant à chaque instant, en me donnant confiance dans ce qui se joue dans notre relation de soin. Les leçons de vie qu'ils m'offrent, m'ouvrent la voie à des espaces de possibles dont j'ignorais tout en m'engageant dans la profession.

---

2. V. Henderson, *La nature des soins infirmiers*, Inter-édition, 1997.

3. W. Hesbeen, *La qualité du soin infirmier, penser et agir dans une perspective soignante*, Elsevir Masson, Paris, 2002.

Le champ des soins palliatifs est un magnifique terreau où la complexité et la singularité de chaque situation nous acculent à peaufiner encore et toujours notre jugement clinique infirmier et notre raisonnement diagnostic. En choisissant cette voie, nous avons à panser les blessures du corps. Nous avons, dans le même temps, le privilège de penser nos soins pour contribuer, avec les autres professionnels, à une meilleure compréhension de l'être qu'on accompagne dans sa souffrance. Au-delà du sens des mots, comment traduire cette démarche en actes de soin ? Rappelons s'il en est besoin que nous sommes en première ligne pour détecter un symptôme d'inconfort et notre appréciation dans une évaluation rigoureuse sera déterminante pour la conduite à tenir qui s'en suivra. Concevoir que notre place, aujourd'hui, dans la prise en charge de la douleur, pourrait se limiter à en évaluer l'intensité, serait affligeant, voire méprisant, pour la profession d'infirmière.

Un art de soigner qu'il faut encore développer

Nous n'en sommes plus là et il nous faut envisager nos actions dans une approche globale de ce que vit le malade à travers sa douleur. C'est une démarche en soi, surtout si elle fait l'objet d'initiatives personnalisées en termes de soins complémentaires qui relèvent de nos compétences. Le malade peut ainsi bénéficier de toucher-massages, de relaxation-visualisation, etc., et d'une relation d'aide infirmière au service d'un mieux-être, dans l'ici et le maintenant. Toutes ces dimensions du champ autonome de l'infirmière demandent un minimum de temps et de disponibilité à l'égard du malade. Il semble, malheureusement, que cette problématique du manque de temps soit récurrente, privant chacun(e) de nous du potentiel majeur qui nous est alloué, dans les compétences spécifiques de notre rôle autonome. Ne devons-nous pas nous interroger, avant tout, sur ce que nous choisissons de faire de notre emploi du temps ? Quelles sont nos priorités et comment trouver le courage et la force d'argumenter, dans un système contraint, le sens d'une telle démarche ? Les bénéfices que peut en tirer le malade dans son confort de vie, les répercussions positives chez les proches et l'éclairage pertinent qu'elle offre aux médecins, devraient suffire à nous convaincre du bien-fondé de nos soins. Comment se fait-il alors que cet art de soigner soit encore si peu développé ? Bien des facteurs entrent en ligne de compte. Sans difficulté, nous pouvons dresser les contours des principaux obstacles.

Tout d'abord, la profession infirmière est enracinée dans une histoire où elle a été longuement considérée comme la petite main du médecin, auxiliaire médicale avant tout et sans aucune définition de son rôle propre. Elle a encore aujourd'hui du mal à affirmer son identité, accusée de jouer au petit médecin lorsqu'elle acquiert de nouveaux savoirs médicaux ou de vouloir psychologiser la relation de soin sans en avoir les compétences quand elle développe de manière pointue sa qualité d'écoute. Son interdépendance avec le médecin la conduit parfois à exécuter les prescriptions médicales sans même questionner l'objectif recherché. Or, si nous sommes tenues d'appliquer les traitements préconisés, nous avons une responsabilité dans l'analyse critique de la prescription, la conduite de nos soins, l'information et l'éducation du malade et dans l'acceptation et le respect d'un possible refus de sa part.

Suspendre le temps pour cet Autre, rien que pour lui

Il arrive très souvent que l'infirmière devienne l'avocat du malade si celui-ci perçoit dans l'attention qu'elle lui porte un espace de liberté où sa parole sera entendue. En saisissant l'opportunité qu'offre cette proximité relationnelle, la rencontre prend alors une dimension où notre savoir éclaire, notre dextérité gestuelle rassure, notre écoute invite au dialogue et notre statut réconforte. À cet instant-là, la personne soignée peut réellement se sentir accompagnée dans l'épreuve. Pour cela, il faut cependant prendre garde à ne pas se laisser aspirer dans la frénésie galopante de soins techniques où nos actes routiniers pourraient nous faire oublier le sujet vivant qui les reçoit – pour ne pas dire les subit – muet sous le poids de sa vulnérabilité. Comment dans cette course après le temps, pouvons-nous continuer à interroger le sens et les priorités de l'instant si ce n'est en ayant un enracinement profond dans les valeurs du soin que l'on veut préserver ?

Aujourd'hui, le champ de responsabilité de l'infirmière s'est élargi, la privant progressivement d'une présence appréciée de la personne soignée et l'éloignant aussi de plus en plus des aides-soignants qui sont également des acteurs des soins infirmiers et tellement proches des malades. Ce partenariat étroit (re) trouve pourtant toute sa place en soins palliatifs car ce binôme professionnel, en travaillant main dans la main, porte une parole déterminante de ce que vit le malade au plus intime de son quotidien. Cette conception du travail d'équipe nécessite souvent des négociations, des palabres même ! Pour sortir d'un clivage délétère et tenter de convaincre les autres professionnels, voire le cadre de santé, de la pertinence d'une telle collaboration.

En effet, dans le domaine des soins palliatifs, l'infirmière tout comme l'aide soignant(e) porte une attention particulière au moindre détail. Dans la rencontre de l'Autre souvent trop faible pour affirmer ses désirs et ses besoins, et dans ce face-à-face avec un corps souffrant, parfois décharné, bafoué, ces deux professionnel(le)s vont devoir mettre en éveil leurs cinq sens pour capter tout signe d'inconfort, de détresse morale, de désespoir. Cette posture demande une réelle disponibilité intérieure mais aussi quelques grandes minutes où l'on choisit de suspendre le temps pour cet Autre, rien que pour lui. Tous les gestes offerts dans cet instant du soin vont s'accompagner d'empathie et de respect, ils devront parfois être interrompus pour accueillir une parole, un soupir, « ce visage d'Autrui qui souffre nous requiert » comme le dit si bien le philosophe Emmanuel Levinas[4].

Écrire chaque jour ce qui fait l'essence même du soin

Nombreuses sont les initiatives passées sous silence, parce que considérées comme insignifiantes, normales, alors que ce

4. E. Levinas, M. Tom Dieck, *Le visage de l'Autre*, Seuil, Paris, 2001.

temps d'écoute active, cette observation aiguisée particulièrement chronophage mérite d'être reconnus comme un soin à part entière. Ce prendre soin est rarement mis en valeur dans une traçabilité rigoureuse. En effet, il est regrettable de constater que les transmissions écrites font apparaître, en général, la dimension technique du travail infirmier alors que la teneur des échanges verbaux entre collègues contient le cœur même de leur mission.

L'oralité est ancrée dans la culture infirmière et l'aisance épistolaire est loin d'être acquise, une difficulté supplémentaire pour écrire chaque jour ce qui fait l'essence même du soin. Les publications en soins infirmiers nous montrent à quel point la mise en mots de cet art reste difficile. Dans les années 1990, un collectif d'infirmiers exerçant en structure de soins palliatifs dont je fais alors partie, a pourtant décidé de relever le défi. Le premier livre français sur les soins infirmiers en soins palliatifs[5] voit le jour et lorsque Cicely Saunders[6] accepte de préfacer cet ouvrage, la fierté se lit dans chacun de nos regards. Cet accouchement collectif est laborieux car il faut dépasser certains complexes mal placés. Le résultat pourtant nous permet d'affirmer l'identité du prendre soin infirmier et d'afficher notre capacité à devenir auteurs d'un ouvrage considéré encore aujourd'hui comme une référence.

Au-delà de son activité clinique en soins palliatifs, l'infirmière – j'en suis intimement convaincue – a un devoir de transmission de ses savoirs, qu'ils se situent dans l'être ou dans le faire. Son implication dans la formation des professionnel(le)s est un enjeu majeur. Qu'elle soit dans une posture de compagnonnage comme c'est le cas en équipe mobile/réseau de soins palliatifs ou dans l'animation d'une rencontre pédagogique en face à face, elle est en mesure d'offrir une réflexion constructive à partir de son expérience et des ressources des participants. Elle peut utiliser le questionnement de situations de travail pour donner du sens

5. SFAP, collège des acteurs en soins infirmiers, *L'infirmière et les soins palliatifs, « prendre soin » : éthique et pratiques*, coll. Savoirs et pratiques infirmières, Masson, 2009 (réédition 2013).

6. Cicely Saunders, médecin, pionnière des soins palliatifs au Royaume Uni : http://www.sfap.org/content/histoire-des-soins palliatifs

au parcours professionnel de chacun. Engagée depuis plusieurs années dans la formation interdisciplinaire, je mesure non seulement combien le champ des soins infirmiers est vaste et encore méconnu de nos partenaires et même de la profession elle-même, mais également comment il participe à la compréhension de la complexité vécue par le malade et ses proches. Aujourd'hui, avec la création de masters en sciences cliniques infirmières et dans l'avenir avec un doctorat, nous pouvons espérer voir émerger une reconnaissance universitaire permettant à la profession de se positionner dans un champ d'expertise clinique et de recherche que certains pays voisins ont déjà mis en valeur.

***

Mon militantisme de la première heure pour les soins palliatifs me conduit à m'engager au sein de la Société française d'accompagnement et de soins palliatifs (SFAP). J'ai le plaisir, à partir de 1993, de faire partie de son conseil d'administration présidé par le docteur Michèle-H. Salamagne. Grâce à la confiance qui m'est faite, je participe à une réflexion sociétale lorsque les problématiques autour de la fin de vie apparaissent sur le devant de la scène politique. Je prends conscience que la parole infirmière étant au plus près de ce que vit le malade a toute sa place. C'est dans ce sens que j'interviens à l'Assemblée nationale et au Sénat dans la préparation de la loi du 9 juin 1999 visant à garantir le droit d'accès aux soins palliatifs pour toute personne dont l'état de santé le requiert. Plus tard, en 2000, quand Bernard Kouchner est alors secrétaire d'État à la Santé, je participe, seule représentante de ma profession, aux deux séances de travail qu'il organise au ministère pour entendre la réflexion d'hommes et de femmes politiques, religieux, philosophes et professionnels de santé autour de la délicate question de la dépénalisation de l'euthanasie. Une fois encore, j'apprécie la manière dont le témoignage d'une infirmière peut s'inscrire dans le débat et quel écho il trouve. Je suis encore, en 2008, l'une des soixante-treize personnes auditionnées par la commission d'évaluation de la loi du 22 avril 2005 dite loi Leonetti relative aux droits des malades et à la fin de vie. De nouveau, je m'efforce de rendre compte du cœur de notre métier et d'apporter un éclairage sur ce que vit le malade à travers le prisme de cet espace intime qu'est le soin.

Ces plongées dans le monde politique me conduisent aujourd'hui à pouvoir dire qu'une infirmière est capable de toucher le cœur des hommes. Il est par conséquent de notre devoir d'oser dire, d'oser interpeller et de croire en notre capacité à influencer dignement des choix de société. Fortes de notre place privilégiée aux côtés du malade, de ce qu'il nous enseigne chaque jour, et accompagnées d'une éthique du soin bien enracinée, nous devons avoir confiance dans ce que nous sommes. Nous pouvons être fières d'assumer cette parole qui est la nôtre et de porter celle du plus démuni devant l'expérience de sa fin de vie, fragilisé certes, mais appartenant toujours à notre humanité.

31

Accompagner, mon chemin

En passant du monde du soin à celui du bénévolat

Chantal Catant

Partager un parcours de vie, celui d'une soignante devenue inconditionnelle du bénévolat d'accompagnement. Cette double expérience me permet de distinguer les deux fonctions : elles sont complémentaires et aussi indispensables l'une que l'autre dans la dispense des soins palliatifs tant aux grands malades qu'à des personnes âgées.

Historiquement, deux événements sans rapport apparent ont permis qu'un fil rouge se tisse entre le monde du soin et celui du bénévolat. Le premier est le retour des rescapés des camps de concentration et d'extermination qui, à la fin de la seconde guerre mondiale, pose la question de la dignité de l'homme et de la préservation de l'humain. Le second est l'évolution du sens des soins donnés à un patient qui n'est plus considéré comme un objet de soin, mais comme une personne sujet avec sa singularité, son identité, sa culture et son cheminement personnel. Le soin s'inscrit ainsi dans une rencontre entre la personne soignée et celui qui la soigne. Le corps devient le plus haut lieu de la médiation, signifiant à travers et au-delà des symptômes. Une véritable relation humaine amplifie l'effet des soins. Qui n'a jamais vu un malade s'endormir alors qu'il réclame un calmant tandis qu'on s'assoit pour écouter son angoisse ? Les attitudes, la qualité des gestes et du regard deviennent une dimension du soin, une condition de son efficacité.

Une plongée dans la pratique des soins palliatifs

Au cours de ma carrière infirmière, j'ai fait initialement plusieurs constats. Le premier est que les personnes en phase avancée de leur maladie ne sont plus véritablement prises en charge; la mort intervient dans des délais plus courts qu'aujourd'hui car les ressources thérapeutiques sont alors limitées. Il en résulte pour elles une certaine exclusion du monde des vivants. Ces personnes, bien qu'affaiblies, restent cependant bien vivantes et expriment des désirs. Elles ont des projets, si minimes soient-ils: revoir une personne, célébrer un anniversaire de mariage, cultiver des plantes... Dans cette période de la vie, les sens s'affinent pour goûter encore la saveur de la vie avant de la quitter. Leurs paroles, plus rares et d'autant plus précieuses, délivrent des messages. Il est essentiel de prendre en compte leur fin de vie en même temps que d'effectuer les soins.

Le deuxième constat que je suis amenée à faire est que les malades souffrent sans être calmés. L'usage de la morphine est, pendant longtemps, généralement tabou. Ce défaut de prise en charge pose aussi la question de l'homme. Je me suis souvent posée la question de savoir ce que nous faisions pour l'aider à surmonter cette épreuve.

Dans ce contexte, se battre seule est inutile et stérile, mais les circonstances viennent parfois à l'aide. Pour ma part, plusieurs événements viennent enrichir ma réflexion: d'abord une émission de télévision sur la fin de vie[1] où les différents intervenants dont le professeur René Schaerer, chef de service en cancérologie au Centre hospitalo-universitaire de Grenoble, s'exprime sur un sujet qui me tient à cœur et qui fait partie de mon quotidien de soignante. Quel n'est pas mon ravissement d'entendre des témoignages qui rejoignent mon expérience mais aussi la découverte d'un mouvement associatif où une réflexion et une action collectives sont possibles. Il y a ensuite

1. « Voyage au bout de la vie », une série documentaire de Marc Horwitz et Bernard Martino, TF 1, Octobre 1986, Voir p. 101.

des articles de presse, du journal *Le Monde* en particulier, sur le St Christopher's Hospice[2] où les malades traités et accompagnés ne souffrent plus et reprennent une vie normale. J'ai enfin la chance de rencontrer des pionniers des soins palliatifs. Le service d'hospitalisation à domicile (HAD) où j'ai la responsabilité des soins, travaille contractuellement avec les hôpitaux où œuvre, à la Croix-Saint-Simon, le docteur Michèle-H. Salamagne qui vient de traduire les protocoles à base de morphine pratiqués en Angleterre, à la Cité universitaire, le professeur Maurice Abiven qui anime le premier service de soins palliatifs en France, mais également pour les soins à domicile, avec Monique Tavernier et le docteur Jean-Marie Gomas dont les compétences sont largement reconnues. Notre structure accueille leurs malades à domicile. Ces collaborations sont fécondes et même si nous n'avons pas, à cette époque, osé prétendre pratiquer des soins palliatifs, cela y ressemble !

Les ratés de l'accompagnement, faute de temps

Si l'accompagnement nous semble indissociable des soins, il nous apparaît vite qu'un ajustement de tous les professionnels est nécessaire pour un meilleur service à la personne malade et à ses proches. L'accompagnement devient aussi celui d'une équipe dans le respect de chacun, mais en synergie avec le patient et son entourage au centre. Pourtant, au domicile des patients, des questions se posent : comment les malades nous vivent-ils ? Comment vivent-ils les soins, notre présence, notre organisation ? Il m'arrive d'effectuer des remplacements pour mieux entendre les soignants dans ce qu'ils expriment et aussi pour écouter les malades et leur famille. Un jour, après ses soins, une femme me demande de m'asseoir. Sa situation est particulièrement douloureuse et éprouvante tant sur le plan médical que familial. Elle a 35 ans et trois enfants. Elle a connu les pogroms d'Europe centrale. Malheureusement, je ne peux pas rester, un autre malade aussi grave m'attend. Elle a alors ce cri qui m'habite encore :

2. Voir p. 75.

« Je paierais quelqu'un pour m'écouter. » Cela a cristallisé ce que je ressentais depuis longtemps. Certes les soignants écoutent, mais dans l'exercice essentiel de leur fonction, que font-ils ? Ils donnent des informations sur les traitements, administrent les soins, sont attentifs au ressenti du malade qui vit ses séances de radiothérapie comme une mise sous bombe atomique, expliquant partiellement les signes de rejet, etc. Les soins techniques administrés dans l'écoute sont bénéfiques, mais ils ne laissent pas la disponibilité de s'asseoir pour des échanges plus profonds. C'est pourtant ce que le malade désire et met souvent du temps à formuler. Les malades suivants, programmés, attendent, leurs familles aussi. Ils doivent bénéficier d'une égale disponibilité dans un temps auquel ils ont droit. Et c'est sans compter qu'en soins à domicile la durée des transports s'ajoute entre deux patients !

L'exercice des soins donne un certain pouvoir sur l'autre même s'il est vécu en collaboration. Qu'on le veuille ou non, cela influence la relation. Les soins sont souvent répétés jour après jour et ils favorisent l'établissement d'une relation privilégiée entre soignants et soignés. Les premiers pourtant, doivent apprendre à se préserver. Une distance s'impose en particulier lorsque le patient évoque un lourd passé. Malgré cela, le malade a besoin d'exister en dehors de la maladie et d'être reconnu comme être singulier et comme être social.

Des bénévoles bien formés pour un accompagnement de qualité

Parmi les personnes qui gravitent autour de la personne soignée et de ses proches, n'y a-t-il pas une place pour la présence de personnes extérieures au système de soins, mais complémentaire de celle des professionnels. Ayant fait part de mon interrogation à Monique Tavernier, celle-ci me répondit : « Mais ma petite amie, il y a les bénévoles. » Bénévoles. J'avais gardé le souvenir des bénévoles qui collectent des pièces pour occuper un prie-Dieu à la messe. Il y avait bien aussi le bénévolat tel qu'il existe dans les pays anglo-saxons et m'avait déjà interpellée en tant que soignante. Je me rends compte que j'ai du chemin à faire.

Alors que la première unité de soins palliatifs, celle du professeur Maurice Abiven à l'hôpital de la Cité universitaire va ouvrir, des bénévoles formés sont en attente. Il m'est proposé d'en accueillir au sein de notre structure. J'accepte. Il faut cependant, au préalable, préparer leur venue. Les soignants sont concernés au premier chef et la résistance de certains d'entre eux, pour ne pas dire de tous, est grande. À juste titre, ils pensent accompagner de leur mieux les personnes qu'ils prennent en charge. Pourquoi laisser à d'autres personnes le soin de cet accompagnement ? Il s'agit de recueillir une adhésion et non d'imposer une décision : une réflexion sur le sens de l'accompagnement est une condition *sine qua non* pour qu'ils puissent continuer à accompagner en collaboration. Les débuts sont parfois difficiles et les premiers accompagnements ne sont pas sans incidents. Nous sommes tous en rodage. Néanmoins, nous avons très rapidement la certitude que les bénévoles représentent un apport précieux. Mais où est leur véritable place ? Nous imaginions qu'ils compléteraient ce que nous ne sommes pas en situation de faire. C'est tout autre chose qui émerge : leur relation avec le malade et les proches est d'une autre nature que la nôtre du seul fait de leur extériorité par rapport à la maladie et aux soins. Leur présence est gratuite, offerte sans obligation, le malade se prépare à leur visite, choisit de les recevoir ou non, de leur ouvrir son jardin secret ou pas, comprenant que cette relation privilégiée restera confidentielle.

La présence des bénévoles se révèle incontournable dans la pratique d'une équipe d'accompagnement, même avec des soignants performants. En réalité, les uns et les autres ne remplissent pas des mêmes fonctions. Nous allons nous en rendre compte plus encore avec, au milieu des années 1980, l'émergence du sida. Elle modifie considérablement les pratiques soignantes. Au domicile, il faut ajuster nos soins et notre manière d'accompagner car ces détresses sont immenses : la maladie dont le mode de transmission est encore mal connu, la fin inéluctable en raison de l'absence de traitements et les conséquences matérielles et affectives. Les jeunes malades doivent faire le deuil de ce qu'ils ne vivront pas. C'est une période difficile où l'accompagnement est une nécessité majeure pour les malades et leurs proches. Pour les soignants, les soins sont lourds et longs et dans ce contexte, la collaboration avec les bénévoles est essentielle.

La situation est aussi dramatique à l'hôpital. Nous sommes sollicités pour intervenir dans un service spécialisé dans l'accueil des patients sidéens. La mortalité y est importante et les soignants s'appuient sur les équipes de bénévoles, avec lesquelles ils nouent des liens étroits afin de ne pas être débordés par la charge en soin alors que beaucoup de patients réclament une présence constante au moment où ils meurent. Je me souviens de ce malade auquel je consacre quelques temps et qui me confie : « C'est bien ici, il y a des personnes auprès de nous qui s'assoient. On n'a pas besoin de parler et cela fait du bien. » D'autres ont besoin, tout au contraire, de parler, de cracher leur révolte et leurs angoisses. Il faut rendre un hommage aux bénévoles qui, dans ce service, ont tant fait pour pallier la détresse des soignants qui ne supportent plus de voir les patients décéder.

Des textes pour conforter la position de chacun

Quand je quitte le service d'HAD, c'est pour une retraite active dans le milieu associatif au sein de Jusqu'à la mort accompagner la vie (JALMALV) Paris-Ile-de-France : le bénévolat d'accompagnement reste une priorité pour moi, et pourtant je sais qu'accompagner les malades et leurs proches n'est pas une mince affaire ! Il ne s'agit pas d'y aller la fleur au fusil. Les réalités s'imposent vite. Aussi si chacun est appelé, en tant que citoyen, à être solidaire de ceux qui souffrent ou sont en fin de vie, être bénévole d'accompagnement ne s'improvise pas et s'inscrit dans un engagement précis, choisi et réfléchi. Qui dit engagement suppose adhésion à un projet qui le fait vivre et lui permet de s'ancrer. C'est le rôle des associations : elles sont nombreuses et se développent au fur et à mesure que s'écrit l'histoire des soins palliatifs en ce début des années 1990. Ce sont elles qui imaginent les projets et les adaptent au monde en évolution pour apporter des réponses pertinentes aux questions qui se posent et se faire reconnaître des institutions avec qui elles collaborent. La reconnaissance de la place des bénévoles apparaît pour la première fois dans la circulaire du 26 août 1986 relative à l'organisation des soins et à l'accompagnement des malades en phase terminale. On peut y lire :

> Les équipes de soins palliatifs sont nécessairement pluridisciplinaires [...] Sur la proposition de l'équipe, ou à la demande du malade [...] la participation [...] des bénévoles vient compléter l'action motivée par l'équipe. Leur action constitue un complément à celle du service. Les bénévoles ne sauraient être considérés comme un personnel d'appoint.

Il reste à trouver leur juste place. À qui sont-ils rattachés ? À un service bien déterminé ? Certains souhaitent avoir « leurs » bénévoles et désirent les former. Ne sont-ils pas plutôt à la disposition de tous... et en premier lieu des patients ?

L'introduction du bénévolat sur le modèle anglo-saxon a d'abord eu tendance à privilégier un rôle pratique : fleurissement des lieux, distribution du goûter, etc. Favorisant la qualité de vie, c'est en soi tout à fait justifié. On peut craindre que cette manière de concevoir le rôle des bénévoles perdure encore dans l'esprit de certains soignants. Mais n'est-ce pas une vue réductrice du rôle des bénévoles ? En réalité, les bénévoles dépendent des associations et non des institutions. Leur présence est contractuelle et définie lors de la signature des conventions avec l'établissement qui les accueille. La mise en œuvre de leurs interventions réclame une collaboration active, des ajustements mutuels avec les services, sans compter sur la hiérarchie qui, à la faveur d'un changement, peut devenir réticente à leur présence au sein du service. Les soignants avec qui a été longuement préparée cette présence changent aussi et les bénévoles ne sont pas tous parfaits. Les relations humaines sont toujours en mouvement et jamais acquises. Les difficultés sont grandes, mais pas insurmontables et il faut toujours en revenir à l'essentiel : l'accompagnement des patients.

La promulgation de la loi du 9 juin 1999 visant à garantir le droit à l'accès aux soins palliatifs reste un événement très important et pour moi, un moment d'émotion. Elle reconnaît, en tout premier lieu, le droit de tous d'accéder aux soins palliatifs et de bénéficier d'un accompagnement. Mais pour ce faire, elle implique la société dont les bénévoles sont les représentants au sein de l'institution. Ce texte confirme qu'ils dépendent des associations et que celles-ci sont partenaires des institutions. Il revient à ces associations de les choisir, les former, les soutenir, les encadrer de définir les modalités de leur présence ainsi que des temps de régulation et de supervision.

Les bénévoles témoignent au nom du corps social

L'expérience m'a démontré que la vision des soignants et celle des bénévoles ne concordent pas nécessairement. L'échange entre les partenaires du soin est toujours essentiel et constructif. Les relations humaines se construisent dans les grands moments comme celui de l'approche du décès, mais aussi dans les détails du quotidien comme offrir un café à un membre de la famille très éprouvé, un geste que le soignant estime être dans son rôle à lui. Il faut éviter les conflits et faire preuve de souplesse sans trop perturber les habitudes du service. Les bénévoles se doivent de rester à leur « juste place », celle que leur donne leur statut, celle que leur consentent les équipes dans les services. Là encore, un texte, la circulaire du 25 mars 2008 relative au référentiel national d'organisation des réseaux de santé en soins palliatifs, peut servir de référence. Cette circulaire définit en effet les missions et les obligations du bénévolat d'accompagnement :

> La participation de personnes bénévoles à la prise en charge des personnes nécessitant des soins palliatifs est un élément important de la qualité de ces derniers.
> Ils proposent une présence, une écoute, dans la discrétion et le respect de l'altérité, le non-jugement et le respect de l'intimité de la personne malade et de son intimité familiale.

Du fait de la gratuité de leur engagement, les bénévoles témoignent au nom du corps social ce qui conforte le sentiment d'appartenance à la communauté des hommes.

Mon parcours professionnel et associatif a connu bien des étapes. Si je suis restée profondément soignante, je suis tout aussi associative. J'ai assumé des rôles d'animation et de responsabilité où le bénévolat a toujours occupé une place privilégiée d'abord à JALMALV qui reste « ma maison », puis en banlieue parisienne, à Rosny-sous-Bois et à Bondy (Seine-Saint-Denis), à Aurore qui est devenue une antenne de JALMALV Paris-Ile-de-France. L'occasion est belle de rendre hommage aux nombreux bénévoles que j'ai côtoyés.

***

Depuis quelques temps, je suis sollicitée dans ma ville de Bondy où mon engagement auprès des grands malades et des personnes en fin de vie est connu. Cependant, il n'existe pas d'association de ce type en contact avec la municipalité. De ce fait, mon accompagnement revêt un caractère individuel qui n'a pas le même sens que si j'étais mandatée par une association reconnue, porteuse elle, d'une solidarité collective, celle de la société. La différence est grande... Aujourd'hui, plusieurs questions se posent à moi car, je ne suis plus au cœur de l'action :

- Pourquoi les services dits palliatifs qui restent pour le public et dans la mentalité de certains services hospitaliers, des lieux privilégiés, ne sont-ils pas ouverts à tous les patients ?
- Pourquoi, malgré l'existence des réseaux en soins palliatifs, des malades souffrent-ils encore au domicile ?
- Pourquoi certains patients qui relèvent des soins palliatifs, ne trouvent-ils pas de lits lorsqu'ils doivent être hospitalisés ?
- Comment faire bénéficier les malades chroniques en situation difficile d'une prise en charge palliative ?

Une dernière question, plus fondamentale sans doute, me vient encore : la médicalisation des soins palliatifs ne risque-t-elle pas de faire oublier la dimension d'accompagnement ? Je n'ai pas la réponse, mais ce que j'ai appris, et ces lignes en témoignent, c'est que le bénévolat d'accompagnement s'est imposé à moi à la suite d'un cheminement. Une réflexion intime est un préalable avant toute insertion dans une équipe. Il faut toujours avoir à l'esprit qu'en phase avancée d'une maladie grave et/ou en fin de vie, la personne qui nous est confiée a droit à des soins appropriés et vigilants – c'est le rôle des soignants – en même temps qu'elle termine sa vie. À ce titre, elle a des choses à vivre, à transmettre en tant que personne privée et aussi en tant que membre de la communauté humaine. C'est là qu'aux côtés des soignants, les bénévoles ont leur place. Pour moi, c'est toujours la question de l'homme qui se pose.

32

La famille, les proches

Un élément à part entière dans l'histoire du patient

Marylène Pierrot

En soins palliatifs, l'entourage est perçu à part entière comme élément de l'histoire du patient. Cet intérêt se focalise sur l'accueil, la participation, l'accompagnement de l'entourage à tous les temps du séjour. L'aménagement de locaux adéquats va de pair. Quoi de plus normal alors que quand un patient entre dans une unité de soins palliatifs, les proches sont invités à visiter les lieux, à présenter leur malade, à poser toutes les questions qu'ils souhaitent et, plus globalement, à exprimer leurs difficultés.

Tendre à une vision convergente du séjour dans l'USP

L'entrée dans une unité de soins palliatifs (USP) est généralement programmée, c'est-à-dire précédée de l'étude d'un dossier d'admission rempli par le service curatif traitant le patient. Quand un lit se libère et que la coordinatrice, l'infirmière responsable de l'organisation des soins infirmiers, s'est assurée que le patient est toujours en attente, les proches peuvent visiter les lieux. C'est l'occasion pour l'équipe de leur commenter la plaquette de présentation du service, l'organisation des soins, les objectifs du service, les avantages propres à l'unité : des horaires de visite libres pour les proches, la mise à disposition d'un lit d'accompagnant dans la chambre du patient, la prise de repas dans le local des familles et le stockage d'aliments dans le réfrigérateur collectif, leur participation potentielle à la toilette et aux repas du malade selon les désirs de celui-ci, la présence d'enfant autorisée dans la limite des préventions d'infection et la permission de sortie en semaine ou fin de semaine, etc. C'est le moment d'évoquer aussi la possibilité d'un retour au domicile en cas d'amélioration notable de l'état du patient.

Ce premier contact est déterminant : le plus souvent en effet, elle rassure la famille par la taille, modeste, du service et son aspect « lieu de vie », intermédiaire entre l'hôpital et le domicile. Elle permet que s'installe d'emblée une relation de confiance entre les soignants et la famille, une relation de confiance bénéfique au malade. Si elle est réussie, cette rencontre qui tend à une vision convergente du séjour, simplifie grandement le travail des infirmières et des aides-soignantes en posant des règles claires dès le départ, en limitant les malentendus ou les conflits et en préservant l'énergie au profit du malade que l'équipe essaie de mettre au cœur du processus de soins. Pourtant parfois, il n'est possible d'organiser un contact avant l'arrivée du patient. Dans ce cas, l'accueil des proches se fait en même temps que celle du malade qui, si son état le lui permet, peut visiter les lieux avec sa famille.

Chagrin, pleurs, colère sortent enfin…

Le recueil de données précisant ses problèmes de santé, ses besoins physiques, psychologiques et spirituels, est en revanche distinct de l'entretien avec les proches. Il sert essentiellement à repérer des problématiques spécifiques à prendre en compte sur le plan des soins au travers d'une première approche des enjeux relationnels. Cet entretien est toujours chargé d'émotions. Chagrin, pleurs, colère ont souvent été accumulés depuis des mois et même des années, et sortent enfin. Ils ont pour source la maladie et l'état du patient naturellement, mais aussi son entrée en USP interprétée comme la fin des espoirs de guérison, comme la démission de la médecine active, comme un sentiment d'abandon du médecin jusque-là investi de puissance au travers des rémissions.

Il arrive que le patient entrant ne soit pas informé du service dans lequel il est transféré, laissé dans l'ignorance, voire « victime » d'un secret entretenu par ses proches. L'équipe qui le reçoit, ne cache jamais la vérité même si elle essaie de la dévoiler avec tact et en préservant l'espoir. Je me souviens de ce patient qui se promenant dans le couloir et voyant inscrit sur le mur USP, nous interroge : « Qu'est-ce que cela veut dire USP ? Union sportive de Paris ? » Ma réponse aura été sans ambiguïté bien que je sache parfaitement que l'unité représente presque toujours l'antichambre de la mort, et qu'USP et mouroir sont quasiment synonymes pour la plupart des entrants et leurs proches. Y entrer est de mauvais augure comme en témoignent ces quelques réflexions. Une famille : « Je croyais que c'était sombre, un couloir de la mort », l'épouse d'un patient : « J'avais l'impression de conduire mon mari à l'abattoir… » Ainsi, il nous est donné d'entendre le contrecoup d'une décision d'admission. Consentie quelquefois de manière déchirante, elle n'a été décidée que devant l'épuisement de l'accompagnant – « Ce n'était plus possible » – et malgré les promesses faites de garder son compagnon, sa compagne, jusqu'au bout à la maison, des promesses qui les ont liés dans l'élan d'un instant.

Apaiser les craintes

Entendre cette culpabilité, savoir comment ils vivent ce temps de la maladie avancée et ce qui fait souffrance pour eux, clarifier le concept de soins palliatifs, apaisent généralement les craintes. Cela permet aux proches de se sentir progressivement en confiance. Ils peuvent alors laisser seul « leur » malade à une équipe compétente et attentionnée, s'octroyant même le droit de s'absenter quelques jours en vacances, ou d'espacer leurs visites. S'intéresser à la santé des aidants (sommeil, appétit, loisirs…), porter attention aux enfants, aux conjoints moins investis et parfois délaissés en raison de l'accaparement par celui qui est en fin de vie, peut éviter des problèmes après le décès. Un travail de prévention essentiel.

Cette expression du ressenti ainsi qu'une écoute bienveillante sont utiles pour permettre d'évoluer vers un réinvestissement progressif du quotidien par les proches et parfois par le patient lui-même. L'équipe soignante observe d'ailleurs régulièrement une amélioration clinique du patient après l'entrée en soins palliatifs. Des lieux sont adaptés, une souplesse dans l'organisation et une attention particulière au relationnel favorisent le mieux-être du malade et par rebond, une récupération relative de la santé. L'arrêt des traitements curatifs lourds, en particulier la chimiothérapie devenue souvent mal tolérée, apporte aussi un regain, parfois fugace, de bienfaits sur l'état général même s'ils signent la relance du processus pathologique. Moins de fatigue, une reprise de l'appétit et de la marche ponctuent souvent le quotidien du patient qui profite au mieux des exercices faits avec le kinésithérapeute dont le rôle, autant pour la respiration que pour la locomotion, est primordial en soins palliatifs. La déambulation du malade dans sa chambre ou les espaces communs, est l'occasion pour les soignants et les proches de s'extasier et de l'encourager tant l'homme debout est symbole d'un homme vivant. Quitter le lit, c'est reprendre vie et tous ces petits mieux adoucissent la proximité des jours plus sombres à venir et apportent leur lot de souvenirs marquants. Tous ceux qui ont partagé le quotidien d'un grand malade condamné, savent l'importance de ces répits même mêlés d'inquiétude et de tristesse. Ce ne sont pas des temps négligeables, ni dans l'instant, ni pour l'après. Ils permettent d'apprivoiser le futur proche, une sorte d'effet de sas, de tampon où des petites choses peuvent encore se vivre, des mots se dire et des liens se créer ou s'ancrer. L'USP devient lieu de renaissance passagère et cela modifie la perception des soins palliatifs par les proches – et par conséquent par le grand public – mais aussi par les soignants des autres services, témoins des bénéfices du confort de vie que génèrent les soins palliatifs.

Vivre au sein de l'unité

Les services ou parties de services dédiés aux soins palliatifs font l'objet d'un aménagement spécifique en particulier au travers de chambres individuelles préservant le repos, l'intimité et les échanges, de lit pour l'accompagnant, dans la chambre ou en dehors permettant la présence nocturne et enfin d'espaces domestiques (kitchenette, salle à manger, salon) autant de lieux de vie et de rencontres.

Ces espaces permettent de sortir de la chambre, seul ou avec le patient, de prendre l'air quand demeurer près de lui devient lourd, de discuter avec d'autres familles ou les soignants, de s'effondrer en pleurs à l'insu de l'autre.

Cette organisation architecturale apporte un certain confort mais bien plus encore. Elle libère en partie de l'inquiétude, de la solitude, de l'impuissance, de l'épuisement et adoucit l'attente éprouvante. Dans ces espaces, une vie de partage peut prendre place et donc des souvenirs peuvent s'y construire, aidés à l'occasion du support de photos. Plus tard, après la mort, ses images prendront place, intenses et émouvantes, éprouvantes sans doute mais non insoutenables.

L'autorisation des visites aux jeunes enfants est aussi structurante en particulier s'ils les désirent. Un jeune garçon de neuf ans qui avait été installé par son papa tout contre son grand-père mourant alors qu'il était un bébé de quinze jours disait ainsi avec émotion « Je me souviens quand j'étais contre Papi... » Des années après, le récit familial lui avait permis d'intégrer ce moment de sa jeune histoire, premier et dernier corps à corps avec son aïeul. Ces face-à-face entre une jeune vie et une autre prête à s'éteindre donnent à voir la fine pointe de la vie, la force des liens transgénérationnels, la place irremplaçable de chaque maillon même faible pour l'équilibre du groupe familial.

Participer aux soins

La possibilité pour les proches de s'associer aux soins si le patient en est d'accord, est une part importante de leur intégration minorant leur sentiment d'impuissance. Certes, il convient de tenir compte des relations à l'entrée et de ne pas aggraver des tensions voire des conflits préexistants par des interventions non désirées de part et d'autre. De même quand l'hospitalisation est justifiée par un répit familial. Il faut alors évaluer les répercussions des semaines précédant l'hospitalisation sur la santé des proches. Ils ont souvent besoin de récupérer en écourtant leurs visites et les soignants ont à valider ce choix.

Cette participation concerne surtout l'alimentation et la toilette, les promenades aussi. Les horaires de repas sont ceux de l'hôpital mais si un patient dort, il n'est pas réveillé et peut manger plus tard les préparations de l'hôpital ou des proches gardées dans le frigo de l'espace-famille. Certains prendront ainsi un petit-déjeuner à 15 heures, l'important étant le plaisir de manger ! La possibilité de déjeuner ou de diner dans la salle à manger avec ses proches restitue le caractère familial du repas, voire à partager selon leur choix avec d'autres familles et aussi avec les soignants dans une convivialité simple. C'est une manière pour les proches de se rendre utile au leur, de se reconnaître source de plaisir, de renouer avec la tradition culinaire familiale, de partager un moment ensemble au lieu d'être seul devant un plateau dans son lit, même si le patient ne prend que quelques bouchées. Plus simplement, des goûters plus ou moins improvisés pour accompagner un événement (anniversaire, naissance, visite d'un parent éloigné) organisés même au pied levé, peuvent regrouper dans le salon des convives de tous âges y compris des bébés ; retrouvailles, adieux, un peu les deux mais un temps précieux dont on pourra se souvenir comme d'un baume après la séparation. Vivre ces temps-repères encore un peu comme chez soi : un privilège propre au service de soins palliatifs à laquelle l'équipe s'associe sans se faire prier si elle y est conviée.

La toilette et particulièrement les bains, toujours programmés, parfois différés si les conditions n'y sont plus, sont aussi un moment clé pour tous. Baignoire à ultra-sons ou bulles pour détendre, musique, mousse parfumée, soins capillaires… Être propre, détendu, un plaisir encore possible qui rapproche le patient et sa famille, mettant un peu à l'écart la dégradation physique, les plaies, les odeurs parasites si préjudiciables au lien affectif et marquant durablement le travail de deuil ultérieur. Soigner l'hygiène et l'esthétique demande attention et délicatesse. Les proches voient ce qui peut rester transparent au soignant distrait : des ongles sales, des traces d'aliments dans une barbe, des poils sur un menton autrefois soigneusement épilé, peuvent heurter l'image digne que l'on veut garder de l'autre. Plus modestement, le proche peut masser une main, un visage, un dos, retrouvant avec son proche le contact par le toucher interdit plus ou moins tacitement à l'hôpital et pourtant bienfaisant pour chacun.

Pourtant, les derniers jours, la toilette est une épreuve génératrice de fatigue voire de douleurs qu'il faut différer ou abréger au minimum sans négligence pour autant. L'aide-soignante n'est pas en défaut de soin parce qu'une toilette n'est pas faite avant midi. Cela demande une évaluation rigoureuse des besoins du malade, dialogue et négociation avec lui, écoute des proches, mais ces derniers sont reconnaissants que des soins empreints d'humanité soient poursuivis jusqu'au bout sans être imposés.

Être tous – patients et proches – soulagés

Soulager le patient, c'est aussi soulager les proches. Cheval de bataille des soins palliatifs, l'évaluation de la douleur et son traitement en ont fait la renommée. C'est presque toujours l'attente première du patient et de ses proches à l'entrée et toute l'équipe s'y attèle. Être calmé jusqu'à un seuil acceptable permet de retrouver du goût à vivre, à désirer manger, se lever, s'habiller, marcher, se distraire, recevoir des visites. La communication avec amis et proches redevient possible, cela change en profondeur la perception de la maladie terminale ; ces conditions de la fin influenceront, au moment du décès et après, le vécu des proches : horreur, effroi d'avoir assisté, impuissant, à l'inadmissible, à l'intolérable enduré, ou au contraire, peine, chagrin bien sûr mais apaisement par les soins prodigués à l'autre. Cela engendre chez les survivants une attitude confiante pour eux-mêmes dans la médecine s'ils sont touchés à leur tour par la maladie grave ou au contraire peur, revendication d'euthanasie, de mort provoquée ou d'assistance au suicide le moment venu. Le travail de deuil peut lui-même être compliqué par ces images lancinantes du corps souffrant de l'autre auxquelles on n'a pas su remédier ; culpabilité, remords, reproches, amertume, tous ressentis nuisibles. Depuis des années, le débat sur l'euthanasie est alimenté en partie par ces relents de douleurs intolérables dont des militants ont été témoins ou victimes.

Nous savons que calmer la douleur ne suffit pas forcément à calmer la souffrance. Celle-ci est existentielle avant tout, liée non seulement à la maladie actuelle mais au passé personnel, familial, social, à l'histoire de vie… La volonté des soignants de prendre la personne dans sa globalité, les réunions interdisciplinaires, les objectifs de soins, la présence de psychologues, de bénévoles, tout concourt en soins palliatifs à favoriser l'écoute du patient en souffrance morale et à l'aider à mobiliser ses ressources face aux problèmes multiples de sa fin de vie. Les proches peuvent aussi bénéficier de ces compétences pendant le séjour et même après le décès par un suivi de deuil, une participation à des groupes d'endeuillés… Pour certains, l'accompagnement de leur malade, surtout s'il s'est passé au mieux, est une expérience de maturation qui imprègne désormais durablement et positivement le quotidien. Par ce travail au long cours les soins palliatifs participent à une mission préventive de santé publique qu'il est important de mettre en évidence. Prendre soin du malade, c'est prendre soin du proche qui sera un jour à la fin de sa propre vie. C'est aussi éviter le passage à l'acte de certains aidants naturels débordés par le fardeau qui envisagent de précipiter la mort de leur proche par des actes délictueux.

Autre médiation, l'information. Il est capital d'être largement disponible au téléphone ou lors des visites pour donner des nouvelles aux proches et en prendre d'eux-mêmes : ces nouvelles délivrées avec prudence et délicatesse mais aussi précision sont des pépites pour les familles qui accrochent leur espoir et leur joie à une nuit calme, un yaourt absorbé ou un lever au fauteuil. D'autant qu'à ce stade extrême, les patients communiquent de moins en moins. Il faut avoir eu l'un des siens hospitalisés pour se remémorer le courage nécessaire pour accoster un soignant dans un couloir ou attendre au bout du fil qu'on nous passe celui compétent à répondre.

En prenant en compte les proches, les soins palliatifs redonnent une dimension collective et sociétale aux soins ultimes ; or, nous savons qu'un des maux de notre temps est l'isolement, avec le sentiment de solitude voire d'abandon que des modes de vie éclatée rendent insupportables. Tout ce qui crée du lien social est bénéfique à la santé de nos contemporains.

Affronter les restrictions d'accès

Même si la triple mission des services de soins palliatifs est connue depuis l'ouverture des premières unités (soins, enseignement, recherche), certaines structures peu expérimentées se sont brûlées les ailes en accompagnant au long cours des patients qui vont mieux mais que personne n'ose faire sortir et cela d'autant qu'à cette époque il n'existe pas encore de réseaux à domicile ce qui pose un problème de suivi, pour la délivrance des morphiniques par exemple.

L'USP est alors un lieu de fin de vie installée dans la chronicité jusqu'à ce que la nature fasse son œuvre. Rapidement, des normes de rentabilité, de durée moyenne de séjour, de taux d'occupation des lits ont amené à édicter des critères d'admission en soins palliatifs : existence de problématiques complexes dans la prise en charge somatique et/ou psychique du patient et/ou de sa famille. Les objectifs étaient réévalués chaque semaine mais une fois atteints, il convenait d'envisager la sortie du patient vers d'autres services ou au domicile. Il y a de fait une question éthique sous jacente à immobiliser un lit de soins palliatifs pour un patient qui n'en relève plus au risque d'en priver un autre. Même si l'éventualité de ce transfert avait été abordée à l'entrée, la déroute du patient et de sa famille était parfois grande, surtout s'il s'agissait d'orientation en long séjour dans le cas par exemple d'une maladie neurologique. Il y avait les pathologies ciblées soins palliatifs et les autres dont le pronostic d'évolution lente les en excluait. Un patient atteint d'une tumeur cérébrale avait ainsi dans un premier temps bénéficier d'un séjour en USP, cette prise en charge avait été particulièrement apprécié aussi bien par lui que par son épouse. Devenu plus confortable il était rentré au domicile pendant plusieurs semaines mais face à une nouvelle aggravation, sa femme avait demandé un retour à l'USP; son mari fut récusé au vu de son affection à évolution lente. Il est décédé en neurologie dans un hôpital général dans des conditions qu'elle estimait de moins bonne qualité. Après sa mort, elle a pu dire combien ce refus l'avait blessée et laissée dans une certaine incompréhension.

Il ne suffit pas d'être en fin de vie pour être admis dans un service de soins palliatifs. Les LISP, les EMSP et le maillage des réseaux de soins palliatifs au domicile ont été créés afin de faciliter le maintien à domicile de cette catégorie de patients. Malgré la prise en charge coordonnée, le fardeau pour les proches reste lourd, en particulier du fait de l'infrastructure mise en place.

Mourir chez soi reste majoritairement un souhait de bien-portant révélé par les sondages d'opinion.

Autre restriction, l'entrée d'un patient pré mortem était évitée afin de ne pas lui faire vivre un transfert de dernière minute. L'expérience montre pourtant qu'un très court séjour, possiblement frustrant pour l'équipe, apporte souvent un plus de qualité de vie ultime et peut changer radicalement le vécu de la famille. Ainsi un patient en coma agité souffrant d'une pathologie neurologique aiguë a pu s'apaiser dès l'entrée dans le service et être calmé de ses spasmes par une thérapeutique adaptée. Il décéda moins de vingt-quatre heures après mais sa famille a pu vivre en sa présence des moments décisifs qui auraient été impossibles dans le service de réanimation d'où il venait.

Vivre la mort de l'autre

Les soins palliatifs ont changé pour les proches le paradigme de la mort moderne. La technicisation des soins durant les Trente Glorieuses a conduit au règne de l'asepsie pure et dure qui chasse hors de la chambre des proches encombrants voire dangereux, dans une organisation quasi militaire. Faire sortir la famille lors des soins était enseigné aux aides-soignantes, infirmières et sans doute aux étudiants en médecine comme une nécessité.

Isolé par un paravent du regard des voisins de chambrée, le mourant était d'autre fois relégué au bout du service dans une chambre individuelle dont on entrebâillait la porte de temps à autre pour s'assurer du travail de trépas. Les jeunes soignants étaient incités à éviter ce spectacle mais parfois propulsés sans préparation ni consentement à leur première toilette mortuaire. Le défunt était prestement toiletté, ligoté dans son linceul comme une momie, tous orifices naturels obturés, retiré aux regards des siens par un drap cachant le visage et enfin descendu prestement à la morgue. Scène redoutée qui n'avait plus de ressemblance avec les veillées d'autrefois où chacun devait se tenir autour du défunt qui semblait dormir dans son lit et ses habits coutumiers. Dans les années 1980-1990, beaucoup d'adultes quadra- voire quinquagénaires n'avaient jamais vu la mort en vrai. Elle était reléguée en dehors de la scène, « obscène » comme disent les sociologues du mourir. Les soins palliatifs ont réhabilité la présence des familles au chevet du patient; elle n'est plus seulement tolérée mais souhaitée. Des familles peuvent quasiment vivre ainsi dans l'unité vingt-quatre heures sur vingt-quatre, même s'il est sage de les inviter à s'aérer.

Les USP ont eu un impact certain en favorisant une autre manière de penser la mort à l'hôpital, entre autre en anticipant avec la famille ses désirs en matière de rituel, de tenue vestimentaire, de présence jusque dans les derniers instants, en gardant le corps dans la chambre un temps suffisant tout en respectant la législation en vigueur, en collaborant avec les services funéraires pour optimiser les soins au cadavre. La participation des proches aux soins mortuaires est possible, bien que rare, proposition qui doit toujours être pleine de tact et se faire en présence de soignants prêts à prendre le relais aux premiers signes de pénibilité. Le corps est préparé au mieux sans excès de cérémonial, au plus près d'avant la mort, visage dégagé. Il reste dans la chambre autant que faire se peut le temps des adieux si importants avant la séparation définitive. Voir le défunt est possible et n'est plus cause de traumatisme. Or, cette confrontation avec le corps est utile pour faire un jour son deuil, pour sortir le moment venu de l'irréalité, du déni de la perte et faire d'une absence extérieure une présence intérieure. Les soins palliatifs, en travaillant sur ces notions, participent à l'intégration de la mort dans toute vie, à sa réhabilitation dans l'espace social, à la prévention du deuil pathologique. Ils réhabilitent aussi la place et la participation des enfants qui le désirent au cérémonial familial, occasion d'une expérience de vie pourquoi pas structurante, sans frayeur mais dans la douceur d'être accompagné.

***

Il conviendrait peut-être d'accepter, sans se déprimer, son fatal statut d'humaine impuissance. C'est l'impuissance qui nous fait solidaires. C'est peut-être cette impuissance sans cesse à l'œuvre qui crée en soins palliatifs une solidarité partagée entre collègues, malades et familles. Le professeur Jean-Claude Ameisen, président du Comité national consultatif d'éthique pour les sciences de la vie et de la santé (CNCE) ne note-t-il pas que l'empathie est sans doute apparue avec le soin parental, lui-même obligé par la vulnérabilité prolongée du petit d'homme ? La proximité, voire une certaine promiscuité dans les espaces communs de l'USP font se rencontrer les familles dans une éphémère communauté de destin. Elles ne sont pas sans savoir ou s'enquérir de ce qui advient aux patients voisins ; cela les incite au souci de l'autre, à l'entraide, au partage entre proches. Godbout et Caillé[1] inspirés par Marcel Mauss[2,3] dans sa philosophie du don rappellent que « l'homme moderne serait un pseudo-émancipé du devoir de réciprocité : croulant sous le poids de l'accumulation de ce qu'il reçoit sans rendre, il serait devenu un grand infirme, un être vulnérable, fuyant le cycle donner-recevoir rendre ». Les soins palliatifs sont un temps pour vivre le don : en accompagnant leur malade, les proches lui rendent de ce qu'ils ont reçu de lui et soldent une partie de la dette transgénérationnelle. Peut-être que la peur de chacun de nous refusant la dépendance et l'altération et redoutant une mort indigne, disparaîtrait si nous étions dans la sécurité de recevoir, le moment venu, les soins et

1. J. Godbout, A. Caillé, *L'esprit du don*, La Découverte, Paris, 1992.

2. M. Mauss, *Sociologie et anthropologie*, PUF, Paris, 2013.

3. M. Mauss, *Essai sur le don*, République des lettres, Paris, 2013.

l'accompagnement qui nous permettraient de nous abandonner en confiance à cet événement communautaire qu'est mourir. Ce pourrait être la quatrième mission des soins palliatifs.

33

Mort d'un enfant

Des parents soignants et accompagnants à plein-temps

Annick Ernoult

Fin 1981, un médecin diagnostique une tumeur cancéreuse chez Géraldine, la dernière de nos trois enfants, alors âgée de cinq ans et demi. Quinze mois plus tard, début décembre 1982, nous apprenons qu'elle ne guérira pas. Nous multiplions les allers-retours à l'hôpital car il n'existe pas de prise en charge de fin de vie à domicile, puis, devant sa demande insistante et avec l'accord de notre médecin généraliste, nous décidons de la ramener à la maison. L'état des lieux des soins, à l'époque, ne laisse d'ailleurs guère de choix : « Ou bien vous la reprenez à domicile et vous vous en occupez, ou bien vous la laissez à l'hôpital et nous la prenons en charge. » Malgré nos peurs et la difficulté d'abandonner les médecins et les soignants côtoyés et appréciés depuis un an, nous désirons vivre les semaines qui s'annoncent en famille.

Cette décision de vivre en famille les dernières semaines de notre fille Géraldine a été longuement réfléchie. Nous sommes portés par la certitude que le désir de notre enfant qui va mourir doit être respecté. Mais qu'allons-nous faire maintenant qu'elle est chez nous et qu'il n'y a plus d'espoir de la guérir ? », demandons-nous à notre médecin généraliste. « On va continuer à la soigner ! », répond-il. Il nous rassure et nous donne un objectif à tenir avec lui.

Ensemble à son chevet pour son dernier souffle

Commence alors un temps hors du temps. Avec la généralisation du cancer, la douleur augmente jusqu'à devenir intolérable et les symptômes s'accumulent: crises d'épilepsie, anorexie, dyspnées impressionnantes, œdème, périodes de cris et de pleurs qui résonnent pour nous comme des appels au secours. Très démunis, nous découvrons que les infirmiers libéraux n'ont reçu aucune formation spécifique pour accompagner la fin de vie d'un enfant à domicile. Notre médecin met tout en œuvre pour se rendre disponible et soulager Géraldine avec les moyens de l'époque, dont il faut adapter les doses à un enfant de six ans. Nous avons la chance d'avoir un beau-frère médecin, militant pour les soins palliatifs, qui a entendu parler de la potion de St Christopher, la potion morphinique mise au point et utilisée au St Christopher's Hospice de Londres. Enfreignant la réglementation, notre pharmacienne accepte de la fabriquer et nous en administrons une cuillère à soupe toutes les heures et demie à notre fille. Nous devenons des parents soignants à temps plein; mon mari apprend à faire les injections nécessaires prescrites par le médecin pour ne pas le déranger à tout bout de champ.

Ce chemin de vie tissé de joies simples, de partage, d'embûches et de souffrances durera quatre mois. À six ans et demi, notre fille est très consciente de l'évolution de sa maladie et nous dit un matin: « Vous pouvez dire au docteur que ce n'est plus la peine qu'il vienne. Il ne me guérit pas », puis, un peu plus tard, elle manifeste son désir d'être enterrée dans le cimetière qui jouxte notre maison pour « être encore un petit peu avec nous ».

Toute l'organisation de la maison repose sur des membres de nos familles et sur nos amis qui font preuve d'une créativité délicate et maintiennent du lien social autour de nous. Nos deux aînés sont pris en charge: week-ends et vacances, conduite en classe le matin et récupération en fin d'après-midi, loisirs. Leur sœur meurt d'ailleurs un dimanche alors qu'ils sont au cinéma. Nous avions tant craint de ne pas être ensemble à son chevet pour son dernier souffle que nous vivons comme une chance le fait d'être près d'elle tous les deux. Elle n'a jamais perdu sa lucidité et nous appelle pour nous dire : « Je tombe » avant de s'éteindre. Jusqu'au bout, elle aura eu une vie d'enfant, en liens épistolaires avec sa classe, jouant, bricolant, faisant la cuisine dans son lit, vivant avec ses frères et sœurs à qui elle prépare un cadeau à donner après sa mort...

Notre présence permanente auprès d'elle est source de paix pour notre deuil car nous avons le sentiment d'avoir pu jouer notre rôle de parents jusqu'au bout en accompagnant vers la mort cette enfant à qui nous avions donné la vie. C'est grâce à la compétence pleine d'humanité et la disponibilité exemplaire de notre médecin généraliste et à l'accompagnement prévenant de nos familles et amis, que nous avons traversé les temps d'inquiétude ou d'angoisse et avancé pas à pas, en restant debout.

Pourtant, après cette expérience familiale, beaucoup de questions naissent à propos de la chape de silence qui recouvre la mort de l'enfant, le deuil des parents et celui des fratries, non seulement dans la société[1], mais aussi dans les lieux de formation initiale et continue des médecins et des soignants. Nous nous interrogeons encore sur l'ignorance de la douleur de l'enfant, sur l'absence de conditionnement pédiatrique pour les médicaments antidouleur et la difficulté de se procurer ces médicaments dans les pharmacies de ville. Et que dire de l'inexistence de publications destinées aux enfants malades et à leurs parents, aux fratries avant et après le décès de leur frère ou sœur, de l'impossibilité pour les parents de choisir le lieu de fin de vie de leur enfant à cause de l'absence de travail en réseau ville-hôpital ? Pourquoi un tel isolement au moment même où l'enfant et sa famille ont le plus besoin d'aide, que ce soit pendant la période de la fin de vie de ce fils, de cette fille, et après son décès ? Où trouver de l'aide ?

La rencontre avec d'autres parents à l'hôpital et les liens d'amitié tissés avec certains d'entre eux nous ont permis d'être

1. H. Sarnoff Schiff, *Parents en deuil*, Robert Laffont, Paris, 1984 (nouvelle édition en 2002). Cet ouvrage, le seul existant à cette époque, est paru en anglais en 1977.

témoins de grandes solitudes, de séparations parfois. Nous désirons donner un sens à l'insensé de la mort de notre enfant en aidant les parents qui vont nous suivre sur ce chemin éprouvant. Avec celles et ceux qui nous ont accompagnés, nous nous demandons comment, selon les mots du docteur Nago Humbert, « fertiliser ce désert »[2]. Nous allons alors découvrir l'avancée des pays anglo-saxons dans ces domaines et travailler de concert avec des professionnels engagés et militants.

Impossible de parler d'accompagnement des parents si leur enfant souffre

Quelques convictions, qui ne vont pas de soi au début des années 1980, vont nous guider dans l'organisation de l'accompagnement des parents. En premier lieu, nous sommes persuadés qu'on ne peut pas parler d'accompagnement des parents si leur enfant n'est pas soulagé de ses douleurs. Les traitements de la douleur de l'enfant en sont encore à leurs balbutiements quand Géraldine tombe malade. Nous rencontrons quelques-uns des pionniers qui s'attellent à révolutionner cette prise en charge en démontrant que le bébé et l'enfant souffrent et en mettant au point une échelle d'évaluation et des protocoles de soulagement. Le docteur Michel Meignier, médecin de la douleur au centre hospitalo-universitaire de Nantes et le docteur Annie Gauvain-Piquard, médecin de la douleur à l'institut Gustave-Roussy de Villejuif (Val-de-Marne), le docteur Daniel Annequin, anesthésiste et psychiatre, aujourd'hui responsable de l'unité Douleur à l'hôpital (pour enfants) Armand-Trousseau (Assistance publique-Hôpitaux de Paris), cofondateur de l'association Sparadrap en 1996, ou encore le docteur Didier Cohen-Salmon, alors anesthésiste en 1986 à l'hôpital Armand Trousseau et lui aussi co-fondateur de Sparadrap, disent déjà, haut et fort, que « parler d'accompagnement de l'enfant en fin de vie sans le soulager de ses douleurs est une pure hypocrisie ». Ils sensibilisent également

2. Nago Humbert, *Introduction au 5e congrès de soins palliatifs pédiatriques La vie… avant, pendant et après »*, Montréal, 4-6 octobre 2012.

les soignants à l'importance du savoir parental qui peut être une aide précieuse pour le repérage de la douleur. Par leur travail, ils s'inscrivent dans une perspective palliative et anticipent l'impact négatif sur leur deuil de la souffrance insupportable des parents impuissants devant la douleur de leur enfant.

Nous apprenons aussi qu'aider et soutenir moralement et matériellement les parents, c'est aider et soutenir l'enfant en fin de vie. Le soutien matériel et moral que nous avons reçu nous a convaincus que l'aide à l'enfant en fin de vie passe d'abord par une aide apportée à ses parents, pour qu'ils puissent rester actifs et sereins à ses côtés et répondre à ses besoins. Nous constatons que s'il existe en France quelques associations œuvrant à l'hôpital, il n'en existe pas qui offre aux enfants atteints de cancer un accompagnement par des bénévoles à domicile.

Des bénévoles pour accompagner les enfants à domicile et à l'hôpital

Choisir l'Espoir, association d'aide aux enfants atteints de cancer et à leur famille »[3], naît en 1986 pour proposer information, soutien et visites régulières aux enfants et aux familles concernées. Les deux premiers objectifs de l'association sont de monter une équipe de bénévoles d'accompagnement offrant deux demi-journées de présence à domicile au long de la maladie et de publier des brochures d'information pour l'enfant malade, ses parents et ses frères et sœurs, afin de combler le vide existant dans ce domaine. Il nous semble également important de lever le voile sur le vécu et les besoins des enfants et des familles auprès des équipes soignantes et du grand public, afin de faire évoluer les représentations et les tabous. Les maladies comportant un risque létal font tellement peur qu'on évite même de prononcer les mots les désignant. Mentionner le mot cancer en toutes lettres dans l'intitulé de l'association nous est d'ailleurs déconseillé ! À

3. Choisir l'Espoir, association d'aide aux enfants atteints de cancer et à leur famille fondée par Annick Ernoult et Patrice Ernoult, 73, Rue Gaston Baratte, 59493 Villeneuve d'Ascq. Courriel : choisir.lespoir@orange.fr. Site : www.choisirlespoir.fr.

l'époque – et encore trop souvent aujourd'hui – on meurt d'une longue maladie.

Les médecins étant liés par le secret professionnel, nous rencontrons beaucoup de difficultés pour entrer en contact avec les enfants malades et leur famille à l'hôpital. Nous devons faire nos preuves car les associations inspirent peu confiance. Bien que Choisir l'Espoir ne soit pas une association de soins palliatifs, les premiers enfants qui nous sont confiés ont tous fait l'objet d'un diagnostic de non-retour depuis un certain temps, et leur décès survient souvent très peu de temps après leur prise en charge par l'association. Ainsi, nous nous forgeons une expérience en soins palliatifs pédiatriques avant-l'heure ! Nous bénéficions également du démarrage du mouvement des soins palliatifs en France. Des professionnels engagés et convaincus nous aident : aujourd'hui professeur agrégé de clinique au département de psychiatrie de l'université de Montréal (Québec, Canada) et responsable d'une unité de réadaptation à l'Institut Philippe Pinel de Montréal, le docteur Jean-Luc Dubreucq, psychiatre revenant alors d'un séjour dans l'unité de soins palliatifs de l'hôpital Notre-Dame à Montréal nous encadre, nous supervise et guide, avec délicatesse et fermeté, nos premiers pas hésitants.

Vers une meilleure information des parents, des enfants et des... soignants

En quelques années pourtant, l'association fait connaître le vécu et les besoins des parents, informe ces derniers en publiant des brochures à l'intention des enfants et des familles[4] et à son tour, encadre, supervise et forme une équipe d'une centaine de bénévoles dans sept villes du Nord-Pas-de-Calais. Ils accompagnent plus de mille sept cents familles entre 1986 et 2011 et ouvrent une permanence d'accueil dans plusieurs établissements hospitaliers de la région. Ils publient aussi des documents de référence grâce à

4. Choisir l'Espoir pour vous parents, Je l'ai, j'en veux pas, j'peux pas l'rendre, ça change ma vie, Reviens Lilou, tu es guérie, Tout est bien qui finit bien ?, Pour nous frères et sœurs, pas facile à vivre : Arthur a un cancer, Repères pour l'accompagnement des enfants atteints de cancer et leur famille.

l'expérience acquise dans les groupes mensuels de supervision et initient un suivi de deuil des parents, après le décès de leur enfant.

Il faut noter l'émergence en France d'initiatives isolées, mais prophétiques, comme celle du docteur Michel Meignier, qui a inspiré notre démarche. Il est le premier à assurer un suivi à domicile des enfants en fin de vie dès 1982 et fait connaître les besoins des parents dans le milieu médical. Il est aussi le premier à réaliser, en 1984, un film de formation pour les soignants intitulé « La mort de l'enfant », dans lequel des parents témoignent et s'interrogent sur les pratiques de l'époque.

On constate que peu de publications, y compris même celles d'associations spécialisées, osent aborder le problème de la mort de l'enfant malade. Il faut attendre 2003 pour que le docteur Agnès Suc, avec l'équipe d'hémato-oncologie de l'hôpital des enfants du centre hospitalo-universitaire de Toulouse, publie un document destiné aux parents dont l'enfant ne guérira pas[5]. La même année l'association Sparadrap consacre deux pages intitulées « Tu veux savoir si tu vas guérir » dans un livret destiné aux enfants malades[6]. En 2009 quelques pages abordent les soins palliatifs dans une brochure à l'usage des parents[7].

Des témoignages de parents pour faire évoluer les pratiques

Personne n'est mieux placé que les parents pour décrire leurs propres besoins, ce qui les a aidés et ce qui a été difficile pour eux. C'est en découvrant, par des témoignages de parents, les conséquences à long terme de certaines pratiques (ne pas les consulter lors des prises de décisions importantes, les éloigner

5. Docteur Agnès Suc, *Vous n'êtes pas seuls*. Cet Opus conçu avec l'équipe d'onco-hématologie pédiatrique de l'hôpital des Enfants de Toulouse, comprend plusieurs feuillets amovibles intitulés « Soins de confort, quelle organisation ? », « Les essais thérapeutiques », « Vivre avec la maladie », « Quand l'enfant nous quitte », « Décès et funérailles », « Les chemins du deuil », Enfant Do, 2003 (non disponible).

6. « J'ai une maladie grave, on peut en parler » inséré dans le livret *Votre enfant est gravement malade, pour en parler avec lui*, Sparadrap, Fondation de France, mai 2003.

7. *Mon enfant a un cancer, comprendre et être aidé*, voir notamment *Et si le cancer résiste aux traitements*. Téléchargeable gratuitement sur www.e-cancer.fr

au moment de la mort de leur enfant pour les protéger de l'insupportable, etc.) que les soignants comprennent la nécessité de modifier leurs pratiques pour éviter des souffrances inutiles. Un bel exemple est fourni par une enquête menée en 1992 par le docteur Maryse Dumoulin, maître de conférences en éthique et santé et médecin praticien à l'hôpital Jeanne-de-Flandres à Lille, auprès des parents qui ont perdu un bébé en cours de grossesse, à la naissance ou dans les deux premiers mois de vie. Elle aboutit à une prise de conscience des souffrances des parents et un changement radical des pratiques soignantes : présentation des fœtus dans un couffin à la chambre mortuaire, ritualisation de l'adieu et groupes d'entraide parents/soignants, puis création, en 1999, d'une commission deuil périnatal au sein de l'association Vivre son deuil Nord-Pas-de-Calais.

Il ne fait aucun doute – et c'est encore l'une de mes convictions fortes – que les parents ont besoin de soutien après la mort de leur enfant. Or, il n'existe pas de documentation pour les guider dans le dédale des décisions à prendre entre la mort de leur enfant, sa mise en bière et ses funérailles. L'association Sparadrap publie en 2001 « Repères pour vous parents en deuil »[8], élaboré à partir de la réflexion menée par le chef de service, le pédopsychiatre et la psychologue du service de réanimation de l'hôpital Necker-Enfants malades (AP-HP) et d'un groupe de travail. Il est remis à l'hôpital entre le décès de l'enfant et sa mise en bière.

Si l'on parle peu de la fin de vie de l'enfant, on parle encore moins des parents en deuil d'un enfant. Ces sujets sont tabous et les familles concernées disent leur impression d'être souvent isolées comme si elles étaient contagieuses du malheur. Dès sa création, Choisir l'Espoir décide de poursuivre l'accompagnement des parents : un suivi à domicile pendant un an est assuré par les deux bénévoles qui ont accompagné l'enfant pendant sa maladie. En 1992, je publie un livre de témoignages de parents

8. *Repères pour vous, parents en deuil*, Isabelle Lévêque, Annick Ernoult, docteur Pierre Canouï, Pr Philippe Hubert, Sparadrap avec le soutien de la Fondation de France, www.sparadrap.org

en deuil d'un enfant[9] et l'année suivante, Dominique Davous[10] et moi-même fondons les groupes Apprivoiser l'absence. Sur le modèle des Self Help Groups anglo-saxons, nous proposons aux parents en deuil de se retrouver une fois par mois pendant une année pour mettre des mots sur les souffrances engendrées par l'absence de l'enfant et les traverser avec le soutien du groupe. Ces démarches s'inscrivent dans un contexte de développement des associations de parents d'enfants malades et de parents endeuillés qui ont fait connaître les besoins des familles au monde médical et soignant, depuis 1990. On note, en 2003, la création par le docteur Alain de Broca avec le docteur Pierre Canoui, les professeurs Philippe Hubert, Guy Leverger et Agnès Suc de l'Association pour la promotion des soins palliatifs en pédiatrie-France dans laquelle les parents sont représentés.

Faire évoluer la formation initiale et continue des médecins et des soignants

Créée en 1995, l'équipe du centre François-Xavier Bagnoud[11] assure de nombreux modules de formation à l'accompagnement des enfants en fin de vie et de leur famille, tant dans les Instituts de formation en soins infirmiers (IFSI) que dans la formation universitaire avec le diplôme universitaire de soins palliatifs (DUSP) ou le diplôme universitaire de deuil (DU deuil). Ces modules font connaître la place des parents et les modalités

9. *Apprivoiser l'absence, Adieu mon enfant*, Annick Ernoult-Delcourt, Fayard, coll. Les Enfants du Fleuve, Paris, 1992 et éd. du Jubilé, Paris, 2004.Cette parution nous amène à participer en famille en 1992, à la première « Marche du siècle » sur le deuil, une émission télévisée de Jean-Marie Cavada.

10. Auteure de *À l'aube du huitième jour... Capucine* (L'Harmattan, 1997), Dominique Davous, très impliquée dans le champ de la cancérologie pédiatrique, crée, en 1997, un groupe Parents et soignants face à l'éthique en pédiatrie au sein de l'Assistance publique-Hôpitaux de Paris (AP-HP).

11. Le Centre François-Xavier Bagnoud, pour lequel Annick Ernoult a travaillé de 1995 à 2006, assurait des soins à domicile pour des patients en fin de vie, des formations, des services d'accompagnement du deuil de 1998 à 2003. Devenu national en 2002, sous tutelle de la DGOS, il est rattaché à la fondation Œuvre Croix Saint-Simon en 2003. En 2011 il devient un centre de référence et une plate-forme d'information des publics : CNdrSP (www.soin-palliatif.org)

de leur accompagnement avant le décès de leur enfant, comme au moment de sa mort et après son décès. Ces formations participent à l'évolution manifeste des mentalités dans le corps médical et paramédical et ouvrent des voies pour parler des parents aux professionnels. Entre 1990 et 2000, j'ai eu la chance de rencontrer des professionnels demandeurs de changements, soucieux de l'avenir des parents en deuil d'un enfant et investis dans les soins palliatifs : le docteur Michel Hanus, psychiatre et fondateur de Vivre son deuil, offre une tribune aux parents en deuil et le professeur Philippe Hubert, chef du service de réanimation pédiatrique à l'hôpital Necker-Enfants Malades (AP-HP), me sollicite, d'une part, pour un article dans une revue pédiatrique de référence[12] et, d'autre part, consacre un chapitre au deuil des parents dans l'étude qu'il mène sur la « Limitation ou l'arrêt des traitements en réanimation pédiatrique »[13]. À partir de 1991, l'université entre en jeu et une Journée pédiatrie, optionnelle, est intégrée au programme du DUSP de Paris 11 créé un an plus tôt par le docteur Michèle-H. Salamagne alors que le DUSP du centre d'éthique médicale de l'université catholique de Lille introduit un enseignement sur l'enfant en fin de vie, suivi par d'autres DUSP. En 2004, naît enfin le premier diplôme interuniversitaire de soins palliatifs pédiatriques.

Sur la Toile, un groupe de travail animé par le docteur Pierre Canoui, pédopsychiatre à l'hôpital Necker Enfants Malades (AP-HP)[14], crée le premier site de soins palliatifs pédiatriques qui s'ouvre, en octobre 2010, au sein du réseau francophone de soins palliatifs pédiatriques[15]. Ce site s'adresse aux professionnels et aux parents. Une rubrique, importante, vise à soutenir leur parentalité et à les aider dans leurs échanges avec les soignants. Les parents, cependant, ne font la démarche d'aller

12. A. Ernoul, F. Auroy, C. Bertier, V. Hue, V. Smit, « Un enfant meurt à l'hôpital, comment faciliter le deuil de ses parents ? », *Archives de pédiatrie*, 2002, 9 :1291-1296.

13. Étude menée dans le cadre du Groupe francophone de réanimation et urgences pédiatriques, avec le soutien de la Fondation de France, 2002, pp. 112- 126.

14. Voir les membres de ce groupe sur le site www.pediatriepalliative.org

15. Avec le soutien de la Fondation de France.

y chercher des informations que s'ils y sont encouragés par les soignants qui prennent leur enfant en soins. Enfin en 2011, un film, « Est-ce que les doudous vont au ciel ? » réalisé par Michèle et Bernard Dal Molin et produit par le Rifhop/Paliped (Réseau Ile-de-France d'hématologie oncologie pédiatrique) met en scène le témoignage de quatre familles qui ont vécu la mort d'un enfant. Ce document de formation unique ne peut que continuer à faire évoluer les pratiques soignantes.

Le rôle capital de la Fondation de France

La Fondation de France[16] joue un rôle capital dans le travail de fond réalisé par les pionniers des soins palliatifs pédiatriques. Elle soutient, très tôt, les premières associations de parents d'enfants malades qui ont beaucoup de mal à trouver des financements pour réaliser leurs projets : Choisir l'Espoir est l'une des premières à bénéficier de son soutien. La fondation lance, dès 1996, un appel à projets sur l'enfant en fin de vie. Elle réunit à partir de la même année une commission de soins palliatifs pédiatriques pour examiner les dossiers de projets hospitaliers ou associatifs. Un an plus tard, elle finance deux recherches-actions menées par le centre François-Xavier Bagnoud sur les conditions de la fin de vie des enfants[17]. Au début des années 2000, elle organise encore des journées de réflexion sur la place des parents auprès de l'enfant en fin de vie et sur l'enfant en deuil. En 2002, en partenariat avec le centre François-Xavier Bagnoud, elle soutient un film sur la fin de vie de l'enfant qui fait, pour la première fois, une large place aux témoignages des parents. Ce film sert pendant de longues années à la formation aux soins palliatifs pédiatriques[18]. Entre 2004 et 2007, elle met en œuvre un « groupe d'échanges d'expérience

---

16. Voir p. 389.

17. *Accompagner un enfant en fin de vie : hôpital ou domicile ?*, Alain Bercovitz, Marie-Pascale Limagne, Angélique Sentilhes, Fondation de France - ENSP, 2001 et *Autour de l'enfant en fin de vie, Expériences et réflexions dans le Nord Pas-de-Calais*, Fondation de France - ENSP, 2002.

18. *Autour de l'enfant en fin de vie*, Gil Rabier, Fondation de France - Association François Xavier Bagnoud, Little Bear, 2002.

et de mise en place de projets » réunissant les équipes de soins palliatifs pédiatriques de plusieurs régions de France pour échanger sur leurs pratiques. Dans le document de recommandations[19] publié par ce groupe figure, en clair, cette affirmation : « Quel que soit son âge, l'accompagnement de l'enfant ne peut être dissocié de celui de ses parents. Un dispositif spécifique d'accompagnement des parents est prévu et organisé. »

***

Au regard du désert que nous connaissions il y a trente ans, la situation en ce début des années 2010 montre le chemin parcouru : dans l'accompagnement d'un enfant en soins palliatifs comme au moment de la mort et après, la place des parents et leurs besoins spécifiques pendant cette période si particulière de leur vie apparaissent aujourd'hui comme des évidences ! Le soutien qui leur est apporté ne cesse de s'adapter et de s'améliorer. Le travail mené par les médecins pour faire progresser le traitement de la douleur en pédiatrie, les articles scientifiques, les publications grand public, le nombre croissant d'associations et d'aides pour les familles, l'hospitalisation à domicile pédiatrique, les équipes soignantes de plus en plus nombreuses à être formées aux soins palliatifs pédiatriques, les réseaux de soins, les équipes ressources en soins palliatifs pédiatriques et le site dédié à ces soins, ont peuplé et « fertilisé » le désert initial. Il n'en reste pas moins qu'il faut demeurer mobilisés et attentifs pour que la diffusion des pratiques palliatives pédiatriques se fasse dans tous les services qui accueillent des enfants et leurs parents. Il est essentiel que, dans tous les lieux de formation, la réflexion sur l'accompagnement des parents se poursuive en s'adaptant à l'évolution de la parentalité dans notre société et que des groupes d'analyse des pratiques se développent au sein des services.

19. *Repères pour l'accompagnement d'un enfant en soins palliatifs et de son entourage*, Fondation de France.

34

La Fondation de France et les soins palliatifs

Vingt-cinq ans de conviction, d'avancées et de ténacité

Francis Charhon

La Fondation de France, reconnue d'utilité publique, est une institution privée qui soutient des initiatives d'intérêt général grâce à la générosité de ses donateurs. Son indépendance lui permet d'avoir un véritable rôle d'éclaireur social et de soutenir des initiatives novatrices et parfois même expérimentales. La relation de la Fondation de France et des soins palliatifs est unique : elle est l'illustration d'une collaboration exemplaire des acteurs des soins palliatifs et d'une institution privée qui a permis de faire évoluer significativement un fait de société. En vingt-cinq ans, la Fondation de France a soutenu plus de mille six cents projets pour un total de près de dix-huit millions d'euros.

C'est en toute logique que, dès la fin des années 1980, les professionnels désirant développer les soins palliatifs sollicitent la Fondation de France. Ces soins, œuvrant pour le respect et la dignité de la personne, font écho aux valeurs fondatrices de la fondation. Elle peut très rapidement soutenir les soignants confrontés à la difficulté de faire reconnaître cette discipline, qualifiée de médecine des mourants par ses détracteurs. Accusés de vouloir créer des mouroirs, les professionnels trouvent en la Fondation de France un appui audacieux qui va bien au-delà de l'apport financier, puisqu'il participe à légitimer leur démarche.

Un appui marqué à la structuration du mouvement des soins palliatifs

Cette collaboration dure depuis plus de vingt-cinq ans, et la Fondation de France, grâce à la mobilisation d'experts bénévoles pluridisciplinaires, contribue à la mise en place d'actions innovantes en réponse à des besoins nouvellement identifiés. La reconnaissance de nouvelles pratiques est à plusieurs reprises à l'origine d'avancées législatives et sociétales.

Le premier soutien de la Fondation de France remonte à 1988 avec l'ouverture d'unités de soins palliatifs à Bordeaux et à Lyon. La fondation soutient la structuration même du mouvement, avec la création de la Société française d'accompagnement et de soins palliatifs (SFAP), des mouvements de bénévoles d'accompagnement (Union nationale des associations pour le développement des soins palliatifs, Jusqu'à la mort accompagner la vie, etc.) et la mise en place de diplômes universitaires. Parallèlement, elle finance la création d'unité de soins palliatifs et d'équipes soignantes.

Le soutien aux soignants et aux familles confrontés à la mort et au deuil devient rapidement une priorité. La fondation coproduit en 1992 des films sur la souffrance des soignants, utilisés encore aujourd'hui comme outils pédagogiques pour animer des groupes de parole. Elle favorise également l'accueil des familles au sein des structures de soins et des maisons de retraite par la création de salon des familles, elle soutient de nombreux groupes de parole pour les familles en deuil et, interpellée par des soignants et des familles, se préoccupe, dès 1996, de la très douloureuse problématique des enfants en fin de vie, en favorisant des groupes de réflexion et des échanges de pratiques.

Un soutien fort aux soignants et aux familles

Deux textes essentiels, la loi du 9 juin 1999 visant à garantir le droit à l'accès aux soins palliatifs[1] d'une part, la loi du

1. La loi du 9 juin 1999 vient confirmer la reconnaissance des soins palliatifs ; ce qui se traduit par des financements publics destinés à la création de nouvelles équipes, de réseaux de soins palliatifs et à la formation des bénévoles.

22 avril 2005 dite loi Leonetti relative aux droits des malades et à la fin de vie, d'autre part, amènent la fondation, toujours soucieuse d'intervenir là où se trouvent les besoins non couverts, à orienter son soutien autour de deux objectifs : contribuer à la qualité de l'accompagnement en soins palliatifs et à leur diffusion à domicile et dans tous les services concernés par des décès fréquents. L'ouverture d'un programme sur la prise en charge de la douleur est venue conforter sa préoccupation de soulager la douleur tout au long de la maladie et pas seulement en fin de vie.

Si l'ouverture de lignes de financement public justifie que la Fondation de France cesse de soutenir l'installation de nouvelles équipes et de réseaux de soins palliatifs, la formation et le soutien de ces équipes restent cruciaux pour assurer la qualité des pratiques. Afin de développer l'appropriation et la diffusion de la démarche palliative, la Fondation de France se focalise autour du soutien des soignants, au travers de groupes d'analyse des pratiques, des formations-actions, mais également de réunions thématiques régionales ou nationales.

Les experts bénévoles de la Fondation de France ont toujours su orienter ses choix pour détecter les besoins peu ou mal pris en compte. Progressivement, la fondation ressert son soutien sur les deux axes dans lesquels la démarche palliative reste balbutiante : la gériatrie et la pédiatrie.

Un engagement pour une démarche palliative en gériatrie et des soins palliatifs pédiatriques

Avec le vieillissement de la population, le besoin d'une démarche palliative en gériatrie s'amplifie. Or, les équipes soignantes ou médico-sociales intervenant auprès de personnes âgées sont souvent confrontées à un manque de temps, d'effectifs et de formation, mais également à un manque de soutien et de reconnaissance, lié à une représentation négative de la vieillesse. La Fondation de France finance de nombreux projets visant à améliorer l'accueil, l'accompagnement et le confort des personnes âgées, dans un souci de prise en charge globale et de continuité de soins. En dehors des soins médicaux techniques, elle favorise significativement le développement d'une prise en charge plus humaine des personnes.

Par ailleurs, un travail particulier est mené autour de l'enfant malade et en fin de vie. La fondation aide les soignants et les familles à affronter cette situation particulièrement difficile, voire tabou. Un film, *Autour de l'enfant en fin de vie*, un colloque et un livre sur l'accompagnement d'un enfant en fin de vie ont permis aux acteurs concernés par cette question de travailler ensemble. Le soutien constant aux familles est mené conjointement, afin qu'elles puissent être considérées et intégrées dans la prise en charge de leur enfant. En 2002, un groupe de travail sur la limitation ou l'arrêt de traitements en réanimation pédiatrique, donnant lieu à une publication, a permis aux soignants d'approfondir leur réflexion et de proposer des repères pour améliorer leurs pratiques.

Un séminaire qui s'est tenu en 2008 sur le deuil des enfants a abouti à l'élaboration par les acteurs concernés de repères pour la mise en place de groupes de parole pour enfants. Enfin, le soutien que la Fondation de France apporte au groupe de travail sur les soins palliatifs en néonatologie est très important pour la conception et la diffusion des propositions de ce groupe qui ont abouti à une publication, diffusée dans les maternités. Par ailleurs, la création, avec un financement public, des équipes ressources de soins palliatifs pédiatriques en 2010, est une véritable avancée pour la prise en charge d'un enfant gravement malade et une reconnaissance du travail que les soignants ont mené depuis plusieurs années sur ce thème.

La Fondation de France joue un rôle prépondérant dans la sensibilisation des professionnels de santé, du grand public et des pouvoirs publics, mais au-delà du soutien à des projets, la fondation encourage enfin les soignants à remplir une autre de leurs missions essentielles : la recherche clinique.

***

Depuis le début des années 2010, la Fondation de France accentue son soutien à la recherche en sciences sociales sur la fin de vie, la maladie grave et l'accompagnement. La formation des soignants et la recherche en sciences sociales sont des enjeux majeurs pour le développement des soins palliatifs. Il est en effet nécessaire aujourd'hui de disposer de chercheurs formés à la méthodologie qualitative, afin de pouvoir mener des recherches pluridisciplinaires aussi bien sur des aspects éthiques (par exemple, l'analyse des demandes d'euthanasie, la question de la sédation en fin de vie, d'une limitation ou d'un arrêt de traitement en situation complexe) qu'organisationnels. Actée par les pouvoirs publics en 2012, la création d'une filière universitaire permettra d'appuyer le développement de la recherche qualitative. La Fondation de France se consacre désormais également au financement de projets de recherche en sciences humaines sur la fin de vie et la maladie grave afin de conforter et diffuser la discipline, susciter des vocations.

C'est avec fierté que la Fondation de France constate les avancées faites en vingt-cinq ans. C'est aussi avec fierté et une grande humilité qu'elle a accompagné, et continuera à le faire, les soignants, les familles et les bénévoles dont l'exemplaire ténacité et le professionnalisme permettent de faire évoluer la société française. Plus globalement, cette action montre ce qu'est l'innovation sociale. Elle implique nécessairement l'indentification d'un problème, l'engagement d'acteurs les plus divers, le choix des meilleurs projets, le soutien sur la durée, l'apport d'un financement à long terme, la diffusion des résultats et des pratiques, permettant de faire évoluer les législations.

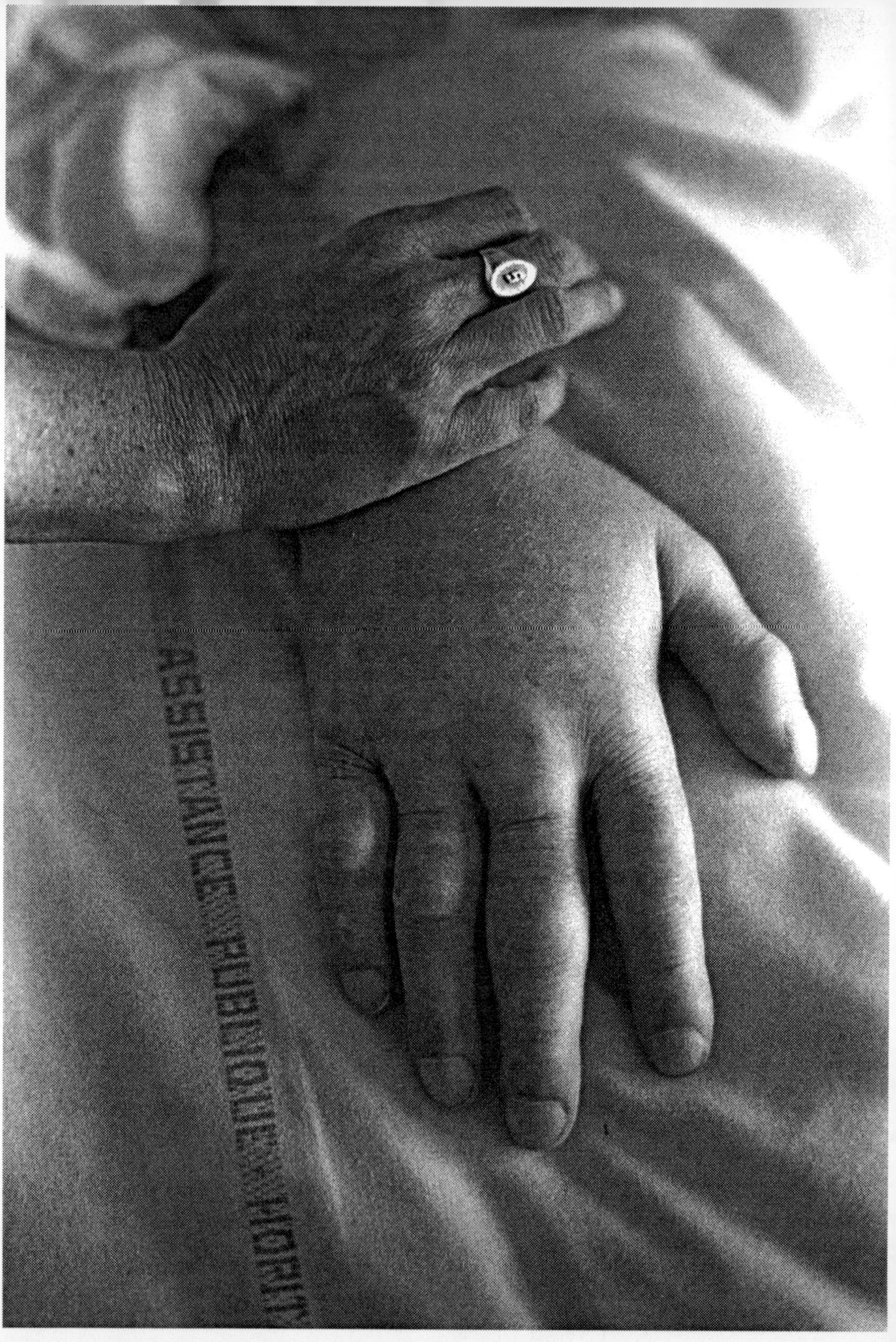
ASSISTANCE PUBLIQUE HOPIT

EN GUISE DE CONCLUSION...

Mieux comprendre le passé pour construire l'avenir

Régis Aubry

Trente ans déjà depuis l'émergence, en France, des soins palliatifs. À quoi servirait l'histoire si elle ne permettait d'envisager l'avenir ? Alors, réfléchissons ensemble à cette histoire comme une incitation à penser les soins palliatifs en tant que modèle d'organisation du système de santé en général, et comme modèle de réflexion sur notre propre avenir et celui de notre société.

Nos sociétés modernes ont cru pouvoir maîtriser la fin de la vie et la mort du fait des formidables progrès dans le domaine de la santé et de la médecine au XXe siècle. Or, ces progrès conduisent à plus de questions que de réponses et le XXIe siècle sera probablement le temps de débats sociaux majeurs sur le sujet de la fin de vie, des débats qui engageront l'avenir de nos sociétés.

Avancées de la médecine et nouvelles figures de la fin de vie et de la mort

Si la médecine moderne permet de ralentir ou freiner des maladies qui, sans elle, auraient conduit très vite à la mort des personnes qui en sont atteintes, elle fabrique dans le même temps de la chronicité et les avancées de cette médecine sont source de situations complexes et de nouvelles formes de vulnérabilité. En repoussant la frontière entre la vie et la mort, la (bio)médecine a suscité l'émergence de situations cliniques et de questions éthiques jusqu'alors impensées, projetant les professionnels de santé dans un véritable *no man's land*. La complexité des situations naît de l'écart croissant entre la vie et ce que l'on a pris l'habitude d'appeler l'autonomie fonctionnelle : un homme peut désormais vivre avec un organe partiellement ou totalement défaillant, la science et la technique permettant le plus souvent de suppléer à cette insuffisance. Un homme tétraplégique peut vivre avec un corps qui subit une désafférentation, inerte, non seulement parce que des personnes protègent son corps, le nourrissent et pallient la perte de cette part d'autonomie qui est la sienne, mais aussi parce que la conscience de cet homme et son environnement peuvent lui permettre de trouver un sens à sa vie. Un homme peut, de même, vivre aujourd'hui avec une maladie chronique ou chronicisée, freinée par des traitements, parce qu'il espère et peut éprouver le sens et le plaisir d'une existence. Elle n'est sans doute pas celle qu'il avait imaginée mais elle est, malgré tout, une existence. Il s'agit d'une nouvelle figure de la fin de vie qui peut de moins en moins être réduite à ce que l'on appelait naguère la phase terminale. La fin de vie s'allonge. Elle devient une partie de la vie qu'il s'agit de pouvoir investir si l'on veut qu'elle ait du sens.

Mais comment vivre bien avec une maladie qui, certes, est freinée, mais qui est inscrite en soi, présente et permanente ? Comment vivre bien avec la possibilité d'avoir en soi plusieurs maladies chroniques et/ou aiguës, et parfois plusieurs handicaps mêlés ? Comment vivre bien alors que la conscience de sa propre finitude devient quasi permanente et que le fait même d'exister devient peu à peu une souffrance ? Comment vivre bien lorsque la perte d'autonomie envahit toutes les parcelles de son corps ? Comment vivre gravement malade, invalide ou tout simplement fragile, lorsque la norme sociale se situe dans l'agir plus que dans l'être ? Qu'est-ce que la vie d'une personne en état végétatif chronique ? Qu'est-ce que vit une personne atteinte d'une démence profonde ou d'un handicap psychomoteur sévère ? Qu'est-ce que vit une personne seule, hors de tout tissu social et familial, atteinte d'un mal qui gagne du terrain et dont l'issue n'est malheureusement pas la guérison ?

Les avancées de la médecine technoscientifique imposent de se poser ces questions qui – par nature – sont sans réponse : ces avancées ne peuvent être un progrès que si la société est capable de les faire émerger et de les maintenir à l'état de questionnement. Pour penser la place de celui qui ne produit plus dans un contexte économique difficile, à une époque où les logiques de l'agir dominent trop souvent le temps de la réflexion éthique, il faut faire de l'altérité, c'est-à-dire du droit de chacun d'être reconnu comme un homme parmi les autres, quelle que soit sa fragilité et quel que soit l'horizon de son existence, un principe de société.

Un retour à la singularité et à l'altérité malgré l'hégémonie de la norme et de la science.

La complexité et la vulnérabilité engendrées par les progrès de la médecine sont accrues par les effets de mutation de notre société ainsi que par le contexte social, économique, législatif. Il faut, par exemple, prendre comme un fait l'augmentation des solitudes : en quarante ans, la proportion de personnes vivant seules a plus que doublé, passant de 6,1 % de la population en 1962 à 10,3 % en 1990, à 12,6 % en 1999 et sans doute près de 14 % en 2004. Chez les personnes âgées, cette proportion augmente particulièrement. L'émergence des droits des personnes malades est aussi une contrainte dont il faut tenir compte. Parce que la médecine a montré qu'elle était capable du meilleur (le progrès) comme du pire (la souffrance, l'exploitation et la marchandisation du corps), elle est due à la volonté de les renforcer en les inscrivant dans les textes législatifs nationaux et européens (convention d'Oviedo, charte européenne des droits du patient). En France, deux lois récentes[1] viennent consacrer un changement majeur dans la relation entre le soignant et le soigné et dans le rapport du malade au citoyen. Autrefois, il apparaissait respectueux de tenir le malade à l'écart de sa maladie pour

1. Loi du 4 mars 2002 dite loi Kouchner relative aux droits des malades et à la qualité du système de soin et loi du 22 avril 2005 dite loi Leonetti relative aux droits des malades et à la fin de vie.

lui éviter des inquiétudes qu'il appartenait au médecin de lever. Aujourd'hui, la personne malade devient un acteur de la santé, de sa santé et il n'est plus question d'une médecine paternaliste où l'on peut décider du bien pour autrui. C'est au principal intéressé de savoir ce qui le concerne. C'est au principal concerné de décider s'il accepte ce qui lui est proposé pour traiter sa maladie. Quant aux contraintes économiques, elles tiennent essentiellement à l'augmentation de l'espérance de vie et aux formidables progrès technoscientifiques de la médecine qui ont un coût. Or les possibilités de financement sont contraintes particulièrement dans un contexte de crise économique.

Ainsi des questions s'imposent encore pour qui veut penser la modernisation de la médecine. Cette modernisation passe nécessairement par le retour de la singularité et de l'altérité dans un contexte marqué par l'hégémonie de la norme et la prééminence de la science. Il faut dire que la complexité des situations engendrées par la médecine moderne relève de la singularité de ces situations. Ces dernières sont singulières et échappent à la norme, à la rationalité scientifique, et par conséquent à la médecine fondée sur les faits (*evidence-based medicine*) puisqu'en l'occurrence il ne serait y avoir d'expertise[2].

Trouver un juste milieu entre la prise en charge et l'abandon de la personne

Mais comment aborder une situation impensée ? La réponse à une cette question est certainement à trouver dans une autre question : comment respecter l'homme et plus encore l'aider lorsque l'on est confronté à la singularité de sa situation et à sa propre altérité ? La rationalité médicale classique étant mise en défaut, le risque est de passer de l'hyper-rationalité à l'irrationalité. La subjectivité faite d'émotions, de croyances, de représentations, de projections, de peurs, etc., si elle est inhérente à la décision, ne doit ni empêcher la rigueur, ni effacer le bon sens.

2. CS. Gordon Smith, "*Parachute use to prevent death and major trauma related to gravitational challenge: systematic review of randomised controlled trials*", *BMJ* 2003, p. 327.

L'écoute active de la parole de la personne malade, l'approche interdisciplinaire de la complexité et le travail en équipe sont autant d'outils au service d'une rationalité opérationnelle pour trouver un juste milieu entre deux excès : la prise en charge et l'abandon de la personne. Ces deux extrêmes nient en effet l'objet du soin qu'est la personne, vulnérable et dépendante d'autrui certes, mais souvent capable de comprendre et de donner un avis, de faire des choix. Bien plus qu'on ne le croit souvent en tous cas.

Il nous faut sans doute nous diriger vers une clinique moderne de la vulnérabilité et de l'incertitude. En pratique, les situations complexes obligeront à travailler autrement. Les situations complexes renvoient à la dimension singulière de l'homme souffrant, sachant que la singularité, voire l'unicité, des situations rencontrées éloigne le médecin de ses repères habituels, le met à distance de la science. Perdant ses repères scientifiques habituels, le soignant se trouve confronté à la question des limites, limites du savoir, limites de la vie, ses propres limites et limites de la personne malade. Il doit faire face à l'incertitude. Peut-on soigner lorsque l'on doute ? Le doute n'est-il pas une part du soin ?[3] Ne pas savoir est une position difficile à tenir lorsqu'il s'agit d'être responsable, de décider, de faire des choix. Le doute cependant peut aussi être appréhendé comme outil épistémologique permettant la critique des certitudes et des incertitudes, la vérification du bien-fondé (et du sens) des projets comme des actions soignantes[4]. Le doute est alors le contraire de la certitude : il est une compétence sur laquelle repose la délibération en vue de la décision d'une action. En d'autres termes, le doute impose une réflexion avant l'action, il encourage à une réflexion sur la justification et le sens de cette action. Il invite à l'argumentation de ses choix ou de ses convictions. Il impose l'écoute d'autres convictions et le respect d'autres argumentations susceptibles, pour un même sujet, de

---

3. R. Aubry (coord.), *L'euthanasie et la mort désirée : questions pour la société et la pratique des soins palliatifs*, Paris, SFAP Mutualité Française, 2005, pp. 38-80.

4. E. Morin, *Introduction à la pensée complexe*, Seuil, Paris, 1990 ; coll. Points essais, 2007.

déboucher sur d'autres choix. Le doute est un moteur de progrès en ce qu'il facilite l'interdisciplinarité qui est elle-même mode d'approche de la complexité. Ainsi investi le doute inhérent à l'approche des situations complexes et singulières, peut ainsi être fécond et susciter la créativité, l'inventivité.

Repenser la performance à l'aune de la complexité, de la singularité et de l'incertitude

L'incertitude peut enfin être la source d'une nouvelle approche dans la relation entre le soignant et le soigné. À une époque où la tendance est à vouloir toujours réduire le temps et valoriser l'action, on confond souvent vitesse et performance. Le temps est certainement un outil de la performance parce que c'est dans le temps que peut se réaliser la communication, c'est dans le temps que peut se créer une relation marquée par la confiance. La capacité relationnelle en ce qu'elle signifie de savoir faire du lien impose du temps, mais aussi une authenticité et enfin le maintien de l'espoir. C'est à cet égard que le lien entre incertitude et espoir existe. Contrairement à une idée souvent répandue en médecine, le soignant et particulièrement le médecin, n'a pas à paraître trop sûr de lui. Maintenir une incertitude est normal lorsque l'on travaille dans le domaine de l'humain et de l'altérité. Maintenir une incertitude est rassurant : c'est dans les interstices du doute exprimé par le médecin que s'immisce parfois l'espoir des malades. Or, l'espoir est le moteur de la vie. Il a une dimension existentielle et il facilite l'espérance qui, elle a une dimension eschatologique, relative à ce qui dépasse la vie, à une forme de transcendance. C'est pourquoi, même en toute fin de vie les malades espèrent encore.

Tout cela nous oblige à repenser la notion de performance à l'aune de la complexité, de la singularité et de l'incertitude. En pratique, les notions de performance et de rentabilité, passées du domaine de la finance et de l'entreprise à celui de l'organisation de la santé, sont en train de glisser vers les acteurs de santé. Qu'est-ce qu'un soignant performant ? Qu'est-ce qu'un soignant rentable ? Ces questions peuvent choquer et surprendre parce qu'elles ne sont pas ancrées dans la tradition soignante, mais elles sont pertinentes, parce que viser une optimisation, une amélioration de la santé, est une démarche qualité. Pour être des éléments constitutifs de la performance, les objectifs d'efficacité, d'efficience et parfois même de rentabilité, doivent être atteints avec des moyens acceptables socialement et justifiés sur le plan éthique. En effet, ces questions, posées dans un contexte économique contraint, risquent de privilégier une rentabilité entendue au sens financier alors que d'autres dimensions nécessitent d'être explorées (rentabilité clinique, sociale, etc.). Il existe ainsi des outils pour améliorer la performance clinique. Le travail interdisciplinaire en est un, tout comme les revues de morbi-mortalité (RMM ou encore la tarification à l'activité T2A) si l'on prend la peine d'en questionner l'usage et les limites.

Mesurer la performance en fonction des économies générées et des souffrances évitées

Peut-on parler de performance dans les situations d'incertitude, fréquentes dans le domaine de la médecine et particulièrement à la fin de vie ? Deux pistes doivent être empruntées simultanément. La première consiste à tenter de répondre à la question suivante : est-ce que, au seul motif que je sais faire (un acte), je dois faire ? La seconde consiste à se poser la question de l'action lorsque l'on est en situation de limites du savoir, de la vie, de soi : la place est alors grande pour la subjectivité (perceptions, ressentis, représentations, interprétations, sens mais aussi peurs et espoirs mêlés) déplaçant alors le soignant de sa référence rationnelle et scientifique habituelle, lui imposant de se décentrer, de prendre en compte cette grande subjectivité, mais aussi d'intégrer la situation dans une approche systémique de la personne ce qui signifie donner toute sa place aux proches, à l'environnement, aux préférences, croyances et convictions, etc.

Dans ces situations complexes, la performance semble liée au travail interdisciplinaire qu'il faudrait valoriser (en termes de T2A par exemple). Seul ce type de travail permet de penser l'action avant de la conduire, de coordonner les différents acteurs concernés, d'anticiper les éventuelles évolutions et les réponses possibles à celles-ci, de réduire la part de subjectivité dans les décisions et de limiter d'éventuelles souffrances au travail ou de souffrances personnelles. L'approche interdisciplinaire de la complexité peut limiter les réponses inadaptées et souvent très coûteuses d'une biomédecine relevant alors de la déraison et d'une forme d'acharnement thérapeutique. La rentabilité de cette approche performante pourrait certainement se mesurer de façon indirecte par les économies générées et les souffrances évitées, par la satisfaction des acteurs et celles de personnes malades, des proches.

Les acteurs de la santé doivent se préparer à faire face aux réalités nouvelles auxquelles ils sont et seront confrontés. Aussi est-il nécessaire de penser leurs formations initiales et continue pour affronter les nouveaux défis issus des progrès de la médecine du XXe siècle. Ces défis se situent dans des champs de compétences qui sont peu ou pas investis par la formation actuelle des médecins : la construction de la réflexion éthique, la relation et la communication, le travail en équipe coordonné[5]. Les modalités de cette formation doivent être repensées en profondeur. Faire en sorte que ceux qui vont concourir ensemble aux soins à la personne se forment ensemble est une nécessité. Or, la formation reste pour l'instant, tubulaire, catégorielle. Il faut que l'alternance entre pratique et formation soit intégrée. Or, il n'y a pas assez de travail sur l'analyse de ce qui se passe sur les terrains des stages et la formation reste souvent non intégrée entre approche académique, théorique et analyse de la pratique.

De nouveaux métiers pour faire face à de nouvelles réalités

Penser des transferts de tâche entre professionnels de santé est aussi une nécessité. Comme le suivi des maladies chroniques ou l'éducation thérapeutique, l'accompagnement de la fin de vie

5. R. Aubry, D. Mallet, « Réflexions et propositions pour la formation médicale », *Pédagogie médicale*, 2008, 9 (2) : 94-102.

et les soins palliatifs doivent-ils rester dans le giron des médecins *stricto sensu* ? Ne faut-il pas que le médecin de demain se consacre à cette clinique de la complexité, de la vulnérabilité et de l'incertitude pour laquelle il aura été formé. Diagnostiquer et orchestrer ce qui fait cette complexité serraient alors son cœur de métier. Accompagner, éduquer sera le rôle partagé entre tous les professionnels de santé qui, sur ces aspects, auront été formés ensemble.

De nouveaux métiers vont voir le jour pour faire face à ces nouvelles réalités générées par les conséquences des progrès dans le domaine de la santé. En effet, les besoins qui vont être générés par ces nouveaux malades vont nécessiter des compétences dans le champ de la coordination. Il sera nécessaire probablement de créer des métiers à l'interface de ce qui existe aujourd'hui afin de coordonner les différents champs (sanitaire, médico-social), des différents temps (le temps de l'hospitalisation, le temps de l'hôpital), les différents besoins (sociaux, médicaux), les différents intervenants (les hommes, les professionnels, les structures, etc.).

Dans l'illusion d'une mort maîtrisée, contrôlée par la médecine moderne, nous avons glissé progressivement au cours du XXe siècle vers une forme de déni de la finitude de l'homme. Nous n'avions pas pensé que la médecine fabriquerait de la vulnérabilité et de la complexité. Nous n'avions pas pensé à cette nouvelle figure de la fin de vie qui est la vie possible avec des maladies qui ne guérissent pas.

Le solde de cet impensé est double en termes de prise de conscience en ce début du XXIe siècle. Au plan des individus, cela se traduit par une augmentation de l'angoisse générée par la mort et la fin de vie et probablement par une accentuation en miroir de la question du sens de la vie. Au plan politique cela se traduit, dans une démocratie, par la conscience de la richesse intrinsèque à la vulnérabilité, de la nécessité de penser à prendre soin de ces personnes et par le constat d'une relative inadaptation de nos organisations en matière d'accompagnement social et d'organisation du système de santé. Ainsi, le vieillissement de nos populations et les questions de dépendance n'ont pas toujours été appréhendés à leur juste niveau. Comment nos sociétés vont-elles accompagner la dépendance, la perte d'autonomie générée par les conséquences des progrès dans le domaine de la santé ? De plus en plus de personnes vont vivre de plus en plus longtemps avec de plus en plus de maladies de plus en plus en graves. Quels vont êtres les espaces de vie de ces personnes ? Quels vont être les lieux adaptés à la perte d'autonomie ? Comment respecter le désir de ces personnes vulnérables de choisir leur lieu et leur mode de vie sans forcément accepter les modèles normatifs et souvent institutionnels qui sont proposés ? Quels moyens aurons-nous pour accompagner la perte d'autonomie ? Quel sens aura la vie des personnes si la maladie et le handicap se doublent d'une perte de l'autonomie et d'une réduction des libertés ?

Une nécessaire réappropriation de sa fin de vie par la personne, le citoyen

Nos sociétés, en confiant finalement la fin de vie à la médecine, l'ont confinée. Elles ont exclu ces questions du champ de la responsabilité sociale et individuelle. Deux conséquences sont particulièrement visibles en France : une tendance à une surmédicalisation et à la surhospitalisation des personnes en fin de vie. Résultat : le lieu principal de la mort est l'hôpital[6]. Pourtant, la fin de la vie et la mort ne concernent pas que la médecine et la santé. Elles concernent surtout et avant tout l'individu et le citoyen. L'hospitalisation et la médicalisation ne sont qu'une part de la prise en compte et de la prise en charge de cette évolution de nos sociétés modernes. Force est de constater qu'entre le domicile traditionnel et l'hôpital ou l'institution nous manquons d'alternatives au maintien à domicile tout autant qu'à l'hospitalisation[7]. Force est de constater également qu'il nous faut réfléchir à l'accompagnement des personnes en fin de vie en ayant un regard nouveau sur la fin de la vie qui s'allonge du fait-même des

6. *Observatoire national de la fin de vie : fin de vie : état des lieux*, rapport au Premier ministre et au parlement, 2012.

7. *Vivre la fin de vie chez soi*, rapport 2012 de l'Observatoire national de la fin de vie, Paris, La Documentation Française, 2012.

conséquences des avancées de la médecine. En effet, une autre question émerge : quelle est la place des proches lorsqu'une personne vit longtemps avec un handicap, une dépendance ou une maladie grave. L'accompagnement d'une personne gravement malade est, dans nos sociétés modernes, rendu difficile pour les proches. Leur disponibilité et leur disposition à affronter les questions existentielles se sont réduites pour plusieurs raisons : le développement du travail des femmes, la sécularisation de nos sociétés, la disparition de l'image traditionnelle de la famille, la survalorisation de la valeur du travail, etc. En plus du déni collectif concernant la finitude, ces modifications profondes et récentes dans la société, ont contribué à une forme de dé-liaison en ce qui concerne l'accompagnement des personnes proches rendues vulnérables par la maladie ou le handicap. Face à la réalité longtemps impensée que la vie comporte un nouveau temps, celui de la fin de vie, on voit apparaître la nécessité de reconnaître le besoin de compétences et de temps pour l'accompagnement par des proches. Ainsi il faut aider les proches qui se trouvent, de fait, dans une situation de soignants parfois malgré eux, il faut les aider à réaliser des actes de soins ou à s'autoriser à ne pas le faire, les aider en repérant leurs limites, les signes prémonitoires d'un épuisement. Il sera de même nécessaire de reconnaître un droit au répit et de rendre possible des lieux de répit pour permettre à ces personnes de tenir dans la durée dans cette mission d'accompagnement. La loi du 2 mars 2010 visant à créer une allocation journalière d'accompagnement d'une personne en fin de vie va dans ce sens. Elle est la première matérialisation politique de cette prise de conscience et de cette reconnaissance. La réflexion en cours, dans le cadre de la politique, sur les lieux de répit est probablement une autre figure de cette prise de conscience.

Développer de nouvelles solidarités dans un contexte économique contraint

Comment aider les plus vulnérables et les plus défavorisés d'entre nous ? De nouvelles formes d'altruisme seront à imaginer. Il y a lieu de penser de nouvelles formes de mécénat associatif ou de mécénat d'entreprise. Il faut aussi, dès l'école, dès l'éducation des enfants, penser cette nécessaire culture de la solidarité. Penser l'aide aux plus vulnérables est un devoir démocratique alors que l'on a une conception de plus en plus utilitariste de la vie dans nos sociétés marchandes. Cette vision utilitariste conduit certains grands malades à éprouver et à exprimer un sentiment d'inutilité ou d'indignité. Il est de moins en moins rare d'entendre la phrase de la bouche de malades : « À quoi bon vivre puisque je ne sers plus à rien, que je suis un poids pour mes proches. » Cette vision utilitariste de la vie conduit certains biens portants à s'interroger sur l'utilité de maintenir en vie ces personnes « qui ne produisent plus et qui coûtent cher ». La bonne vie serait-elle seulement celle qui conduit un homme à être utile, à faire, à produire et à rapporter ?

Trois attentes *a priori* inconciliables coexistent dans notre société : des attentes toujours plus fortes des usagers en matière de santé, une pression des industriels pour faire adopter leurs innovations et une attente des décideurs qui souhaitent maîtriser les dépenses de santé. Mais notre attente envers le progrès médical ne procède-t-elle pas aussi d'une forme de déni de notre finitude, de la relativité consubstantielle de la vie ? Aurons-nous demain les moyens de nos ambitions, de nos savoirs et de nos capacités ? Dans un contexte de ressources financières limitées, ne devrons-nous pas opérer des choix dans le financement du progrès ? Ne devrons-nous pas poser la question de la pertinence de poursuivre ou non les traitements coûteux chez des personnes ayant des maladies évoluées, évolutives mettant en cause la qualité et le sens de la vie ?

Dans une démocratie contrainte par ses finances, un choix essentiel peut s'imposer, même s'il risque d'être impopulaire, entre le financement de prouesses technoscientifiques et la garantie d'une égalité d'accès pour tous aux soins. Parce que chaque situation est singulière et que la décision de limiter ou d'arrêter des traitements doit être prise au regard de cette singularité, un tel arbitrage ne peut être la résultante d'une règle générale (la loi) : seule une démarche éthique où la question du *sens* de l'activité médicale ainsi déployée est posée tout au long de la prise en charge, peut fonder de tels choix. Mieux vaudrait pour notre société qu'elle ait le courage de se poser ces questions maintenant sans quoi nous pourrions constater l'émergence et le développement d'une perversion de la relation, à double sens: chez les bien-portants, un risque d'ostracisme envers les personnes qui sont malades et qui coûtent cher, chez les personnes malades ou rendues vulnérables par l'altération de leur santé, un risque de sentiment de culpabilité, d'indignité.

La nécessité de véritables débats publics

Même si une amorce de débat semble exister depuis quelques années, il y a malheureusement peu, pour ne pas dire pas, de véritable débat public sur ces questions pourtant essentielles pour l'avenir de nos sociétés. Elles semblent occultées aux dépens de l'unique question suivante: faut-il que la loi permette le suicide assisté ou l'euthanasie? Cette focalisation sur cette unique question, la dimension passionnée qui lui est attribuée par des courants d'opinion, les relais médiatiques très forts donnés à ces affrontements d'idées est un problème. C'est peut-être là un avatar de la dénégation de notre société par rapport à la question de la finitude de l'homme et une forme d'évitement de nous questionner plus en profondeur. Peut-on se contenter d'aborder la fin de la vie uniquement par le biais de sondages d'opinions s'adressant à des personnes non malades à qui l'on demande de se projeter là où se cristallise leur angoisse? Ainsi, tout pourrait se résumer à une approche binaire: il faudrait être pour ou contre l'euthanasie et cela résoudrait toutes les autres questions. En fait, entre ce pour et ce contre se situe la réalité que vivent des personnes malades et leurs proches. Entre le pour et le contre se situe une position où l'on ne confond plus ses convictions personnelles avec des certitudes. Chacun éprouve alors ce que l'incertitude signifie: un mélange de désirs contraires, de peurs et d'envies, de sentiment de culpabilité et de sentiment de légitimité. Qui pourrait prétendre que le droit seul peut résoudre ces situations si singulières? Sans doute faut-il que les lois évoluent et s'adaptent à de nouvelles attentes et de nouveaux besoins ; sans doute faut-il que l'on prenne en compte des réalités de vies invivables, conséquences imprévues des avancées de la médecine. Il serait cependant dangereux que la loi précède le débat, le vrai débat. Il serait dangereux que l'on occulte la réalité et la dimension complexe des questions qui se posent. Il serait dangereux que l'on ne cherche pas à résoudre les situations indignes qui existent encore.

Il est évident, et c'est d'ailleurs le sens de la loi du 22 avril 2005 dite loi Leonetti relative aux droits des malades et à la fin de vie, que ne pas engager ou arrêter des traitements qui seraient jugés déraisonnables par la personne malade, est plus encore qu'une priorité, une obligation. Cela évite de créer de nombreuses situations qui sont d'une telle complexité et engendrent une telle souffrance qu'elles conduisent à l'expression du désir de mort. Dans une réflexion plus générale sur le droit de la personne à choisir les modalités de son mourir, la question de l'assistance au suicide – peut être plus encore que celle de l'euthanasie – se pose dans nos sociétés. Ce ne sont pas pourtant les uniques questions, loin s'en faut, mais ce sont des questions qu'il faut savoir intégrer à l'issue d'un débat public bien mené. Cela exige du temps et impose que nous sortions des passions et des caricatures.

ANNEXES

Annexe 1

Ces autres institutions issues du charisme de Jeanne Garnier

L'action de Jeanne Garnier a souvent été prise en exemple. C'est ainsi qu'à Saint-Étienne, quelques veuves stéphanoises se rassemblent et s'organisent pour accueillir des incurables, dès 1875. L'Œuvre occupera différentes maisons, puis un hospice est construit à partir de 1892. L'établissement connaît des évolutions, notamment du fait de la diminution du nombre des dames. Finalement, l'établissement devient le centre de long séjour Sainte-Élisabeth, et s'organise autour des soins de longue durée, avec quelques lits identifiés soins palliatifs, et de l'hébergement pour personnes âgées dépendantes.

À Marseille, l'idée de la création d'une maison des dames du Calvaire naît à l'initiative d'une veuve d'ambassadeur qui soigne sa fille mourante. Elle fréquente assidûment l'établissement des dames du Calvaire de Paris et c'est le 18 décembre 1881 qu'est inaugurée la quatrième maison des dames. Aujourd'hui, la clinique Sainte-Élisabeth comprend une unité de soins palliatifs, un service de soins de suite, une unité de prise en charge de patients en état végétatif permanent. Elle est agréée en tant que lieu de formation et de stage pour les étudiants en formation au DU de soins palliatifs et de la prise en charge de la douleur. Dépendant de la clinique, une équipe mobile de soins palliatifs à domicile prend en charge les patients dont l'état permet le retour à domicile.

À Bruxelles, c'est le 8 décembre 1886 que s'ouvre l'Œuvre du Calvaire. Elle bénéficie des services de Madame Dainez qui a acquis une expérience aux calvaires de Lyon et de Paris En 1901, on compte quatre dispensaires à Bruxelles, un à Gand, un à Liège et un à Seraing. L'organisation est calquée sur celle prévue à Lyon par Jeanne Garnier. Aujourd'hui, l'établissement est intégré aux cliniques universitaires Saint Luc qui comportent douze lits de soins continus et palliatifs.

À New-York, la Maison du Calvaire est fondée en 1899 par Annie Blount Storrs et de nombreuses veuves catholiques selon le modèle créé à Lyon. Actuellement le Calvary Hospital est aux États-Unis la seule structure de soins palliatifs pleinement accréditée par le gouvernement pour les patients atteints de cancers avancés. Il regroupe deux cents lits, tous dédiés aux soins palliatifs ; il développe également des formations pour les étudiants en médecine et participe à de nombreux travaux de recherche. Des médecins américains viennent à la maison médicale Jeanne Garnier, les membres des conseils d'administration se déplacent entre les deux maisons de Paris et New York.

À Bordeaux, l'hospice du Calvaire est ouvert le 6 juillet 1906. Aujourd'hui la maison de santé des dames du Calvaire, renommée Marie-Galène, comprend une unité de soins palliatifs, longtemps dirigée par le docteur Benoit Burucoa, une unité de soins de suite et de réadaptation et un département de formation initiale et continue en santé.

Deux maisons ont disparu, celles de Bethléem et de Rouen.

En 2004, les institutions qui se réclament du charisme de Jeanne Garnier ont créé la fédération des associations des dames du Calvaire. L'objectif de cette fédération est de « les aider à poursuivre la mise en œuvre d'une éthique commune dans le respect des principes qui ont animé leurs fondatrices, être un lieu de concertation stratégique et de coopération, tout en sauvegardant la spécificité de chacune des institutions ». La charte des associations issues de l'Œuvre des dames du Calvaire fondée par Jeanne Garnier à Lyon, en 1842 manifeste à la fois le lien avec Jeanne, son esprit, son œuvre, et le lien avec ce qu'on définit aujourd'hui comme soins palliatifs .

Rien n'est plus respectable que la personne humaine dans toutes les dimensions de son être.
Soulager la douleur pour assurer au malade une réelle qualité de vie à l'étape où il en est, sans en hâter le terme, ni la prolonger par des thérapeutiques devenues inappropriées...
Satisfaire les besoins fondamentaux de la personne malade et l'aider à garder le plus longtemps possible sa capacité de communiquer et son autonomie. Respecter son désir d'être informée en vérité sur son état, au fur et à mesure de ses questions.
Accueillir la famille et les proches du malade, respecter leur intimité et leur donner la possibilité d'entourer le malade quand et comme ils le souhaitent... leur proposer, selon leurs besoins et les possibilités, un soutien amical, psychologique, spirituel et social.
Travailler en équipe et développer la collaboration entre tous, quelles que soient les responsabilités et les tâches de chacun.
Promouvoir cet esprit commun qui depuis plus de cent ans anime les associations et les établissements, en particulier à l'occasion de rencontres de travail en réseau avec d'autres partenaires...

Cette fédération, et chacune des associations-membres témoignent, au fil des siècles, de la pertinence de l'intuition de Jeanne Garnier. Elles font preuve de dynamisme, d'ouverture aux problèmes posés par la fin de vie dans notre société occidentale, d'adaptation et d'innovation.

Annexe 2

Les statuts et les présidents de la Société française d'accompagnement et de soins palliatifs (SFAP)

Préambule

Les soins palliatifs sont des soins actifs délivrés dans une approche globale de la personne atteinte d'une maladie grave, évolutive ou terminale. L'objectif des soins palliatifs est de soulager les douleurs physiques et les autres symptômes, mais aussi de prendre en compte la souffrance psychologique, sociale et spirituelle.

Les soins palliatifs et l'accompagnement sont interdisciplinaires. Ils s'adressent au malade, en tant que personne, à sa famille et à ses proches, à domicile ou en institution. La formation et le soutien des soignants et des bénévoles font partie de cette démarche.

Les soins palliatifs et l'accompagnement considèrent le malade comme un être vivant, et la mort comme un processus naturel. Ceux qui dispensent des soins palliatifs cherchent à éviter les investigations et les traitements déraisonnables. Ils se refusent à provoquer intentionnellement la mort. Ils s'efforcent de préserver la meilleure qualité de vie possible, jusqu'au décès et proposent un soutien aux proches en deuil. Ils s'emploient par leur pratique clinique, leur enseignement et leurs travaux de recherche, à ce que ces principes puissent être appliqués.

I. But et composition de l'association

Article 1er

L'association dite Société française d'accompagnement et de soins palliatifs, fondée en 1990 (*JO*, 28/02/1990) a pour objet de développer et faire connaître les soins palliatifs et l'accompagnement des personnes atteintes d'une maladie grave, évolutive ou terminale dans tous leurs aspects, et particulièrement dans leurs implications scientifiques, cliniques, sociales et humaines concernant l'organisation de système de soins, les pratiques sociales ou professionnelles, la réflexion éthique et la recherche, l'enseignement et la formation, l'information et la sensibilisation.

Sa durée est illimitée.

Elle a son siège social à Paris, 75.

Article 2

Les moyens d'action de l'association sont les suivants :

- rassembler au niveau national les personnes physiques ou morales, engagées dans ou concernées par le mouvement des soins palliatifs et de l'accompagnement des personnes atteintes d'une maladie grave, évolutive ou terminale, adhérant aux présents statuts ;
- les représenter en toutes circonstances, au plan national et international ;
- stimuler et faciliter leur action en leur offrant notamment un terrain de rencontres et d'actions communes, en respectant la place, la culture, l'originalité, l'indépendance et les moyens propres de chacun ;
- participer, au niveau national ou international, à tous rassemblements, colloques, congrès en lien avec l'objet de l'association, et mener toutes actions d'évaluation des pratiques ;
- coopérer au niveau international, et en particulier européen, avec les associations ou mouvements nationaux qui poursuivent les mêmes buts.

Article 3

L'association se compose de membres fondateurs, de membres actifs, et de membres d'honneur.

Les membres fondateurs sont les personnes ayant préparé et signé l'acte de création de l'association. La liste des membres fondateurs est jointe en annexe aux présents statuts.

Pour être membre actif, il faut être agréé par le conseil d'administration dans les conditions précisées par le règlement intérieur.

La cotisation annuelle est fixée par décision de l'assemblée générale sur proposition du conseil d'administration. Une cotisation spéciale peut dans les mêmes conditions être prévue pour les personnes morales.

La cotisation est facultative pour les membres fondateurs.

Les cotisations annuelles peuvent être modifiées par décision de l'assemblée générale.

Le titre de membre d'honneur peut être décerné par le conseil d'administration aux personnes qui rendent ou qui ont rendu des services signalés à l'association. Ce titre confère aux personnes qui l'ont obtenu le droit de faire partie de l'assemblée générale sans être tenues de payer une cotisation.

Les membres de l'association sont répartis en collèges qui reflètent la diversité identitaire de l'association. Chacun d'eux rassemble tous les membres de l'association partageant une même pratique professionnelle ou expérience sociale.

Les collèges institués sont :

- le collège des médecins ;
- le collège des collectifs professionnels de la santé (sociétés savantes, réseaux de santé....) ;
- le collège des acteurs en soins infirmiers ;
- le collège des psychologues ;
- le collège des travailleurs sociaux ;
- le collège des autres acteurs de soins ;
- le collège des associations de bénévoles d'accompagnement qui comprend deux commissions : la commission des bénévoles

d'accompagnement d'une part, et la commission des associations et groupements d'associations d'accompagnement d'autre part ;

– le collège des usagers du système de santé et des personnalités qualifiées.

Article 4

La qualité de membre de l'association se perd :

1) par la démission ;

2) par la radiation prononcée pour non-paiement de la cotisation ou pour motifs graves par le conseil d'administration. L'intéressé peut faire un recours à l'assemblée générale. Le membre intéressé est préalablement appelé à fournir ses explications.

3) par le décès pour les personnes physiques

4) par la dissolution ou la liquidation pour les personnes morales

II. Administration et fonctionnement

Article 5

L'association est administrée par un conseil de 27 membres au plus.

Les membres du conseil sont élus au scrutin secret, pour trois ans, par l'assemblée générale et choisis par collèges dans les catégories de membres dont se compose cette assemblée.

Le conseil d'administration garantit la représentation de la diversité des membres de l'association en répartissant ainsi les sièges :

– 8 sièges réservés à des membres du collège des médecins ;

– 2 sièges réservés à des membres du collège des collectifs professionnels de la santé ;

– 6 sièges réservés à des membres du collège des acteurs en soins infirmiers ;

– 1 siège réservé à un membre du collège des psychologues ;

– 1 siège réservé à un membre du collège des travailleurs sociaux ;

- 1 siège réservé à un membre du collège des autres acteurs de soins ;
- 7 sièges réservés à des membres du collège des associations de bénévoles d'accompagnement ;
- 2 sièges pour des bénévoles d'accompagnement (personnes physiques) ;
- 5 sièges pour des associations et des fédérations ou groupement d'associations d'accompagnement ;
- 1 siège réservé à un membre du collège des usagers du système de santé et des personnalités qualifiées.

Quel que soit son collège d'appartenance, chaque électeur vote pour l'ensemble des postes à pourvoir, indépendamment de leur répartition par collèges.

En cas de vacance, le conseil pourvoit provisoirement par cooptation au remplacement de ses membres dans les conditions prévues au règlement intérieur. Il est procédé à leur remplacement définitif par la plus prochaine assemblée générale.

Le renouvellement du conseil a lieu par tiers chaque année.

Les membres sortants sont rééligibles dans les conditions prévues au règlement intérieur.

Chaque administrateur ne peut détenir plus d'un pouvoir.

Le conseil choisir parmi ses membres, au scrutin secret, un bureau composé d'un président, d'un à trois vice-président, d'un secrétaire, d'un trésorier et le cas échéant d'un secrétaire adjoint et d'un trésorier adjoint, sans que ces effectifs ne puissent dépasser le tiers de ceux du conseil d'administration.

Le bureau est élu pour une durée d'un an.

Article 6

Le conseil se réunit une fois au moins tous les six mois et chaque fois qu'il est convoqué par son président ou sur la demande du quart de ses membres.

La présence effective du tiers au moins des membres du conseil d'administration est nécessaire pour la validité des délibérations.

En cas de partage égal des voix, celle du président est prépondérante. Il est tenu procès-verbal des séances.

Les procès-verbaux approuvés au conseil d'administration suivant sont signés par le président et le secrétaire. Ils sont établis sans blancs, ni ratures, sur des feuillets numérotés et conservés au siège de l'association.

Article 7

Les membres du conseil d'administration ne peuvent recevoir aucune rétribution à raison des fonctions qui leur sont confiées.

Des remboursements de frais sont seuls possibles. Ils doivent faire l'objet d'une décision expresse du conseil d'administration, statuant hors de la présence des intéressés. Des justifications doivent être produites qui font l'objet de vérifications.

Les agents rétribués de l'association peuvent être appelés par le président à assister avec voix consultative, aux séances de l'assemblée générale et du conseil d'administration.

Article 8

L'assemblée générale de l'association comprend tous les membres de l'association, à savoir les membres fondateurs, les membres actifs et les membres d'honneur.

Les membres fondateurs, les membres actifs à jour de leurs cotisations, et les membres d'honneur ont voix délibérative.

Toute personne morale, membre votant de l'association, atteste de sa présence et exerce son droit de vote à travers un représentant, nommé par l'organe juridiquement responsable de ladite personne morale.

Le nombre de voix attribué à chaque membre votant est réparti ainsi :

- pour une personne physique : 1 voix ;
- pour une association : 1 voix par tranche complète de 50 adhérents à ladite association, plus 1 voix pour la dernière tranche restant incomplète. Le nombre d'adhérents doit être certifié conforme par le conseil d'administration de chaque association membre ;
- pour les fédérations ou groupements d'associations et pour toute autre personne morale membre : 1 voix.

L'assemblée générale se réunit au moins une fois pas an et chaque fois qu'elle est convoquée par le conseil d'administration ou sur la demande du quart au moins des membres de l'association, dans les conditions précisées par le règlement intérieur.

Son ordre du jour est réglé par le conseil d'administration. Elle est présidée par le président de l'association.

Elle entend les rapports sur la gestion du conseil d'administration, sur la situation financière et morale de l'association.

Elle approuve les comptes de l'exercice clos, vote le budget de l'exercice suivant sur proposition du conseil d'administration, délibère sur les questions mises à l'ordre du jour et pourvoit, s'il y a lieu, au renouvellement des membres du conseil d'administration. Le cas échéant, le conseil d'administration peut prévoir de mettre en place des procédures par correspondance ou par Internet pour l'élection des membres du conseil d'administration.

Il est tenu procès-verbal des séances.

Les procès-verbaux sont signés par le président et le secrétaire.

Ils sont établis sans blanc, ni rature, sur des feuillets numérotés et conservés au siège de l'association.

Chaque membre présent ne peut détenir plus de cinq pouvoirs en sus du sien. En cas de partage des voix, celle du président est prépondérante.

Le rapport annuel et les comptes sont mis chaque année à disposition de tous les membres de l'association, et envoyés sur simple demande à ceux qui le souhaitent.

Sauf application des dispositions de l'article précédent, les agents rétribués, non-membres de l'association, n'ont pas accès à l'assemblée générale.

Article 9

Le président représente l'association dans tous les actes de la vie civile. Il ordonnance les dépenses. Il peut donner délégation dans des conditions qui sont fixées par le règlement intérieur.

En cas de représentation en justice, le président ne peut être remplacé que par un mandataire agissant en vertu d'une procuration spéciale.

Les représentants de l'association doivent jouir du plein exercice de leurs droits civils et civiques.

Article 10

Les délibérations du conseil d'administration relatives aux acquisitions, échanges et aliénations d'immeubles nécessaires au but poursuivi par l'association, constitutions d'hypothèques sur lesdits immeubles, baux excédant neuf années, aliénations de biens en dehors de la gestion courante et emprunts doivent être approuvées par l'assemblée générale.

Article 11

Les délibérations de l'assemblée générale relatives aux aliénations de biens mobiliers en dehors de la gestion courante et immobilière, à la constitution d'hypothèques et aux emprunts, ne sont valables qu'après approbation administrative.

Article 12

L'acceptation des dons et legs par délibération du conseil d'administration prend effet dans les conditions prévues par l'article 910 du code civil.

III. Ressources annuelles

Article 13

Tous les capitaux mobiliers sont placés en titres nominatifs, titres pour lesquels est établi le bordereau de références nominatives prévu à l'article 55 de la loi n° 87-416 du 17 juin 1987 sur l'épargne ou en valeurs admises par la Banque de France en garantie d'avance.

Article 14

Les recettes annuelles de l'association se composent :

1) du revenu de ses biens ;

2) des cotisations et souscriptions de ses membres ;

3) des subventions de l'État, des régions, des départements, des communes et des établissements publics ;

4) du produit des libéralités ;

5) des ressources créées à titre exceptionnel et, s'il y a lieu, avec l'agrément de l'autorité compétente;

6) du produit des ventes et des rétributions perçu es pour service rendu.

Article 15

Il est tenu une comptabilité faisant apparaître annuellement un compte de résultat, un bilan et une annexe.

Il est justifié chaque année auprès du préfet du département, du ministre de l'intérieur et du ministre chargé de la santé de l'emploi des fonds provenant de toutes les subventions accordées au cours de l'exercice écoulé.

IV. Modification des statuts et dissolution

Article 16

Les statuts peuvent être modifiés par l'assemblée générale sur la proposition du conseil d'administration ou sur la proposition du dixième des membres dont se compose l'assemblée générale.

Dans l'un et l'autre cas, les propositions de modifications sont inscrites à l'ordre du jour de la prochaine assemblée générale, lequel doit être envoyé à tous les membres de l'assemblée au moins quinze jours à l'avance.

L'assemblée doit se composer du quart au moins des membres en exercice. Si cette proportion n'est pas atteinte, l'assemblée est convoquée de nouveau, mais à quinze jours au moins d'intervalle, et cette fois, elle peut valablement délibérer, quel que soit le nombre des membres présents ou représentés.

Dans tous les cas, les statuts ne peuvent être modifiés qu'à la majorité des deux tiers des membres présents ou représentés.

Article 17

L'assemblée générale, appelée à se prononcer sur la dissolution de l'association et convoquée spécialement à cet effet, dans les conditions prévues à l'article précédent, doit comprendre, au moins, la moitié plus un des membres en exercice.

Si cette proportion n'est pas atteinte, l'assemblée est convoquée de nouveau, mais à quinze jours au moins d'intervalle, et cette fois, elle peut valablement délibérer, quel que soit le nombre des membres présents ou représentés.

Dans tous les cas, la dissolution ne peut être votée qu'à la majorité de deux tiers des membres présents ou représentés.

Article 18

En cas de dissolution, l'assemblée générale désigne un ou plusieurs commissaires, chargés de la liquidation des biens de l'association. Elle attribue l'actif net à un ou plusieurs établissements analogues, publics, ou reconnus d'utilité publique, ou à des établissements visés à l'article 6, alinéa 5, de la loi du 1er juillet 1901 modifiée.

Article 19

Les délibérations de l'assemblée générale prévues aux articles 16, 17 et 18 sont adressées, sans délai, au ministre de l'Intérieur et au ministre chargé de la Santé.

Elles ne sont valables qu'après approbation du gouvernement.

V. Surveillance et règlement intérieur

Article 20

Le président de l'association doit faire connaître dans les trois mois, à la préfecture du département ou à la sous-préfecture de l'arrondissement où l'association a son siège social, tous les changements survenus dans l'administration ou la direction de l'association.

Les registres de l'association et ses pièces de comptabilité sont présentés sans déplacement sur toute réquisition du ministre de l'Intérieur ou du préfet, à eux-mêmes ou à leur délégué ou à tout fonctionnaire accrédité par eux.

Le rapport annuel et les comptes sont adressés chaque année au préfet du département, au ministre de l'Intérieur et au ministre chargé de la Santé.

Article 20

Le ministre de l'intérieur et le ministre chargé de la santé ont le droit de faire visiter par leurs délégués les établissements fondés par l'association et de se faire rendre compte de leur fonctionnement.

Article 20

Le règlement intérieur préparé par le conseil d'administration et adopté par l'assemblée générale est adressé à la préfecture du département. Il ne peut entrer en vigueur ni être modifié qu'après approbation du ministre de l'Intérieur.

Premiers statuts votés en octobre 1989 à Paris
Puis modifiés et ratifiés :
[...]
par l'assemblée générale du 28 septembre 207
par les membres du bureau mandatés (résolution AG 28 septembre 2007) lors de leur réunion du 16 janvier 2008

Fait à Paris, le 28 janvier 2008
Statuts paraphés et signés par le président en exercice.
Godefroy Hirsch

***

Fondée en 1989, la Société française de soins palliatifs a eu neuf présidents :

Maurice Abiven (1989-1993)
Michèle-H. Salamagne (1993-1996)
Gilbert Desfosses (1996-2000)
Daniel d'Hérouville (2000-2003)
Régis Aubry (2003-2005)
Bernard Devalllois (2005-2007)
Godefroy Hirsch (2007-2009)
Anne Richard (2009-2012)
Vincent Morel (depuis 2012)

Annexe 3

Au-delà du rapport Delbecque, un projet politique autour des soins palliatifs

Lors de la publication du rapport Delbecque, en mars 1993, Bernard Kouchner, ministre de la Santé et de l'Action humanitaire, rend publique un projet politique autour des soins palliatifs. « Il faut désormais, explique le ministre, entrer dans une étape nouvelle et plus ambitieuse [...] avec la mise en œuvre des cinq mesures suivantes :

1. Créer une fonction « soins palliatifs » sous forme d'Unités de Soins Palliatifs et/ou d'équipes mobiles dans tous les CHU s'intégrant dans le projet médical et le projet d'établissement ;
2. Encourager le développement de petites unités dans le cadre de restructurations hospitalières et notamment dans les petits hôpitaux de proximité ;
3. Encourager le développement de structures d'hospitalisation à domicile ;
4. Développer des équipes mobiles dans les centres hospitaliers notamment en cancérologie et dans les services accueillant des patients séropositifs développant le sida et dans d'autres établissements de santé intéressés ;
5. Donner une impulsion au développement de la formation permanente en matière de soins palliatifs :

– en inscrivant ce thème comme l'une des priorités des organismes habilités en matière de formation médicale continue ;

– en incitant les universités à créer des diplômes universitaires de soins palliatifs et des diplômes interuniversitaires de la douleur ».

Et le ministre d'insister : « Ma préoccupation est de former de très nombreux généralistes et des formateurs motivés et expérimentés capables d'animer des unités de soins palliatifs ». Il définit trois objectifs pour une politique de soins palliatifs :

– planifier des structures de soins palliatifs, une unité de soins palliatifs référente et formatrice dans chaque région. Les petits établissements, y compris les hôpitaux locaux, sont « susceptibles d'assumer des soins palliatifs » ;

– développer la culture de la douleur. La formation des médecins dans ce domaine comme dans celui des soins palliatifs et relationnels, doit être rendue obligatoire ;

– permettre l'avènement des soins palliatifs à domicile. Le principal acteur, c'est le généraliste, il doit être formé.

Annexe 4

Évolution de l'offre de soins palliatifs entre 1992 et 2012 en région Île-de-France

Offre de soins	1992	2002	2012
Unités de soins palliatifs (USP) (nombre)	4	24	26
Lits USP (nombre)	140	290	433
Implantations avec Lits identifiés (LISP)	-	-	79
LISP (nombre) dont • Lits de soins de suite et de réadaptation / pédiatriques	-	-	79
Équipes mobiles de soins palliatifs	1	61	67
Réseaux départementaux (nombre)	-	10	19[1]
Nombre de départements couverts Lits USP + EMSP + réseaux	2	-	7
Taux global d'équipement (lits pour 100 000 habitants)	1,3	2,6	9,5
dont • USP • LISP	1,3	2,6	3,6 5,9
EMSP		0,5	0,6
Réseau pour 400 000 habitants		-	0,6

Sources: 1992, Étude ENSP - 2002, DHOS, Enquête destinée aux ARH - 2012, ARS, Ile-de-France et étude sur réseaux.

1. Dont un réseau régional, RESPALIF.

Comme on peut le voir à la lecture de ce tableau, en Ile-de-France, l'offre de soins palliatifs, a augmenté d'un facteur sept entre 1992 et 2012 et cette région pionnière figure toujours parmi les mieux équipées en la matière.

Table des matières

En guise de conclusion...

Annexes

Déjà parus aux éditions DEMOPOLIS

Brossat, Alain
Abécédaire Foucault

Boltanski, Luc
Rendre la réalité inacceptable

Bourdieu, Pierre - Boltanski, Luc
La Production de l'idéologie dominante

Césaire, Aimé – Malcolm X
Black revolution

Clover, Charles
Surpêche

Da Lage, Olivier (sous la dir. de)
Qatar: les nouveaux maîtres du jeu

Denord, François
Néo-libéralisme, version française

Duclert, Vincent
Occupy Gezi

Durpaire, François - Richomme, Olivier
L'Amérique de Barack Obama
Obama face à la crise

Gaulard, Mylène
Karl Max à Pékin – Les racines de la crise en Chine capitaliste

Garo, Isabelle
Foucault, Deleuze, Althusser et Marx

Hobsbawm, Éric
Marx et l'histoire

Hroub, Khaled
Le Hamas

Jaurès, Jean
Le socialisme et la Révolution française

Jennar, Raoul Marc *Khieu Samphan & les Khmers rouges*

Khaldy, Eddy – Fitoussi, Muriel
Main basse sur l'École publique
La République contre son école

Kalfon, Pierre
Chroniques chiliennes

Kamata, Satoshi,
Toyota: l'usine du désespoir

Mamdani, Mahmoud
La CIA et la fabrique du terrorisme islamique

Labat, Séverine
Les islamistes tunisiens – entre l'État et la mosquée

Latour, Bruno - Lippman, Walter
Le public fantôme

Lénine
Petit manuel pour rompre avec le capitalisme

Lénine
1914, repenser le nationalisme et la guerre

Marx, Karl
Qu'est-ce que le capitalisme ?
Les Crises du capitalisme
Le Capital financier

Mordillat, Gérard - Prieur, Jérôme
De la crucifixion considérée comme un accident du travail

Nsar, Vali
Le renouveau chiite

Pivert, Marceau
L'Église et l'École

Prochasson, Christophe
L'Empire des émotions: les historiens dans la mêlée

Rebérioux, Madeleine
Vive la République

Rodinson, Maxime
Islam et capitalisme

Sassen, Saskia
Critique de l'État

Saurin, Patrick
Les prêts toxiques : une affaire d'État

Shah, Sonia
Cobayes humains : le grand secret des essais pharmaceutiques

Uchitelle, Louis
Le salarié jetable

Wallerstein, Immanuel
L'Universalisme européen : de la colonisation au droit d'ingérence

Wilkinson, Richard
L'égalité, c'est la santé

Collection « QUAERO »

Cassin, Barbara et Wosny, Danièle (dir.)
Les intraduisibles du patrimoine en Afrique subsaharienne

Dawod, Hosham (dir.)
La constante « Tribu », variations arabo-musulmanes

Ehrenfreund, Christian et Schreiber, Jean-Philippe (dir.)
Les marranismes. De la religiosité cachée à la société ouverte

Ghasarian, Christian
Rapa. Île du bout du monde, île dans le monde

Niveleau, Charles-Édouard (dir.)
Vers une philosophie scientifique – Le programme de Brentano

Rabault-Feuerhahn, Pascale (dir.)
Théorie intercontinentales – Voyages du comparatisme postcolonial

Troisième tirage
Achevé d'imprimer en avril 2015
par Dupli-Print à Domont (95)
N° d'impression : 2015042632
Imprimé en France